《临床药学监护》丛书

国家卫生健康委医院管理研究所药事管理研究部
国家医院药事管理质量控制中心 组织编写

吴永佩 颜青 高申 总主编

止咳平喘药物临床应用药学监护

主　编　谢　娟　万自芬
副主编　陈　琦　熊世娟
编　委（按姓氏笔画排序）
万自芬　白　雪　李　黎　李莲华　张　瑞　张家兴
陈　琦　胡鳞方　夏　婧　钱　鑫　高　玲　盛长城
谢　娟　熊世娟

人民卫生出版社

图书在版编目(CIP)数据

止咳平喘药物临床应用药学监护 / 谢娟，万自芬主编．
—北京：人民卫生出版社，2020
（《临床药学监护》丛书）
ISBN 978-7-117-29698-4

Ⅰ.①止…　Ⅱ.①谢…　②万…　Ⅲ.①支气管疾病 - 临床药学
Ⅳ.①R562.205

中国版本图书馆 CIP 数据核字（2020）第 083860 号

人卫智网	www.ipmph.com	医学教育、学术、考试、健康，购书智慧智能综合服务平台
人卫官网	www.pmph.com	人卫官方资讯发布平台

《临床药学监护》丛书
止咳平喘药物临床应用药学监护

组织编写：国家卫生健康委医院管理研究所药事管理研究部
　　　　　国家医院药事管理质量控制中心
主　　编：谢　娟　万自芬
出版发行：人民卫生出版社（中继线 010-59780011）
地　　址：北京市朝阳区潘家园南里 19 号
邮　　编：100021
E - mail：pmph @ pmph.com
购书热线：010-59787592　010-59787584　010-65264830
印　　刷：北京铭成印刷有限公司
经　　销：新华书店
开　　本：710 × 1000　1/16　　印张：13
字　　数：240 千字
版　　次：2020 年 7 月第 1 版　2020 年 7 月第 1 版第 1 次印刷
标准书号：ISBN 978-7-117-29698-4
定　　价：39.00 元
打击盗版举报电话：010-59787491　E-mail：WQ @ pmph.com
质量问题联系电话：010-59787234　E-mail：zhiliang @ pmph.com

《临床药学监护》丛书
编委会

《临床药学监护》丛书

分册目录

书名	分册主编
1. 质子泵抑制剂临床应用的药学监护	高　申
2. 血栓栓塞性疾病防治的药学监护	高　申　陆方林
3. 疼痛药物治疗的药学监护	陆　进　樊碧发
4. 免疫抑制剂药物治疗的药学监护	王建华　罗　莉
5. 营养支持疗法的药学监护	杨婉花
6. 调脂药物治疗的药学监护	杨　敏　劳海燕
7. 糖皮质激素药物治疗的药学监护	缪丽燕
8. 癫痫药物治疗的药学监护	齐晓涟　王长连
9. 糖尿病药物治疗的药学监护	李　妍　苏乐群
10. 肿瘤药物治疗的药学监护	杜　光
11. 高血压药物治疗的药学监护	陈　英　林英忠
12. 止咳平喘药物临床应用药学监护	谢　娟　万自芬
13. 吸入制剂药物治疗的药学监护	胡　欣　游一中
14. 感染性疾病药物治疗的药学监护	卢晓阳　裘云庆
15. 重症疾病药物治疗的药学监护	卜一珊　高红梅
16. 精神障碍疾病药物治疗的药学监护	张　峻　张毕奎
17. 儿童肾病综合征药物治疗的药学监护	姜　玲
18. 骨质疏松症药物治疗的药学监护	闫峻峰　包明晶
19. 儿科常见疾病药物治疗的药学监护	李智平　翟晓文
20. 妇科疾病雌、孕激素药物治疗的药学监护	冯　欣　丁　新
21. 静脉药物临床应用药学监护	张　健

丛书序

第二次世界大战后，欧美各国现代经济和制药工业迅速发展，大量新药被开发、生产并应用于临床。随着药品品种和药品临床使用量的增加，不合理用药现象也逐趋加重，严重的药物毒副作用和过敏反应也不断增多，患者用药风险增加。同时，人类面临的疾病负担愈加严峻，慢性病及其他疾病的药物应用问题更加复杂，合理用药成为人类共同关心的重大民生问题。为充分发挥临床药师在药物治疗和药事管理中的专业技术作用，提升药物治疗水平，促进药物安全、有效、经济、适当的合理使用，西方国家于 20 世纪中叶前后在高等医药院校设置 6 年制临床药学专业 Pharm D. 课程教育，培养临床型药学专业技术人才。同期，在医院建设临床药师制度，建立药师与医师、护士合作共同参加临床药物治疗，共同为患者临床药物治疗负责，共同防范医疗风险，提高医疗工作质量，保障患者健康的优良工作模式，这在西方国家已成为临床药物治疗常规，并得到社会和医药护理学界的共识。

1997 年我们受卫生部委托起草《医疗机构药事管理暂行规定》，经对国内外医院药学技术服务情况调研分析，提出了我国“医院药学部门工作应该转型”“药师观念与职责必须转变”和医院药学专业技术服务扩展发展方向，并向卫生部和教育部提出三点具体建议：一是高等医药院校设置临床药学专业教学，培养临床应用型药学专业技术人才；二是在医院建立临床药师制，药师要直接参与临床药物治疗，促进合理用药；三是为提高成品输液质量、保障患者用药安全和保护护理人员免受职业暴露，建议对静脉输液实行由药学部门管理、药学人员负责的集中统一调配与供应模式。卫生部接受了此建议，在 2002 年 1 月卫生部公布《医疗机构药事管理暂行规定》，首次规定要在医院“逐步建立临床药师制”。为此，在 2005 年和 2007 年卫生部先后启动“临床药师培训基地”和“临床药师制”建设两项试点工作，并于 2009 年和 2010 年作了总结，取得了很大的成功，目前临床药师岗位培训制度和临床药师制建设已日趋规范化和常态化。随着临床药学学科的发展和临床药师制体系建设的深化，临床药师队伍迅速成长，专业技术作用逐渐明显，但临床药师普遍深感临床药学专业系统知识的不足，临床用药实践技能的不足。为提升临床药师参加临床药物治疗工作的药学监护能力，我们邀请临床药学专家和临床药师以及临床医学专家共同编写了《临床药学监护》丛书。本丛书将临床药物治疗学理论与药物治疗监护实践相结合，反映各分册临床疾病药物治疗的最新进展，以帮助临床药师在药物治疗实践活动中实施药学监护措施，提升运用临床药学专业知识解决临床用药中实际问题的能力。本丛书主要内容为依据不同疾病的药物治疗方案，设计药学监护措施，明确药学监护重点：对药物治疗方案的评价与正确实施；遴选药品的适宜性和随着疾病治疗的进展调整药物治疗意见；对药物治疗效果的评价；监测与杜绝用药错误；监测与防范药品不良反应；对患者进行用药教育等。

《临床药学监护》丛书的编写与出版，体现了国内外临床药物治疗学和临床实践活动最新发展趋势，反映了国际上临床药学领域的新的药学监护技术。本丛书可满足广大医疗机构药师学习、实践工作的需要，也可作为医疗机构医护人员和高等医药院校学员的参考用书，但撰写一部系统的《临床药学监护》丛书我们尚缺乏经验，不足之处在所难免，希望临床药师和广大读者批评指正，为再版的修订与完善提供条件。

我们衷心感谢为本丛书编写和出版付出辛勤劳动的专家、临床药师和相关人员并向其致以崇高的敬意！

吴永佩　颜　青　高　申

2018年3月

前　言

咳嗽和哮喘是临床常见病、多发病，各年龄阶段患者的发病率都较高。频繁剧烈的咳嗽及哮喘等病痛给患者的工作、生活和社会活动造成了严重的影响，为了缓解病痛，患者需长期反复大量服用各类止咳平喘药、抗菌药和中药等，因用药不当而产生的不良反应又加剧了患者的病情，对患者生活质量造成了不良的影响，给家庭及社会带来了严重的经济负担。因咳嗽和哮喘的病因复杂，诊断不明及症状控制不佳而导致的不合理用药现象是目前临床治疗中应予以关注的一个问题。止咳平喘药是近几年用量上涨率较快的药品类别。止咳平喘药品种多、剂型多，复方制剂也很多，如喷雾给药、吸入给药等。用药方法掌握不当，给药剂量不正确，疗程不正确，患者很难获得良好的治疗效果。另外，不适当的自我药疗也给患者造成了一定的医源性伤害。因此，临床药师应积极参与到临床治疗过程中，发挥专业特长，在制定个体化用药方案、开展药学监护和用药教育上发挥作用，以提高药物疗效和降低不良反应。

本书从临床药师的专业角度，首先从止咳药和平喘药的特点和临床用药合理性等多方面进行了较为深入的探讨；对止咳药和平喘药的分类、药理学特点、用药监护的要点进行较为系统性的阐述，对临床使用较多的复方制剂的成分进行了分析，有利于临床医师和药师更好地掌握药物的成分和性质，把握好临床适应证以及注意事项等。在后续章节，本书结合临床常见的呼吸系统疾病的病因、发病机制以及病理生理特点，从疾病的治疗原则入手，结合最新的临床诊疗指南和循证医学证据，着重探讨止咳药和平喘药在各类疾病中的应用，药物治疗方案的设计与正确实施，对可能发生的不良反应的监测，对患者的用药教育及药学监护等。值得一提的是，本书对每一类疾病的临床典型案例进行了用药分析，并设计了药学监护方案，目的是以案例为导向阐明止咳平喘药在临床使用中的适应证、用法用量、联合用药、不良反应以及用药监护，为临床药师在实际工作中开展止咳平喘药物的药学监护实践提供参考。

本书由临床医学、临床药学专家以及多名具有多年临床实践的临床药师共同编写完成，专门针对止咳药和平喘药的药物治疗问题进行了较详细的阐述，具有较强的实用性；本书便于临床药师准确、迅速地了解每一类止咳平喘药物的特点，为患者实施药学监护提供参考；本书也可作为临床医师、临床药师、基层医务工作者以及医药院校学生的参考用书。我们诚请广大读者对本书提出宝贵意见与建议。

谢　娟　万自芬

2020年4月

目录

第一章 总 论

第一节 咳嗽与止咳药

一、咳嗽概述

咳嗽(cough)是一种突然的、暴发性的呼气运动,是人体的防御性反射动作,通过咳嗽可以清除呼吸道分泌物、有害物质或气道异物,保持呼吸道的清洁和通畅。但如果是持续性、剧烈性的咳嗽,不仅会引起患者痛苦,对患者的工作、生活和社会活动造成严重影响,还可引起心血管、消化、神经、泌尿等多个系统的并发症,如尿失禁、晕厥、失眠、焦虑,因此需要根据病情的轻重缓急和利弊关系选择适当的止咳药缓解症状。咳嗽受体分布于咽部、气管和支气管,外界的各种刺激通过迷走神经、舌咽神经以及三叉神经等传入延髓的咳嗽中枢,激动并通过舌下神经、膈神经、喉返神经等传出神经产生咳嗽动作,此过程称之为咳嗽反射弧。咳嗽反射弧由咳嗽外周感受器、迷走传入神经、咳嗽高级中枢、传出神经及效应器(膈肌、喉、胸部和腹肌群等)构成。刺激支配气管、肺的 C 纤维以及对机械、酸敏感的有髓机械受体(Aδ 纤维),能够直接诱发咳嗽。分布于上气道、咽喉、食管的迷走神经受到刺激亦可能导致咳嗽的发生。咳嗽受延髓咳嗽中枢控制,大脑皮层对此具有调节作用。咳嗽高敏感性是慢性咳嗽重要的病理生理机制,其机制与瞬时受体电位(TRP)通路如 TRPVl 以及 TRPAl 激活、气道炎症、神经通路及咳嗽中枢的易化有关。

根据胸部 X 线检查有无异常,咳嗽可分为两类:一类咳嗽伴有 X 线胸片明确显示病变,如肺炎、肺结核、支气管扩张、支气管肺癌等;另一类咳嗽为 X 线胸片显示无明显异常,以咳嗽为主要或唯一症状,即通常所说的慢性咳嗽。有无吸烟史、职业环境有害气体暴露史,高血压患者是否服用血管紧张素转换酶抑制药(ACEI)类药物史等对咳嗽病因诊断具有重要价值。按病程持续时间长短,咳嗽可分为急性、亚急性或慢性咳嗽。急性咳嗽的持续时间在 3 周内,主要为普通感冒与急性气管 - 支气管炎引起;亚急性咳嗽持续 3~8 周,最常见的病因为感染后咳嗽(post infectious cough, PIC);咳嗽持续 8 周以上为慢性咳嗽。夜间咳嗽为主的患者应首先考虑咳嗽变异性哮喘(cough variant asthma，CVA），肺功能检查是诊断哮喘的主要手段，主要包括肺通气功能检查、支气管激发试验，对慢性咳嗽的病因诊断具有重要价值，支气管激发阳性是诊断 CVA 的重要标准。无条件行支气管激发试验的医院也可监测呼气流量峰值（peak expiratory flow，PEF）变异率，如 PEF 平均变异率>10%，则支持 CVA 的诊断，CVA 的治疗原则与典型哮喘相同；变应原皮试和血清 IgE 检查有助于变应性疾病（如过敏性鼻炎和变应性咳嗽）的诊断。中老年长期吸烟男性患者要考虑慢性支气管炎或慢性阻塞性肺疾病，此病患者常咳白色黏液痰，并以冬、春季咳嗽为主。咯血者应考虑结核、支气管扩张和肺癌的可能。有过敏性疾病史患者需警惕过敏性鼻炎和支气管哮喘相关的咳嗽。由于鼻部疾病伴随鼻塞、鼻后滴漏感、咽后黏液附着感、频繁清嗓，分泌物倒流鼻后和咽喉等部位，直接或间接刺激咳嗽感受器，导致以咳嗽为主要表现的临床综合征称为上气道咳嗽综合征（upper airway cough syndrome，UACS）。若伴随反酸、嗳气、呃逆、胸骨后烧灼感等，应考虑胃食管反流性咳嗽（gastroesophageal reflux cough，GERC），部分胃食管反流引起的咳嗽伴有典型的反流症状，但也有不少患者以咳嗽为唯一的表现，咳嗽大多发生在日间和直立位，24 小时食管 pH 多通道阻抗监测是目前判断胃食管反流的最常用和最有效的方法。服用 ACEI 类降压药物所诱发的咳嗽是常见不良反应，发生率为 10%~30%，占慢性咳嗽病因的 1%~3%。停用 ACEI 类降压药物后咳嗽缓解可以确诊，通常停药 4 周后咳嗽消失或明显减轻。由于职业粉尘、有害气体接触所致咳嗽者，可考虑更换工种，减少接触。对于常规检查未明确病因或针对常见病因治疗无效的不明原因慢性咳嗽患者，支气管镜具有诊断价值，例如，可诊断是否有支气管肺癌、异物、结核、复发性多软骨炎等。慢性咳嗽的病因诊断应注意：①重视病史询问，包括耳鼻咽喉和消化系统症状及相应疾病病史、职业和环境因素暴露史、吸烟史及用药史；②根据病史选择相应检查，由简单到复杂，建议常规进行肺通气功能检查、支气管激发试验等检查；③先考虑常见病，后考虑少见病。在具体应用时，可根据临床表现推测可能的病因并进行治疗，对缺乏检查条件的部分患者可考虑经验性治疗。应尽量避免单纯应用止咳药物，多数慢性咳嗽与细菌感染无关，一般没必要使用抗菌药物，治疗无效时应评估是否诊断有误。

二、止咳药概述

抑制或阻断咳嗽反射弧中的任何一个环节而产生止咳作用的药物称为止咳药（antitussive）。根据药物在咳嗽反射弧上的不同作用位点，止咳药分为中枢性止咳药、外周性止咳药、中枢兼外周性止咳药三类。中枢性止咳药（centrally acting antitussive）能够直接抑制延髓咳嗽中枢发挥止咳作用；外周性止咳药(peripherally acting antitussive)抑制咳嗽反射弧中的末梢感受器、传入神经、传出神经以及效应器中的任一环节发挥止咳作用;中枢兼外周性止咳药(centrally and peripherally acting antitussive)则兼有抑制外周和中枢两种作用。

中枢性止咳药分为中枢依赖性止咳药和中枢非依赖性止咳药两类。前者是吗啡类生物碱及其衍生物,止咳效果好,但具有生理依赖性,目前临床应用较少,主要代表药物为可待因;后者是指经过结构优化,对呼吸中枢的抑制作用较弱,且不产生生理依赖性和耐受性的药物,如右美沙芬。外周性止咳药由于无依赖性、副作用少,应用较为广泛,如那可丁。中枢兼外周性止咳药,兼有外周和中枢的选择性抑制作用以及阻断作用,代表药物如喷托维林。临床常用止咳药的分类、剂型及医保类别见表 1-1。

表 1-1 临床常用止咳药的分类、剂型及医保类别

药品名称	分类	常用剂型(医保类别)
可待因	中枢依赖性	口服常释剂型(甲类)/注射剂(乙类)
福尔可定	中枢依赖性	片剂/口服溶液/糖浆
左丙氧芬	中枢非依赖性	胶囊
二氧丙嗪	中枢非依赖性	口服常释剂型(乙类)
右美沙芬	中枢非依赖性	口服常释剂型/口服液体剂/颗粒剂/缓释混悬剂(乙类)
氯哌丁	中枢非依赖性	片剂
那可丁	外周性	片剂
莫吉司坦	外周性	片剂
左羟丙哌嗪	外周性	片剂/口服溶液/胶囊/颗粒
普诺地嗪	外周性	片剂
地布酸钠	中枢兼外周性	片剂
依普拉酮	中枢兼外周性	片剂
普罗吗酯	中枢兼外周性	片剂
喷托维林	中枢兼外周性	口服常释剂型(甲类)
苯丙哌林	中枢兼外周性	片剂/口服溶液/胶囊/泡腾片/缓释片

注:医保类别参照《国家基本医疗保险、工伤保险和生育保险药品目录》(2019 年版)。

三、止咳药的临床使用和市场情况

咳嗽的病因复杂且涉及面广,而中医和西医的分类也不一致。西医将咳嗽分为干咳与咳痰。中医将咳嗽分为风寒束肺、肺失宣降所致咳嗽,肺热所致咳嗽，痰湿阻肺所致咳嗽，燥邪犯肺所致咳嗽等。

我国具有两千多年的中医药发展史，在止咳药的选择和使用方面，中医药有着丰富的理论基础和实践经验。因此，区别于其他的药物，止咳药市场上除传统的西药单方制剂外，还有多种复方制剂和中成药制剂。而各种止咳药剂型繁多，有片剂、糖浆剂、胶囊剂、口服液、颗粒剂、膏剂、栓剂、注射剂等。根据《中华人民共和国药典临床用药须知》(2015年版)统计，目前常用的各类止咳药共有53种。

西药止咳的作用机制研究详细，适应证及不良反应明确，但大多为处方药，患者在社会药店购买需要出具医师开具的处方。其中，可待因为麻醉药品，只能在医疗机构凭疾病证明和患者的身份证信息开具处方。此类药品临床使用比较多的有：磷酸可待因、氢溴酸右美沙芬、枸橼酸喷托维林等。

中成药止咳药在市场占有份额较大，剂型多，品种多，生产厂家多。中成药止咳药由多种中药按君、臣、佐、使功效组合，经过特定的生产工艺加工而成，其成分复杂，有效组分、治疗指征及毒副作用信息较少，主要在药店销售，患者购药方便，但安全性和有效性尚需关注。常见止咳中成药名称、剂型及医保类别见表1-2。

表1-2　常见止咳中成药名称、剂型及医保类别

药品名称	分类	医保
止咳宁糖浆/胶囊/口服液/颗粒	散寒止咳	
通宣理肺丸/片/胶囊/颗粒/口服液	散寒止咳	
杏苏止咳颗粒/口服液/糖浆	散寒止咳	乙类
急支颗粒	清热止咳	甲类
急支糖浆	清热止咳	乙类
克咳胶囊/片	清热止咳	乙类
枇杷止咳颗粒/软胶囊/胶囊	清热止咳	乙类
肺力咳合剂/胶囊	清热止咳	甲类
祛痰止咳胶囊	燥湿止咳	乙类
橘红痰咳颗粒/煎膏/液	燥湿止咳	乙类
蛇胆川贝枇杷膏	润肺止咳	乙类
白百抗痨颗粒	润肺止咳	乙类
川贝枇杷膏/片/胶囊/颗粒/糖浆	润肺止咳	乙类

注：医保类别参照《国家基本医疗保险、工伤保险和生育保险药品目录》(2019年版)。

复方制剂止咳药多由止咳、祛痰、抗组胺等多种成分组成，兼有止咳、祛痰、平喘和抗过敏的作用，起效快，迅速缓解症状，作用持久，较为安全，有各种年龄段人群使用的制剂。常用的复方制剂止咳药分类、剂型及医保类别见表1-3。

表1-3 常用复方制剂止咳药分类、剂型及医保类别

药品名称	分类	剂型	医保
复方甘草	止咳祛痰和感冒药	口服常释剂型/口服液体剂	甲类
复方磷酸可待因	止咳祛痰和感冒药	溶液剂	
复方樟脑酊	止咳祛痰	口服液体剂	
可愈	止咳祛痰	口服液体剂	乙类

注：医保类别参照《国家基本医疗保险、工伤保险和生育保险药品目录》（2019年版）。

四、常用止咳药临床应用安全性

（一）可待因

1. 药理作用　中枢依赖性止咳药的代表药物可待因是从罂粟属植物中分离出来的一种天然阿片类生物碱，进入人体后约10%经代谢转化成吗啡。其药理作用与吗啡相似，选择性地抑制延髓的咳嗽中枢，止咳作用强而迅速，兼有镇痛与镇静作用；同时该药可抑制呼吸道腺体分泌和纤毛运动，可使痰液黏稠，难以咳出，故不宜用于多痰及痰液黏稠的患者。

2. 安全性　可待因在过量时的临床表现包括头晕、嗜睡、精神错乱、瞳孔缩小如针尖、癫痫、低血压、心率过缓、呼吸微弱、神志不清。超大剂量使用可导致死亡。同时，可待因能透过胎盘，使胎儿成瘾，引起新生儿戒断症状（如过度啼哭、打喷嚏、打呵欠、腹泻、呕吐）。分娩期使用本药可引起新生儿呼吸抑制。因此妊娠期妇女及临产和分娩时不推荐使用可待因。可待因可自乳汁排出，哺乳期妇女必须使用时，建议停止哺乳。

3. 不良反应　可待因不良反应是临床用药安全性的重点关注内容，2013年2月20日FDA在官方网站正式发出黑框警告，警示扁桃体或腺体切除后的儿童使用可待因镇痛有致命风险。2013年8月2日欧洲药品管理局（EMA）药物警戒风险评估委员会发文，禁止可待因用于因阻塞性睡眠呼吸暂停综合征而接受扁桃体手术切除或腺样体切除术的18岁以下儿童。有关可待因及其复方制剂滥用的不良反应是近几年临床用药关注的重点，常规剂量或超剂量服用复方可待因制剂后，有过敏反应、皮肤黄染、低钾性麻痹、骨质疏松、急性尿潴留、口吃、成瘾性和依赖性等不良反应出现。早在1998年5月我国卫生部已将所有含可待因成分的止咳口服溶液列入处方药管理。

(1)常见的不良反应：呼吸微弱、缓慢或不规则，有引起呼吸抑制的报道。心率异常，可引发低钙血症、尿潴留等现象。

(2)少见的不良反应：眩晕、惊厥、耳鸣、震颤或不能自控的肌肉运动，可引发荨麻疹、瘙痒、皮疹或颜面水肿等过敏反应，还可出现精神抑郁、兴奋及烦躁不安、肌肉强直等。

(3)长期应用可引起依赖性：治疗量引起依赖性的倾向较其他吗啡类药弱，典型症状为食欲缺乏、腹泻、牙痛、恶心、呕吐、流涕、寒战、打喷嚏、打呵欠、睡眠障碍、胃痉挛、多汗、衰弱无力、心率加快、情绪激动或不明原因发热等。

(4)过量的毒性反应：头晕、嗜睡、不平静、精神错乱、瞳孔缩小如针尖、癫痫、低血压、心动过缓、呼吸微弱、神志不清。

可待因可与多种药物产生相互作用，如与抗胆碱药合用可加重便秘或尿潴留，与美沙酮或其他吗啡类药合用可增强中枢呼吸抑制作用，与肌肉松弛药合用可增强呼吸抑制作用。

4. 可待因被列入麻醉药品管制　联合国于1961年起将可待因列入麻醉药品管制，属于成瘾性较低的麻醉药品之一，只能在医疗机构使用。医疗机构要对可待因使用进行严格监管，需由具有麻醉药品处方资质的医师开具处方。

(二)右美沙芬

中枢非依赖性止咳药的代表药物右美沙芬通过抑制延髓咳嗽中枢而达到止咳的目的，其止咳作用与可待因相等或稍强，一般治疗剂量不抑制呼吸，长期服用无成瘾性和依赖性。右美沙芬在市场上有多种口服剂型，如：口服常释剂型、口服液体剂、颗粒剂、缓释混悬剂等。右美沙芬的一些制剂含有苯甲酸钠，可能诱发新生儿产生喘息综合征，因此不宜用于2岁以下儿童。

不良反应偶有头晕、头痛、轻度嗜睡、口干、便秘、恶心和食欲缺乏，大剂量出现意识模糊，滥用本药未见吗啡型依赖性的产生。右美沙芬与多种药物产生相互作用，如与胺碘酮、奎尼丁合用可使右美沙芬的血药浓度升高、毒性增加，与氟西汀、帕罗西汀等选择性5-羟色胺再摄取抑制剂和吗氯贝胺等单胺氧化酶抑制剂合用可使右美沙芬的不良反应增强，与中枢系统抑制药和乙醇合用可使右美沙芬的中枢抑制作用增强。

(三)那可丁

外周性止咳药的代表药物那可丁通过抑制肺牵张反射、解除支气管平滑肌痉挛，进而产生外周性止咳作用，止咳作用一般维持4小时，无成瘾性，适用于阵发性咳嗽。该药由于尚具有呼吸中枢兴奋作用，不宜与其他中枢兴奋药同用，大剂量可引起支气管痉挛，不宜用于多痰患者。

本药不良反应有轻度嗜睡、头痛、腹痛、胸痛等。

（四）喷托维林

中枢兼外周性止咳药的代表药物喷托维林具有中枢和外周性止咳作用，其止咳作用强度只有可待因的 1/3，除对延髓的呼吸中枢有直接抑制作用外，还有微弱的阿托品样作用。吸收后可轻度抑制支气管内感应器，减弱咳嗽反射，并可使痉挛的支气管平滑肌松弛，减低呼吸道阻力。口服后 20~30 分钟起效，作用持续 4~6 小时，半衰期（$t_{1/2}$）约为 2~3 小时。

不良反应偶有便秘，或有轻度头痛、头晕、口干、恶心和腹泻。喷托维林的剂型多为糖衣片，口感好，咳嗽严重者常常会超剂量服用。有报道因超剂量服用可引起精神障碍、癫痫样大发作、昏迷甚至死亡，特别易发生于 5 岁以下儿童和老人。因有微弱的阿托品样作用，青光眼和心功能不全者慎用，痰量多者宜与祛痰药合用。

五、药学监护基本原则

药学监护是以“患者为中心”的药学服务理念，提供与药物治疗相关的监护，以优化治疗效果、提高疗效、减少不良反应。合理使用止咳药的四个主要因素：①诊断是否准确，医师选药是否适宜；②临床药师是否评估了患者药物治疗的需要，参与用药方案制订，提供药学监护；③药师要制定治疗目标，加强对止咳药不良反应的监测；④对患者进行用药教育，提高患者用药依从性。

1. 明确诊断，严格掌握适应证，合理选药　咳嗽是一个多病因多环节的病理生理反应，常见的病因有呼吸道感染、气道高敏性、胃食管反流、肿瘤、异物刺激、药物不良反应和心理因素等。止咳药的选择应综合考虑患者咳嗽的临床表现、年龄、生理状态、是否合并其他药物等因素。查体和询问病史时一定要注意询问患者咳嗽的持续时间、时相、性质、诱发或加重因素、体位影响、伴随症状，以及痰液量、颜色和性状，有无吸烟史，有无职业或环境刺激暴露史，是否在服用药物，并结合体格检查及相关辅助检查对病因及症状进行综合分析，对症和 / 或对因进行药物治疗。

咳嗽的对症治疗是针对咳嗽症状的改善用药，以尽可能减轻咳嗽对患者生活质量、睡眠质量的影响。对不伴咳痰的干咳，可根据咳嗽剧烈程度，以止咳为主，酌情选用中枢性或外周性止咳药；对咳嗽伴咳痰，尤其是痰多黏稠者，需加用祛痰药物促使痰液排出，而不宜选用中枢性止咳药。

咳嗽的对因治疗是指针对病因进行用药治疗，从根本上解决咳嗽问题。如：结核引起的咳嗽，须进行抗结核治疗，并联合止咳药缓解咳嗽症状；细菌性呼吸道感染引起的咳嗽，则需联合使用抗菌药物和止咳药进行治疗；高血压治疗药物血管紧张素转换酶抑制药（ACEI）引起的咳嗽，不需使用止咳药，停用ACEI后咳嗽症状会很快缓解；胃食管反流引起的咳嗽，可选用抑酸和促胃动力药物。

2. 监护药物治疗过程，制订个体化治疗方案　根据患者的病情、咳嗽症状及个体特征，在药物选用上应考虑品种、剂型、剂量、频次、疗程和给药途径等因素。

（1）品种和剂型选择：针对不同症状、不同年龄和不同性别患者，选用的药物品种和剂型不同。中青年咳嗽剧烈无痰者，可选用中枢性止咳药。患有慢性阻塞性肺疾病（COPD）的老年患者，应以祛痰为主，不宜使用强效中枢性止咳药。止咳药的选用以口服剂型为主，对吞咽有困难者宜选择注射剂型。儿童由于其生理特点，尽量不用止咳药（特别是婴儿），如必须使用止咳药时应避免使用中枢性止咳药，并选择儿童易接受的颗粒剂或糖浆剂。孕妇尽量避免使用止咳药，尤其是中枢依赖性止咳药，如必须使用时应与患者及家属充分沟通，根据孕期酌情选用分级相对安全、临床证据充分的药物。哺乳期妇女避免选择乳汁分泌高、对婴儿身体发育有影响的止咳药，并建议在使用止咳药期间停止哺乳。运动员不能选用含运动员禁忌成分的止咳药，如含可待因、右美沙芬、咖啡因、麻黄、罂粟壳、甘草等成分的单方或复方制剂。

（2）给药剂量和给药频次：一般来说应按照药品说明书的用法用量使用药品，特别是老年人和儿童。但大多数药品说明书只有正常成年人用量，对特殊人群没有特别剂量说明，这就需要根据药物的药动学和药效学特征，以及患者年龄、体重、体表面积、疾病状态、是否同时使用有相互作用的药物来制定给药剂量和给药方案。如，老年人往往患多种疾病，服用多种药物，肝肾功能减退，药物代谢能力减弱，给药剂量要比成年人小；儿童处于生长发育的重要阶段，在解剖、生理、病理等方面有不同的特点，必须严格按照儿童剂量换算公式计算给药剂量；孕妇需选用胎盘通过率低的药物，尽可能低剂量、短疗程用药；哺乳期妇女选用药物代谢数据明确、对乳儿影响较小的药物，严格掌握适应证，在保证一定疗效的情况下，选择低剂量、短疗程的给药方案。

（3）用药疗程：轻度咳嗽不需要进行止咳治疗。严重咳嗽，如咳嗽剧烈、频繁或影响休息睡眠时，则可酌情给予止咳药治疗。止咳药只能起到短暂缓解症状的作用，对于初诊患者，通常依据其临床特征首先进行诊断性对症治疗，并根据治疗反应和相关辅助检查明确咳嗽病因，针对病因用药。止咳药无须长疗程用药，咳嗽停止即可停药。监护要点主要是了解患者的治疗情况，把握好止咳药的特点，避免药物滥用导致不良反应。

(4)给药途径：包括口服和注射等全身用药，一般以口服为主，当咳嗽剧烈、难忍或吞咽有困难时可以选择肌内注射。

3. 药物不良反应监护

(1)加强药物不良反应监测，正确面对药物的两重性：要关注与用药剂量和疗程有关的非预期治疗效应，如精神样症状、胃肠道症状、呼吸系统症状、心血管系统症状、皮肤以及代谢系统等症状，避免发生严重不良反应，或者一旦发生疑似不良反应，尽快处置或停药。

(2)加强合并用药的不良反应监测：如中枢性止咳药对中枢神经系统有抑制作用，若与镇静药合用，可增强嗜睡作用；相同类型或成分相同的止咳药可能具有不同的商品名，有的患者在服用一种止咳药不见疗效时可能会自行加服另外一种止咳药，或同时服用含有相同成分止咳药的复方制剂，导致药物剂量增高及药理作用加强，不良反应发生率也随之增加。有的患者同时患多种疾病，服用多种药物可能产生相互作用，药师要对处方、医嘱进行分析和重整，避免药物成分叠加和剂量加大，避免药物相互作用导致的药物不良反应，甚至严重的药物不良反应伤害。

(3)关注长期用药的不良反应：长期使用止咳药需要加强用药监护，对患者进行用药教育，掌握好用药剂量和用药疗程。特别是对使用中枢依赖性止咳药的患者要密切关注成瘾性，若孕妇长期使用将造成新生儿先天性成瘾，甚至可能导致新生儿呼吸抑制、胎儿死亡。药学监护的重点是针对特殊人群要及时更换药物或调整剂量以降低不良反应。

4. 用药教育

(1)疾病相关教育：由于咳嗽的病因较为复杂，多数慢性咳嗽患者可获得明确诊断，并在针对性治疗后治愈或缓解。然而，有一部分慢性咳嗽患者即使进行了全面检查、治疗之后，病因仍无法明确。而咳嗽会影响患者的睡眠以及日常生活，给患者带来身体及心理的双重负担。

因此，在对患者进行用药教育前应针对患者的病情予以相关的健康指导及心理安抚，如告知患者咳嗽可由多种原因所致，治疗的关键在于病因治疗，止咳药物只能起到短暂缓解症状的作用，轻度咳嗽不需进行止咳治疗。但严重的咳嗽，如剧烈干咳或频繁咳嗽影响休息和睡眠时，则可适当给予止咳药治疗。在使用止咳药物之前需征询医生或药师的建议，不可盲目止咳或自行服用多种止咳药物。

(2)用药及健康教育：首先药师需对患者使用的止咳药进行用法用量的交代，如糖浆剂、泡腾片等正确的服用方法；其次药师需对患者服用的药物与止咳药物之间是否存在相互作用进行判断，并告知患者止咳药可能出现的不良反应以及处理措施；第三，药师需告知患者需严格遵医嘱或说明书服药，建立良好的用药依从性，不可自行增加或减少用药剂量及频次；最后药师需告知患者应当如何进行正确的疾病观察并且告知患者复诊的时间及注意事项等。

药学监护是药师给予患者的照护，是对用药方案和用药行为进行指导和帮助，以获得最佳疗效。药师要准确把握止咳药的有效成分、药理作用、临床适应证、药物不良反应、药物相互作用等知识，重点对特殊人群，如儿童、老人、孕妇、哺乳期妇女和特殊岗位人群进行药学监护，以提高患者的用药依从性和疗效，降低不良反应。

第二节 支气管哮喘与平喘药

一、支气管哮喘概述

支气管哮喘（bronchial asthma）即哮喘（asthma），是由多种细胞包括嗜酸性粒细胞、肥大细胞、T 淋巴细胞、中性粒细胞、平滑肌细胞、气道上皮细胞等及细胞组分参与的气道慢性炎症性疾病，具有明显的异质性和复杂的病理生理特征。当气道受到过敏原等刺激后，多种炎症细胞释放炎性介质及细胞因子，气道上皮受损，上皮下神经末梢裸露，从而导致气道高反应性，引起支气管平滑肌痉挛；气道分泌物增加，黏膜水肿导致气道阻塞和气道狭窄，通常出现广泛多变的可逆性气流受限。临床表现为发作性的喘息、胸闷、气促、咳嗽和呼吸困难等，常在夜间及凌晨发作或加重，多数患者可以自行缓解或经治疗后缓解，随着病程的延长可导致一系列气道结构的改变，即气道重塑。哮喘的发病机制复杂，涉及变态反应、气道慢性炎症、气道高反应性和自主神经功能紊乱等，近年来认识到哮喘是一种异质性疾病，存在多种哮喘亚型，如过敏性哮喘、非过敏性哮喘、迟发型哮喘、伴固定气流受限的哮喘及肥胖型哮喘。

哮喘是一个常见病、多发病，发病的危险因素包括遗传因素和环境因素两个方面。发病率在世界范围内呈上升趋势。据《全球哮喘防治创议》（global initiative for asthma，GINA）2018 年版统计，全球患病率为 1%~18%，共计 3 亿人患病，根据世卫组织于 2016 年 12 月发布的最新估计，2015 年有 38.3 万人死于哮喘。2018 年中国医学科学院、中国疾病预防控制中心、中华预防医学会、中华医学会、中国医师协会五大组织联合权威发布的《中国慢性呼吸疾病的流行状况与防治策略》中指出，自 2000 年以来我国哮喘的发病率呈上升趋势，特别是城市儿童哮喘患病率自 1990 年至 2010 年 20 年期间上升 147.9%。14 岁以上人群的哮喘患病率为 1.24%。我国儿童哮喘协作组于 1990 年、2000 年及2010年三次组织全国流行病学调查结果显示儿童哮喘的平均患病率分别为0.91%、1.54%和3.02%。基于哮喘发病率高、受累人群广泛、导致的社会经济负担严重的情况，GINA于2006年提出了“哮喘控制”的概念，2014年特别强调哮喘的治疗目标是实现“哮喘的总体控制”。近年来随着哮喘规范化治疗在全国的广泛推广，我国哮喘患者的控制率明显提高。但2018年发布的《支气管哮喘患者自我管理中国专家共识》中指出在2017年最新报道的我国30个省市城区门诊哮喘患者控制水平的流行病学调查结果显示，我国城区哮喘患者的症状控制率只有28.5%，总体控制水平尚不理想。

哮喘的诊断包括临床症状，主要是反复发作喘息、气急、胸闷或咳嗽，多与接触变应原、冷空气、物理或化学性刺激以及病毒性上呼吸道感染、运动等有关。发作时在双肺可闻及散在或弥漫性的哮鸣音，并除外其他疾病所引起的喘息、胸闷和咳嗽。在哮喘诊断或治疗开始时需评估患者的肺功能，经过3~6个月的控制治疗后评估患者的最高第一秒用力呼气量（FEV_1），此后定期评估。临床表现不典型者应至少具备可变气流受限客观检查1项试验阳性：①支气管舒张试验阳性（吸入支气管舒张剂后，FEV_1增加> 12%，且FEV_1绝对值增加> 200ml）；②支气管激发试验阳性；③呼气流量峰值（peak expiratory flow，PEF）平均每日昼夜变异率（连续7天，每日PEF昼夜变异率之和/7）> 10%，或PEF周变异率{（2周内最高PEF值 - 最低PEF值）/[（2周内最高PEF值 + 最低PEF）× 1/2] × 100%} > 20%。此外不典型哮喘还包括：①咳嗽变异性哮喘：咳嗽作为唯一或主要症状，无喘息、气急等典型哮喘的症状和体征；②胸闷变异性哮喘：胸闷作为唯一或主要症状，无喘息、气急等典型哮喘的症状和体征；③隐匿性哮喘：指无反复发作喘息、气急、胸闷或咳嗽的表现，但长期存在气道反应性增高者。以上3类不典型哮喘患者还需具备可变气流受限客观检查中的任一条，并除外其他疾病引起的咳嗽或胸闷症状。

根据临床表现，哮喘可分为急性发作期（acute exacerbation）、慢性持续期（chronic persistent）和临床缓解期（clinical remission）。哮喘急性发作是指喘息、气急、咳嗽、胸闷等症状突然发生，或原有症状加重，并以呼气流量降低为其特征；慢性持续期是指每周均不同频度和/或不同程度地出现症状（喘息、气急、胸闷、咳嗽等）；临床缓解期是指经过治疗或未经治疗症状，体征消失，肺功能恢复到急性发作前水平，并维持1年以上。

哮喘发作的治疗取决于哮喘急性加重的严重程度以及对治疗的反应。治疗的目的在于尽快缓解症状、解除气流受限和改善低氧血症，并需要制定长期治疗方案以预防哮喘再次急性发作。哮喘治疗的长期目标为：①达到良好的症状控制，保持正常的活动水平；②将未来哮喘发作、固定气流受限的发生风险和治疗的不良反应降至最低，2018 版 GINA 对哮喘阶梯治疗方案的更新，明确了不同阶梯的首选及备选治疗药物，提升了糖皮质激素的地位。

二、平喘药概述

平喘药(antiasthmatics)是针对哮喘发病的不同环节，用于预防、治疗或缓解哮喘的一类药物。主要的作用机制是通过抗炎、扩张支气管等作用减轻气道炎症，松弛支气管平滑肌，降低气道高反应性以逆转和防治气流受限，以达到控制哮喘或减轻哮喘症状。

按照临床治疗的效果可将平喘药分为两大类：控制病情药物和缓解症状药物。控制病情药物需要每天使用并长期维持用药，主要通过抗炎作用达到控制哮喘的目的，包括吸入性糖皮质激素与全身性糖皮质激素、白三烯调节剂、茶碱类、长效吸入型抗胆碱药、长效 β_2 受体激动剂以及 β_2 受体激动剂与吸入性糖皮质激素组成的复方制剂等。缓解症状药物又称急救药物，有症状时按需使用，能够迅速缓解哮喘发作症状，解除支气管痉挛、狭窄、喘息、胸闷和咳嗽等临床症状，药物包括吸入或口服短效 β_2 受体激动剂、短效吸入性抗胆碱药、全身用激素、短效茶碱类药物等。

按照药理作用机制则可以将平喘药分为三类：支气管扩张平喘药、抗炎平喘药和抗过敏平喘药。

(一)支气管扩张平喘药

1. β_2 受体激动剂　β_2 受体激动剂(adrenaline beta 2-agonist)主要通过激动 β_2 受体，激活腺苷酸环化酶，使细胞内的环磷酸腺苷含量增加，从而达到松弛支气管平滑肌的作用。根据其起效和作用时间主要分为短效与长效两种类型。

(1)短效 β_2 受体激动剂(short-acting beta 2-agonist, SABA): SABA 能迅速缓解支气管痉挛，可在数分钟内起效，疗效可维持数小时，是缓解轻至中度哮喘急性症状的首选药，也可用于预防运动性哮喘。常用药物如沙丁胺醇、特布他林、丙卡特罗和班布特罗等，可吸入给药、口服给药和注射给药。这类药物应按需使用，不宜长期、单独和过量使用。

(2)长效 β_2 受体激动剂(long-acting beta 2-agonist, LABA): LABA 及其复方制剂在支气管哮喘和慢性阻塞性肺疾病中应用广泛。LABA 舒张支气管平滑肌作用可维持 12 小时以上。临床使用的吸入型 LABA 有沙美特罗、福莫罗和茚达特罗等，可通过气雾剂、干粉剂或碟剂装置给药。新型超长效 β_2 受体激动剂，如奥达特罗(olodaterol)、维兰特罗(vilanterol)、卡莫特罗(carmoterol)、abediterol(LAS100977)和 PF-610355 等每日仅需给药 1 次。该类新药研发进展非常受关注，部分药品已与抗胆碱药或吸入性糖皮质激素制成复方制剂在国外上市。而 GSK-961081（TD-5959）、PF-3429281 为更新型的双功能分子，同时兼具抗胆碱和激动 β_2 受体的作用。

2. 抗胆碱药 抗胆碱药（antimuscarinic）主要通过抑制支气管平滑肌上的 M 受体，从而阻断胆碱能神经兴奋所致的支气管平滑肌收缩，也通过抑制节后胆碱能神经兴奋抑制黏液分泌。根据作用时间分为短效制剂和长效制剂。

（1）短效抗胆碱药（short-acting antimuscarinic，SAMA）：如异丙托溴铵、氧托溴铵，对支气管平滑肌的作用较 SABA 弱，起效较慢，但作用时间相对较长，且不易产生耐药。

（2）长效抗胆碱药（long-acting antimuscarinic，LAMA）：是以噻托溴铵为代表的高选择性抗胆碱药，其他的药物还有格隆溴铵、乌美溴铵、阿地溴铵、芜地溴铵等。与短效制剂相比较，其作用时间长，是慢性阻塞性肺疾病（COPD）稳定期治疗的主要药物。

目前，我国上市的抗胆碱药制剂有：异丙托溴铵气雾剂、复方气雾剂、吸入溶液剂和雾化吸入剂，噻托溴铵吸入剂、喷雾剂、吸入喷雾剂和吸入粉雾剂，格隆溴铵吸入粉雾剂等。抗胆碱药与 β_2 受体激动剂联合的复方制剂可以增强支气管的舒张作用，如茚达特罗格隆溴铵吸入粉雾剂和乌美溴铵维兰特罗吸入粉雾剂，用于预防慢性阻塞性肺疾病患者急性发作和气道阻塞的长期维持治疗。

3. 茶碱类药物 茶碱类药物是甲基黄嘌呤类衍生物，为非选择性磷酸二酯酶抑制剂，通过减少细胞内环磷酸腺苷的分解，降低支气管平滑肌张力，松弛支气管平滑肌，对痉挛状态平滑肌尤为明显，还能抑制炎性介质和细胞因子的释放。小剂量茶碱有抗炎及免疫调节作用，具有兴奋呼吸中枢、强心利尿和降低肺血管张力等作用。茶碱扩张支气管的作用比 β_2 受体激动剂弱、起效慢，一般情况下不作为哮喘一线控制药物，仅用于 β_2 受体激动剂及激素不能控制的急性哮喘，将小剂量茶碱与激素联合用药可以提高疗效，减少激素的用量和不良反应。临床上较为常用的有茶碱、氨茶碱、胆茶碱、二羟丙茶碱、多索茶碱等。

4. 新一代的选择性磷酸二酯酶抑制剂 磷酸二酯酶抑制剂（phosphodiesterase inhibitor，PDEI）通过选择性抑制磷酸二酯酶 -4（phosphodiesterase-4，PDE-4），使细胞内环磷酸腺苷（cAMP）水平增加，cAMP 阻断炎症反应信号传递，发挥抗炎、扩张支气管的功能。代表药物有罗氟司特、西洛司特和咯利普兰。此类药物的作用选择性好，比茶碱安全范围大，不良反应较少，能更大程度地改善肺功能，减少哮喘急性发作次数。罗氟司特已在欧盟和美国获批上市，

2011 年 3 月 1 日，美国食品药品管理局（FDA）批准罗氟司特用于治疗 COPD，减少严重 COPD 急性发作（加重）频率、缓解症状恶化。

（二）抗炎平喘药

1. 糖皮质激素　糖皮质激素（glucocorticoid，GC）是治疗呼吸系统疾病的经典药物，是最有效的控制气道炎症药物，用于治疗哮喘已经有半个多世纪的历史，治疗效果十分显著。其发挥抗炎作用的主要机制为受体介导的基因转录调控作用，通过激活糖皮质激素受体，调节炎症相关基因的表达，抑制炎症细胞浸润，减少炎症因子产生。糖皮质激素按作用部位和给药方式的不同可分为全身糖皮质激素和吸入性糖皮质激素（inhaled corticosteroid，ICS）。在支气管哮喘的治疗中最常用的是吸入剂型，常用药物有二丙酸倍氯米松、布地奈德、环索奈德、丙酸氟替卡松、糠酸莫米松、曲安奈德等。吸入性糖皮质激素局部抗炎作用强，所需剂量少，全身不良反应小，是控制哮喘的首选药。但由于 GC 无直接舒张支气管的作用，对于哮喘急性发作，单独使用不能缓解症状，需与其他缓解症状的药物合用。而对激素依赖型哮喘和持续性哮喘，大剂量吸入性糖皮质激素联合 LABA 仍不能控制的，可以叠加小剂量口服激素维持治疗。静脉用糖皮质激素仅限于病情严重的急性哮喘患者，可先静脉给药，病情缓解后改为口服用药。

2. 白三烯调节剂　白三烯调节剂（leukotriene receptor antagonist，LTRA）是抗过敏平喘药，也具有轻度抗炎作用。白三烯调节剂包括半胱氨酸白三烯受体拮抗剂和 5- 脂氧合酶抑制剂。目前主要使用半胱氨酸白三烯受体拮抗剂，如孟鲁司特和扎鲁司特。半胱氨酸白三烯受体拮抗剂通过抑制炎症介质和细胞因子释放，缓解气道痉挛，降低气道高反应性，是除了吸入性糖皮质激素之外可单独应用的长期控制性药物，可减轻哮喘症状、改善肺功能、减少哮喘的恶化，用于支气管哮喘的预防、症状控制和缓解期治疗，适用于伴有过敏性鼻炎、阿司匹林哮喘、运动性哮喘患者的治疗。

（三）抗过敏平喘药

1. 抗 IgE 单克隆抗体　以奥马珠单抗（omalizumab）为代表的新型抗 IgE 单克隆抗体（anti-IgE monoclonal antibody）靶向治疗药物于 2003 年在美国获得 FDA 批准上市，2005 年在欧盟 EMA 获批上市，2017 年 8 月获得国家食品药品监督管理总局批准上市。《支气管哮喘防治指南（2016 年版）》将“抗 IgE 单克隆抗体推荐用于第四级治疗仍不能控制的中重度过敏性哮喘”（证据等级 A。2018 年 GINA 全球哮喘管理和预防策略，对第 4 步治疗仍难以控制的中度或重度过敏性哮喘患者，推荐加入抗 IgE 抗体（奥马珠单抗）治疗（证据等级 A）。奥马珠单抗通过与游离 IgE 结合而显著降低游离 IgE 的水平，阻断 IgE 与肥大细胞、嗜碱性粒细胞结合，防止炎症介质的释放，从而阻断 IgE 介导的过敏级联反应。炎症因子释放减少，可显著改善哮喘患者的症状、肺功能及生活质量，减少哮喘恶化的发作次数，减少糖皮质激素的用量，从而有效控制哮喘的症状和发作。奥马珠单抗用于≥ 18 岁的人群，或 12~18 岁青少年的未控制的重度持续性过敏性哮喘，在原来的哮喘维持治疗基础上加用奥马珠单抗治疗，但不能用于缓解急性支气管痉挛或哮喘持续状态。

2. 肥大细胞膜稳定剂 肥大细胞膜稳定剂（mast cell stabilizer）不能直接平喘，主要作用是抗过敏和轻度的抗炎作用。其作用为稳定肺组织的肥大细胞膜，使钙离子不易进入细胞内从而抑制抗原抗体结合引起的化学介质释放，阻止肥大细胞脱颗粒并抑制过敏介质释放，对多种炎性细胞如巨噬细胞、嗜酸性粒细胞和单核细胞活性有抑制作用，还具有阻断支气管痉挛的神经反射等作用。虽然此类药物的气道抗炎作用不及吸入性糖皮质激素，但长期应用可以降低气道的高反应性，用于预防变态反应或运动诱发的哮喘发作。代表药物有色甘酸钠、奈多罗米、酮替芬、氮䓬斯汀、塞曲司特、曲尼司特。

3. H_1 受体拮抗剂 H_1 受体拮抗剂（H_1-receptor antagonist）选择性与组胺靶细胞上的 H_1 受体结合，拮抗组胺 H_1 受体而发挥抗组胺作用，可降低气道对 cAMP 的高反应性，也能抑制黏附分子介导的炎症反应。以西替利嗪、氯雷他定、非索非那定为代表的 H_1 受体拮抗剂，具有支气管扩张作用，也可预防过敏原诱发的气道高反应性而用于哮喘，可减弱过敏反应早期、后期症状，但疗效不及糖皮质激素。

三、平喘药的临床使用和市场情况

平喘药的市场占有率高，临床应用广泛。中国药学会全国医药经济信息网全国样本医院药品使用数据显示，呼吸系统药物是 2018 年份额增长率前三位的药物，增长率为 0.19%；其中平喘药的金额增长率 2017 年为 11.0%，2018 年为 13.1%；平喘药的份额增长率 2017 年为 1.6%，2018 年为 2.4%。平喘药市场份额的逐年增高反映了平喘药使用比例逐年上升的趋势。至今在全球已经上市的常见平喘药见表 1-4。

表 1-4 已经上市的常见平喘药

通用名 / 英文名	分类	常用剂型与规格
沙丁胺醇 /salbutamol	SABA	片剂：2mg/ 片；气雾剂：28mg：14g/ 瓶；注射液：0.4mg：2ml/ 支；吸入用雾化溶液：2.5mg：2.5ml/ 支

续表

通用名/英文名	分类	常用剂型与规格
特布他林/terbutaline	SABA	片剂：2.5mg/片；雾化溶液剂：5mg：2ml/支；注射液：0.5mg：2.5ml/支
丙卡特罗/procaterol	SABA	片剂/胶囊剂：25μg/片；颗粒剂：50μg：1g/袋
班布特罗/bambuterol	SABA	片剂：10mg/片
沙美特罗/salmeterol	LABA	气雾剂：25μg：250μg 氟替卡松/揿；粉吸入剂：50μg/泡、250μg/泡、500μg/泡
福莫特罗/formoterol	LABA	吸入粉雾剂：9.0μg/吸
茚达特罗/indacaterol	LABA	吸入粉雾剂：150μg/吸
非诺特罗/fenoterol	SABA	片剂：2.5mg/片
妥洛特罗/tulobuterol	SABA	片剂：0.5mg/片
罗氟司特/roflumilast	PDEI	片剂：250mg/片、500mg/片
异丙托溴铵/ipratropium bromide	SAMA	吸入气雾剂：20μg/揿；吸入溶液剂：0.5mg：2.5mg 沙丁胺醇/支
噻托溴铵/tiotropium bromide	LAMA	吸入粉雾剂：18μg/粒(按噻托溴铵计)
格隆溴铵/glycopyrronium bromide	LAMA	吸入粉雾剂：50μg/粒(按格隆溴铵计)
阿地溴铵/aclidinium bromide	LAMA	粉吸入剂：400μg：12μg 福莫特罗/吸
乌美溴铵/umeclidium bromide	LAMA	粉吸入剂：62.5μg：25μg 维兰特罗/吸
倍氯米松/beclometasone	ICS	吸入混悬液：0.8mg：2ml/支
	ICS	气雾剂：100μg：6μg 福莫特罗/吸
氟替卡松/fluticasone	ICS	吸入气雾剂：50μg/揿
布地奈德/budesonide	ICS	吸入混悬液：2ml：1mg；吸入粉雾剂：400μg/揿
环索奈德/ciclesonide	ICS	吸入气雾剂：80μg/揿；160μg/揿
曲安奈德/triamcinolone acetonide	LTRA	注射剂：1ml：40mg/支
普仑司特/pranlukast	LTRA	胶囊：112.5mg/粒
曲尼司特/tranilast	LTRA	胶囊：80mg：2.4mg 沙丁胺醇/粒
异丁司特/ibudilast	LTRA	缓释片：10mg/片；缓释胶囊：10mg/粒
齐留通/zileuton	LTRA	片剂：600mg/片
扎鲁司特/zafirlukast	LTRA	片剂：10mg/片；20mg/片
塞曲司特/seratrodast	LTRA	片剂：40mg/片；颗粒剂：80mg/包

续表

通用名 / 英文名	分类	常用剂型与规格
孟鲁司特 /montelukast	GMZS	咀嚼片：4mg/ 片；0.5g：4mg（以孟鲁司特计）/ 包
色甘酸钠 /sodium cromoglicate	GMZS	气雾剂：3.5mg/ 揿
酮替芬 /ketotifen	GMZS	片剂：1mg/ 片
氮䓬斯汀 /azelastine	HPLL	片剂：2mg/ 片
茶碱 /theophylline	HPLL	缓释片：0.1g/ 片
氨茶碱 /aminophylline	HPLL	冻干粉针剂：0.25g/ 支；片剂：0.1g/ 片
胆茶碱 /choline theophyllinate	HPLL	片剂：0.1g/ 片
二羟丙茶碱 /diprophylline	HPLL	注射剂：0.25g：100ml/ 袋
多索茶碱 /doxofylline	HPLL	片剂：0.3g/ 片；注射剂：0.1g/ 支；0.3g：100ml/ 袋
甘氨茶碱 /theophylline		片剂：100mg/ 片、200mg/ 片、300mg/ 片、400mg/ 片；注射液：400mg：250ml/ 袋

注：SABA 为短效 β_2 受体激动剂；LABA 为长效 β_2 受体激动剂；SAMA 为短效抗胆碱药；LAMA 为长效抗胆碱药；PDEI 为磷酸二酯酶抑制剂；GMZS 为过敏介质阻释剂；HPLL 为黄嘌呤类药物。

平喘药的给药途径有口服、静脉和吸入给药，因吸入给药起效快，全身副作用较少，药物可直接到达气管和肺组织，较少的药物剂量就能发挥治疗作用，因此吸入给药为首选的给药途径。市场上平喘药的吸入制剂及规格见表 1-5。

表 1-5　平喘药常用吸入制剂

分类	药品名称	类型	规格
糖皮质激素	吸入用布地奈德混悬液	雾化吸入液	1mg：2ml/ 支；0.5mg：2ml/ 支
	布地奈德气雾剂	pMDI	① 200μg/ 揿，200 揿 / 瓶 ② 100μg/ 揿，200 揿 / 瓶
	布地奈德粉吸入剂	DPI	① 100μg/ 吸，200 吸 / 支 ② 400μg/ 吸，100 吸 / 支 ③ 0.2mg × 30 粒 / 盒
	丙酸氟替卡松雾化吸入用混悬液	雾化吸入液	0.5mg：2ml/ 支

续表

分类	药品名称	类型	规格
	丙酸氟替卡松吸入气雾剂	pMDI	① 50μg/ 揿，120 揿 / 瓶 ② 125μg/ 揿，60 揿或 120 揿 / 瓶 ③ 250μg/ 揿，60 揿或 120 揿 / 瓶
	吸入用丙酸倍氯米松混悬液	雾化吸入液	0.8mg：2ml/ 支
	丙酸倍氯米松气雾剂	pMDI	50μg/ 揿，200 揿 / 瓶
	丙酸倍氯米松粉雾剂	DPI	0.2mg/ 粒，0.1mg/ 粒
	环索奈德（吸入）气雾剂	pMDI	100μg/ 揿或 200μg/ 揿，100 揿 / 瓶
β_2 受体激动剂	吸入用硫酸沙丁胺醇溶液	雾化吸入液	10ml 或 20ml/ 瓶（每毫升含 5mg 沙丁胺醇）
	硫酸沙丁胺醇雾化吸入溶液	雾化吸入液	① 5mg：2.5ml/ 瓶，5 瓶 / 盒 ② 0.1g：20ml/ 瓶 ③ 2.5mg：2.5ml/ 支
	（硫酸）沙丁胺醇（吸入）气雾剂	pMDI	① 100μg/ 揿，200 揿或 200 揿 / 瓶 ② 100μg/ 揿或 140μg/ 揿，200 揿 / 瓶
	硫酸沙丁胺醇吸入粉雾剂	DPI	① 200μg/ 吸，200 吸 / 支 ② 0.2mg/ 粒或 0.4mg/ 粒
	硫酸特布他林雾化液	雾化吸入液	5mg：2ml/ 支
	硫酸特布他林吸入粉雾剂	DPI	0.5mg/ 粒
	昔萘酸沙美特罗气雾剂	pMDI	25μg/ 揿，200 揿 / 瓶
	富马酸福莫特罗粉吸入剂	DPI	① 4.5μg/ 吸或 9μg/ 吸，60 吸 / 支 ② 12μg/ 粒（按无水富马酸福莫特罗计）
	马来酸茚达特罗吸入粉雾剂	DPI	150μg/ 粒
	盐酸克仑特罗吸入粉雾剂	DPI	20μg/ 粒
	盐酸丙卡特罗粉雾剂	DPI	10μg/ 吸，200 吸 / 支

续表

分类	药品名称	类型	规格
抗胆碱药	吸入用异丙托溴铵溶液（异丙托溴铵吸入溶液）	雾化吸入液	500μg：2ml/支；250μg：2ml/支
	异丙托溴铵（吸入）气雾剂	pMDI	① 20μg/揿，200揿/瓶（以无水异丙托溴铵计） ②每瓶14g，内含异丙托溴铵8.4mg
	噻托溴铵喷雾剂	pMDI	2.5μg/揿，60揿/瓶
	噻托溴铵粉吸入剂（吸入粉雾剂）	DPI	18μg/粒
	格隆溴铵吸入粉雾剂用胶囊	DPI	50μg/粒
复方制剂	布地奈德福莫特罗吸入剂	DPI	① 160μg：4.5μg/吸，120吸/支 ② 160μg：4.5μg/吸，60吸/支 ③ 80μg：4.5μg/吸，60吸/支 ④ 320μg：9μg/吸，60吸/支
	沙美特罗替卡松气雾剂	pMDI	① 25μg：50μg/揿，60揿或120揿/瓶 ② 25μg：125μg/揿，60揿或120揿/瓶 ③ 25μg：250μg/揿，60揿或120揿/瓶
	沙美特罗替卡松粉吸入剂	DPI	① 50μg：100μg/泡，28泡或60泡/盒 ② 50μg：250μg/揿，28泡或60泡/盒 ③ 50μg：500μg/揿，28泡或60泡/盒
	吸入用倍氯米松福莫特罗气雾剂	pMDI	100μg：6μg/揿，120揿/瓶
	茚达特罗格隆溴铵吸入粉雾剂用胶囊	DPI	110μg：50μg/粒
	乌美溴铵维兰特罗吸入粉雾剂	DPI	62.5μg：25μg/吸，7吸或30吸/盒
	吸入用复方异丙托溴铵溶液	雾化吸入液	（0.5mg异丙托溴铵+2.5mg沙丁胺醇）：2.5ml/支
	复方硫酸沙丁胺醇气雾剂	pMDI	（120μg沙丁胺醇+20μg异丙托溴铵）/揿，200揿/瓶

注：药品信息来自于国家药品监督管理局网站。

四、常用平喘药临床应用安全性

(一)β_2受体激动剂

1. 短效β_2受体激动剂 SABA起效快，作用时间短，安全性好。吸入剂型如沙丁胺醇、特布他林、丙卡特罗、非诺特罗等能迅速缓解症状，是缓解哮喘症状的首选药，可在几分钟内起效，疗效维持时间数小时。但要注意按需使用，不宜长期、单一、过量使用。不良反应有骨骼肌震颤、低血钾、心律失常等。口服剂型给药方便，但不良反应比吸入剂型多。特布他林的前体药班布特罗的作用时间可维持24小时，用药次数减少，尤其适用于夜间哮喘患者的预防和治疗，其注射给药起效迅速，但全身不良反应发生率较高，不推荐使用。

2. 长效β_2受体激动剂 LABA舒张支气管平滑肌作用维持时间长，可达12小时以上，其中福莫特罗起效快且作用时间长，既可迅速缓解症状按需使用，又可作为维持治疗药物。而沙美特罗起效慢作用时间长，只能作为维持治疗药物。长期单独使用吸入型长效β_2受体激动剂有增加哮喘死亡的风险，因此不宜长期单独使用，与糖皮质激素联合用于控制哮喘是较好的治疗方案。

(二)抗胆碱药

抗胆碱药口服不易吸收，主要以吸入制剂为主，可供吸入的药物主要为异丙托溴铵和噻托溴铵等。抗胆碱药舒张支气管的作用比β_2受体激动剂弱，起效也较慢，不能单独用于急性中度哮喘；但不良反应少，不易产生耐药性。抗胆碱药可与β_2受体激动剂联合用药以增强支气管舒张作用，减少单药剂量，降低药物不良反应，适用于夜间哮喘、多痰的患者。抗胆碱药与β_2受体激动剂在哮喘选择上存在差异，原因可能是哮喘的气流阻塞是由炎症引起的，可以被肾上腺素能药物部分修复，而不能被抗胆碱药修复。抗胆碱药非选择性抑制分泌腺体的M受体，用药后常出现口干、口苦的症状。

(三)茶碱类药物及磷酸二酯酶抑制剂

茶碱类药物作为慢性哮喘控制症状的药物之一，除了支气管扩张作用以外，还具有支气管保护、抗炎及免疫调节作用。口服剂型常用于轻、中度哮喘发作和维持治疗，缓控释制剂的平喘作用可维持12~24小时。茶碱类药物与糖皮质激素或抗胆碱药联合用药具有协同作用，疗效增强；但与β_2受体激动剂联合应用易出现心率增快或心律失常等不良反应。其静脉用药适用于哮喘急性发作。需注意的是茶碱类药物除了常见的头痛、失眠、恶心等不良反应之外，还与多种药物存在相互作用，可增加茶碱类药物的血药浓度或影响其代谢。因此，使用茶碱类药物要进行血药浓度监测，其有效的血药浓度范围为10~20μg/ml。

（四）糖皮质激素

糖皮质激素是治疗呼吸系统疾病的经典药物，对支气管哮喘疗效十分显著。吸入和口服给药用于慢性持续性哮喘。吸入性糖皮质激素（ICS）给药后药物直接作用于呼吸道，局部抗炎作用强，全身不良反应小，因此吸入剂型临床应用广泛。常用药有二丙酸倍氯米松（氯氟烃抛射剂，CFC）、布地奈德（DPI）、环索奈德（HFA）、丙酸氟替卡松（DPI）、糠酸莫米松、曲安奈德。长期吸入ICS会在口咽局部产生不良反应，包括声音嘶哑、咽部不适和念珠菌感染。ICS的全身不良反应大小与药物剂量和疗程相关。哮喘患者长期吸入ICS临床推荐的治疗剂量是安全的，但如果长期大剂量吸入ICS则可能出现全身不良反应，如骨质疏松、肾上腺皮质轴抑制等。因此，常将ICS与LABA合用以减少糖皮质激素的不良反应。

口服和注射剂型常用的糖皮质激素有氢化可的松、可的松、泼尼松、泼尼松龙、甲泼尼龙、曲安西龙、地塞米松、倍他米松。用于呼吸系统疾病治疗应该使用半衰期较短的激素，如泼尼松、泼尼松龙和甲泼尼龙等，推荐采用每天或隔天清晨顿服给药，以减少外源性激素对下丘脑-垂体-肾上腺轴的抑制作用。长期全身使用糖皮质激素可以引起骨质疏松、高血压、糖尿病、下丘脑-垂体-肾上腺轴抑制、肥胖、白内障、青光眼、皮肤菲薄、肌无力等，因此患有以上疾病的患者要慎重给予口服或注射糖皮质激素。

（五）白三烯调节剂

目前已有大规模的临床研究证实，在哮喘治疗中使用白三烯调节剂（LTRA）可以降低哮喘急性发作的次数和程度，患者的耐受性较好，对于儿童有效、安全，没有发生死亡和严重不良反应的报道。但如果有肝功能不全，或出现恶心、呕吐、肝肿大和黄疸的症状，应定期监测肝功能。有少数案例报道，服用孟鲁司特后出现神经精神事件，但长期的研究表明两者之间没有完全的相关性。

（六）抗IgE单克隆抗体

目前上市的奥马珠单抗，在用药前需监测血清IgE水平，监测肺功能（包括第一秒用力呼气容积、呼气峰流速），同时在使用本药开始治疗时，不得突然停用全身性或者吸入性糖皮质激素，应逐渐停用。该药使用期间可能出现过敏反应，可表现为支气管痉挛、低血压、晕厥、荨麻疹和/或咽喉或舌头血管性水肿。过敏反应可发生于首剂使用本药后，亦可发生于初始周期治疗的1年后。因此使用该药时需密切观察患者的反应。该药尚有心血管系统心肌梗死、肺高压、上呼吸道感染、关节痛、骨折、尿路感染等不良反应的报道，需密切关注。12 岁以下儿童用药的安全性和有效性尚不明确，该药能通过胎盘，对妊娠中晚期胎儿的影响可能较大，因此，儿童及孕妇慎用。由于该药需要皮下注射，也需要注意注射部位的反应。同时，该药需保存于 2~8℃，使用时用 150mg 溶于 1.4ml 灭菌注射用水中，配制后如 40 分钟内不能完全溶解者不得使用。脱离冷链条件的药品应于 8 小时内注射，若不能及时注射，不能重新冷链保存。

（七）肥大细胞膜稳定剂

肥大细胞膜稳定剂的安全性和耐受性好，不良反应少，无嗜睡和口干，代表药物有色甘酸钠、奈多罗米和酮替芬等。口服曲尼司特偶有胃肠道不适、头痛、心悸和膀胱刺激症状发生。

（八）H_1 受体拮抗剂

H_1 受体拮抗剂的不良反应主要是对中枢神经系统的影响，除了嗜睡作用外，还降低患者神经运动功能，减弱大脑与运动效应器的整合能力，影响认知功能（注意力、学习和记忆能力）。第一代 H_1 受体拮抗剂可见抗胆碱能作用，表现为口干、胃肠道反应等；第二代 H_1 受体拮抗剂特非那定、阿司咪唑等可诱发心律失常导致心脏毒性。第一代和第二代 H_1 受体拮抗剂都偶有肝脏毒性以及血液系统毒性。

五、药学监护基本原则

哮喘是由多种细胞和细胞组分参与的气道慢性炎症性疾病，目前尚无特效的治疗方法，治疗的目的主要是控制症状，防止病情恶化。GINA 提出要对哮喘进行总体控制，而用药物控制哮喘需要一个较长的过程，因此在选择药物时应兼顾缓解症状和长期控制发作的治疗策略。哮喘治疗是否能获得满意效果，提高患者依从性非常重要，即患者要按时正确用药。因此，对患者实施药学监护是提高依从性，获得满意疗效的重要手段。

1. 明确诊断　明确诊断是尽早开始规律的控制治疗，有效控制病情的关键第一步。首先要确认哮喘诊断，记录哮喘患者症状和危险因素，选择治疗药物，保证患者能正确地使用吸入装置和按照用药方案用药。哮喘治疗的主要药物包括哮喘控制的维持性药物，如糖皮质激素、白三烯调节剂、茶碱类、长效 β_2 受体激动剂、肥大细胞膜稳定剂、抗 IgE 单克隆抗体等；缓解支气管哮喘的急救药物，如短效 β_2 受体激动剂、短效茶碱、吸入性短效抗胆碱受体药物等。在予以患者哮喘治疗方案时，需综合考虑患者疾病本身的病理生理特点，并根据哮喘的严重程度制订治疗方案，在治疗中反复评估哮喘的控制水平，并根据哮喘控制水平调整治疗方案达到哮喘总体控制的目的。治疗哮喘以吸入剂型治疗为主，正确使用吸入剂型药物装置对给予准确用药剂量，获得满意效果非常重要。因此，药师要向患者演示如何正确使用吸入剂型药物装置，并进行讲解和指导，让患者掌握正确的用药操作方法。

2. 个体化治疗方案　制订个体化治疗方案，找到维持哮喘控制的最低有效治疗级别，按照《支气管哮喘防治指南（2016 年版）》将控制性药物治疗分为5 级治疗，第 1 级治疗是按需吸入缓解药物；第 2 级治疗是低剂量控制性药物加按需使用缓解药物；第 3 级治疗是 1 种或 2 种控制性药物加按需使用缓解药物；第 4 级治疗是 2 种或以上控制性药物加按需使用缓解药物；第 5 级治疗是较高水平的治疗和 / 或叠加治疗。按照哮喘阶梯式治疗方案进行升级或降级调整。当哮喘控制维持 3 个月以上可以考虑降级治疗。对哮喘患者进行用药教育是提高患者用药依从性获得满意疗效的重要工作。在“哮喘行动计划”中规定患者的每日用药、药物使用剂量和使用频率是哮喘管理的关键。哮喘治疗的 5 项原则为：①需要个体化的持续治疗；②药物预防和 / 或缓解症状的作用方式；③药物的副作用及如何处理；④没有症状时进行预防性治疗以减轻炎症；⑤存在症状时及早治疗。

治疗方案的调整是由患者哮喘控制水平决定的，依从性差影响哮喘治疗效果，是治疗哮喘过程中常见的问题，影响对哮喘治疗效果的准确评价。有研究认为，不同人群的用药依从性有着较大的差别，重症患者的依从性好于轻症患者，成人患者好于儿童患者，城市患者好于农村患者，用药时间越长依从性越差。为了提高用药依从性，药师应向患者及家属进行用药宣教，用他们可以接受和理解的方式详细讲解哮喘的发病控制情况与规范用药之间的关系，让患者理解遵守医嘱的重要性，并在沟通的过程中引导患者及家属重视合理用药，自觉坚持治疗。

3. 药物不良反应监护　哮喘用药是一个长期的过程，特别是吸入性糖皮质激素的使用常出现局部不良反应，如声音嘶哑、口干、口腔念珠菌感染等。这部分患者中的大多数不良反应可以通过用药后及时清水漱口而避免。药师在对患者进行用药指导时应介绍药物治疗中可能出现的不良反应，使患者不至于因为这些症状对长期用药产生焦虑、紧张情绪而影响规范用药；另一方面，一旦在用药过程中发生了不良反应，告知患者要及时与医师、药师交流并正确处理。对药物不良反应进行有效的管理，是达到治疗目标，保护患者获得用药利益的重要手段。

（李莲华　谢　娟　陈　琦　高　玲）

参 考 文 献

[1] 蔡映云，吕迁洲. 临床药物治疗学：呼吸系统疾病. 北京：人民卫生出版社，2016：47.

[2] 于雯，冷慧敏，李成建. 复方磷酸可待因不良反应文献概述. 中国药物滥用防治杂志，2017，23(2)：123-124.

[3] 中华医学会呼吸病学分会哮喘学组. 咳嗽的诊断与治疗指南(2015). 中华结核和呼吸杂志，2016，39(5)：323-354.

[4] 中华医学会呼吸病学分会哮喘学组. 支气管哮喘防治指南(2016 年版). 中华结核和呼吸杂志，2016，39(9)：675-697.

[5] 苏楠，林江涛，刘国梁，等. 我国 8 省市支气管哮喘患者控制水平的流行病学调查. 中华内科杂志，2014，53(8)：601-606.

第二章　止咳平喘药的药学特点与监护原则

第一节　止咳药的药学特点

一、止咳药的分类及作用特点

目前常用的止咳药根据其作用机制分为三类：中枢性止咳药、外周性止咳药和中枢兼外周性止咳药。

（一）中枢性止咳药

可直接抑制延髓咳嗽中枢产生止咳作用，其中阿片类生物碱及其衍生物如可待因等因具有成瘾性又称为依赖性或成瘾性止咳药，此类药物具有较强的呼吸抑制作用，目前临床应用较少。而右美沙芬、喷托维林、氯哌斯汀、普罗吗酯等，则属于非成瘾性或非依赖性中枢性止咳药，不产生依赖性和耐受性，在治疗剂量条件下对呼吸中枢的抑制作用不明显。

1. 构效关系　中枢性止咳药可待因、福尔可定、羟蒂巴酚、右美沙芬等是阿片类生物碱的衍生物，其母核为吗啡结构，见图 2-1。吗啡母核结构中环 A 的 3- 位和环 C 的 6- 位分别有一个羟基，具有重要的药理作用。3- 位或 6- 位羟基的酰化、醚化，6- 位羟基的氧化，氮上取代基的改变，以及引入新的基团都影响吗啡活性。在不改变基本结构的情况下，除了氮原子取代基的改变外，镇痛活性的改变往往与成瘾性平行。3- 位羟基被甲氧基取代，成为可待因，镇痛作用明显减弱。3- 位羟基被甲氧基取代，14- 位被羟基取代，7- 位和 8- 位间的烯键还原，环 A 和环 C 之间的氧桥开环 4 位变成羟甲基则成为羟蒂巴酚，药物的效能改变。3- 位羟基被嘧啶乙基取代，成为福尔可定。3- 位羟基被甲氧基取代，6- 位羟基和 7- 位、8- 位间的烯键被还原，氧桥破坏开环并还原，成为右美沙芬，其止咳强度与可待因相等或略强，无镇痛作用，长期应用未见耐受性和成瘾性。

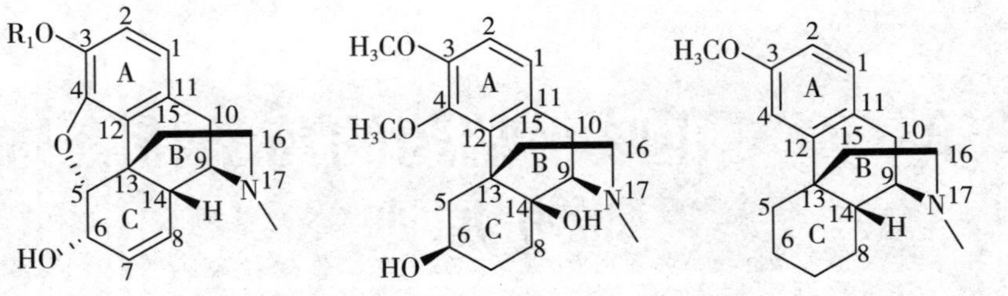

吗啡（R_1=H）
可待因（R_1=CH_3）
福尔可定（R_1= O⟨⟩NCH$_2$CH$_2$–）

图 2-1　吗啡母核及其止咳药类衍生物

2. 作用机制及特点

（1）可待因：为中枢依赖性止咳药，能直接抑制脑干的延髓的咳嗽中枢，阻断迷走神经兴奋，从而发挥止咳作用。可待因止咳作用强而迅速，其作用强度约为吗啡的 1/4。可待因也有镇痛作用，其镇痛作用约为吗啡的 1/12~1/7，但强于一般解热镇痛药。可待因能抑制支气管腺体的分泌，可使痰液黏稠，难以咳出。其镇静、呼吸抑制、便秘、耐受性及成瘾性等作用均较吗啡弱。

可待因口服吸收快而完全，血浆蛋白结合率一般在 25% 左右，主要分布于肺、肝、肾和胰，其生物利用度为 40%~70%，血药浓度达峰时间（t_{max}）约为 1 小时，血浆药物半衰期（$t_{1/2}$）约为 3~4 小时，止咳作用持续时间为 4~6 小时。可待因易透过血脑屏障和胎盘屏障，主要在肝脏与葡糖醛酸结合生成可待因 -6- 葡糖苷酸（约 60%）后由肾脏排泄，约 15% 经脱甲基变为吗啡。给予治疗剂量的可待因后，可在尿液中发现吗啡及其葡糖苷酸结合物，4%~12% 的可待因以原型经尿排泄。

可待因适用于各种原因引起的剧烈干咳和刺激性咳嗽，尤其适用于伴有胸痛的剧烈干咳。由于可待因能抑制呼吸道腺体分泌和纤毛运动，故对有少量痰液的剧烈咳嗽，应与祛痰药并用。多痰患者禁用，以防因抑制咳嗽反射，使大量痰液阻塞呼吸道继发感染而加重病情。此外，可待因可用于中等度疼痛的镇痛，也可用作局部麻醉或全身麻醉时的辅助用药，具有镇静作用。

可待因长期应用可产生耐受性和成瘾性。妊娠期应用本品可透过胎盘使胎儿成瘾，引起新生儿戒断症状，如腹泻、呕吐、打呵欠、过度啼哭等。分娩期应用可致新生儿呼吸抑制。

（2）右美沙芬：为中枢非依赖性止咳药，系吗啡类左吗喃甲基醚的右旋异构体，通过抑制延髓咳嗽中枢而发挥中枢性止咳作用。口服吸收好，15~30分钟起效，作用可维持3~6小时，$t_{1/2}$为5小时。其止咳作用与可待因相似或较强，起效快。无镇痛作用。长期应用未见耐受性和成瘾性。治疗剂量不抑制呼吸。适用于感冒、急性或慢性支气管炎、支气管哮喘、咽喉炎、肺结核以及其他上呼吸道感染时的咳嗽及干咳。

（3）福尔可定：与磷酸可待因相似，具有中枢性止咳作用，也有镇静和镇痛作用，但成瘾性较磷酸可待因弱。适用于剧烈干咳和中度疼痛。新生儿和儿童易耐受此药。禁用于痰多者。

（4）地美索酯：止咳作用比可待因弱，兼具有局麻及微弱的解痉作用，无成瘾性。口服5~10分钟即起效，维持3~7小时。对急性呼吸道炎症引起的咳嗽效果较好，亦可用于支气管镜检查时的剧烈咳嗽。不宜用于多痰患者，肝功能减退者慎用。

（5）二氧丙嗪：为中枢性非依赖性止咳药，具有较强的止咳作用，止咳强度为可待因的1.5倍，亦有抗组胺、解除平滑肌痉挛、抗炎和局部麻醉作用。止咳作用出现于服药后的30~60分钟，持续4~6小时，最长可达7~8小时。适用于止咳、平喘，也适用于治疗荨麻疹及皮肤瘙痒症等。治疗量与中毒量接近，不得超过极量。未发现其成瘾性。

（二）外周性止咳药

1. 构效关系　外周性止咳药主要有那可丁和左羟丙哌嗪，药物的化学结构并无相似的母核结构和相关性。

2. 作用机制及特点　外周性止咳药主要通过抑制咳嗽反射弧中的末梢感受器、传入神经、传出神经以及效应器中任何一环节而发挥止咳作用。因其不作用于延髓咳嗽中枢，因而无依赖性、副作用少。

（1）那可丁：通过抑制肺牵张反射、解除支气管平滑肌痉挛，进而产生外周性止咳作用，止咳作用一般维持4小时。尚具有呼吸中枢兴奋作用，不宜与其他中枢兴奋药同用；无成瘾性；适用于阵发性咳嗽；大剂量可引起支气管痉挛，不宜用于多痰患者。

（2）左羟丙哌嗪：为新型外周性止咳药，兼有抗过敏和抑制支气管收缩作用，通过对气管、支气管C-纤维外周选择性抑制作用而发挥止咳作用。止咳作用强，维持时间长。由于与β肾上腺素受体、M胆碱受体和阿片受体均无作用，因此它的中枢抑制的不良反应较少，其心血管不良反应也较左羟丙哌嗪少，适用于急性上呼吸道感染和急性支气管炎引起的干咳和持续性咳嗽。本品口服后迅速吸收，生物利用度>75%。健康人口服单剂量30mg、60mg、90mg时，0.25~1小时达到血药浓度高峰，峰浓度与剂量相关，血清峰浓度分别为 81~263ng/ml、122~436ng/ml、279~651ng/ml。血浆蛋白结合率 11%~14%，$t_{1/2}$ 为 1~2 小时左右。本药在体内被广泛代谢，代谢产物为共轭体、羟基化、共轭羟基化产物，活性不明，口服 48 小时后 35% 原型药物和代谢产物从尿排出，尚无有关食物影响本药品吸收的资料。

（三）中枢兼外周性止咳药

中枢兼外周性止咳药同时具有直接抑制延髓咳嗽中枢，以及抑制外周咳嗽反射弧中任一环节的作用，只是主次不同而已。常用的中枢兼外周性止咳药的作用机制及特点如下：

1. 苯丙哌林　属于非麻醉性止咳药，具有较强的止咳作用，其作用较可待因强 2~4 倍。除抑制咳嗽中枢外，尚可阻断肺 - 胸膜的牵张感受器产生的肺 - 迷走神经反射，并具有罂粟碱样平滑肌解痉作用，故其止咳作用兼具中枢性和末梢性双重机制。本药口服易吸收，服药后 15~20 分钟即生效，止咳作用可持续 4~7 小时，无呼吸抑制作用，不引起胆道及十二指肠痉挛或收缩，不引起便秘，未发现耐药性及成瘾性。本药用于急性支气管炎及各种原因如感染、吸烟、刺激物、过敏等引起的咳嗽，对刺激性干咳疗效好。

2. 喷托维林　外周和中枢性止咳药，抑制延髓咳嗽中枢，止咳强度为可待因的 1/3；轻度抑制支气管内感应器，可使痉挛的支气管平滑肌松弛，减低气道阻力，具有中枢性和末梢性止咳作用，适用于各种原因引起的干咳。

3. 依普拉酮　兼具中枢性和末梢性止咳作用，其等效止咳剂量约为可待因的 2 倍，尚具镇静、局麻、抗组胺和抗胆碱作用。此外，有较强的黏痰溶解作用，用于急、慢性支气管炎，哮喘，肺炎，肺结核，肺气肿等疾病的止咳和祛痰。

4. 白葡萄球菌　系由非致病性白葡萄球菌液体培养而得的灭活干燥菌体制成，直接作用于延髓咳嗽中枢，止咳强度近似于可待因，对急性咳嗽止咳作用明显，剂量越大，作用越强。本药亦有调节自主神经系统的功能，明显减少痰量。本药长期服用会产生非特异性免疫作用，治疗后的植物血凝素（PHA）皮试反应强度及痰液中 IgA 的含量较治疗前明显增加。本药口服 30~40 分钟起效，最大作用时间为 1.5 小时，作用持续 4~8 小时。适用于治疗单纯性慢性支气管炎以及各种急、慢性呼吸道疾患所引起的多痰和咳嗽。急性炎症期患者可同时服用抗菌药物增加疗效。

（四）复方止咳药制剂

1. 概述　复方止咳药制剂包括西药复方制剂和中西药复方制剂，多数为非处方药（OTC），可以在药店购买。合理使用复方制剂，可以增加疗效，降低副作用。相反，如果不合理使用，会导致不良后果。因此，在使用这些复方制剂时，应首先明确所有的药效成分，对症用药。

2. 分类 根据复方制剂中止咳药的成分和主要作用特点将其分为以下四类，见表2-1。

（1）含阿片类生物碱类：如阿桔片、联邦止咳露、复方磷酸可待因溶液、可愈糖浆、愈酚待因口服液等。该类药品使用应严格掌握适应证，切勿过量和长期使用，以避免引起严重毒副作用和依赖性。

（2）含麻黄碱类：很多治疗感冒或具有止咳平喘作用的复方制剂都含有麻黄碱，如消咳宁片、天一止咳糖浆、百咳静糖浆等。使用该类药品时应注意麻黄碱可能引起的不良反应，如高血压患者不宜使用。另外由于麻黄碱属于易制毒药品，近年来国家对该类药品管控力度加大。

（3）含抗组胺药：某些抗感冒止咳复方制剂为了减轻感冒症状或治疗过敏性咳嗽，含有抗组胺药，如美可糖浆（含氯苯那敏）、健儿婴童咳水（含氯苯那敏）等。在选用时应注意其可能引起的不良反应及药物相互作用。

（4）止咳、祛痰、抗菌复方制剂：该类复方药物很多，在选用药物时要全面了解其处方组成及各类成分的含量，要避免某种成分的重复使用或超量使用而造成不良后果。

表2-1 常用复方制剂止咳药作用特点及应用

通用名	主要成分	作用特点及注意事项
阿桔片	桔梗粉、硫酸钾、阿片粉	具有止咳、祛痰作用，有成瘾性，不应长期使用。严重肝功能不全、肺源性心脏病、支气管哮喘、婴儿及哺乳期妇女禁用。按麻醉药品管理
可待因桔梗片	磷酸可待因、桔梗流浸膏	可待因为中枢止咳药，具有止咳、祛痰作用，具有成瘾性。用药注意事项见药品说明书
可愈糖浆	磷酸可待因、愈创甘油醚	具有明显的祛痰止咳作用，长期或大剂量应用有成瘾性，用于感冒、气管炎、支气管炎、咽炎、喉炎、肺炎、百日咳等病引起的咳嗽
复方可待因口服溶液	磷酸可待因、盐酸麻黄碱、愈创木酚磺酸钾、盐酸曲普利啶	易被胃肠道吸收，服药后2小时可达到峰值，止咳效果持续4~6小时，可通过血-脑脊液屏障进入胎儿组织和乳汁中，用于缓解感冒及上呼吸道感染引起的咳嗽、咳痰、支气管哮喘、鼻塞、流涕、喷嚏、肌肉酸痛、头痛等

续表

通用名	主要成分	作用特点及注意事项
消咳宁片	盐酸麻黄碱、甘草浸膏、苦杏仁、石膏、碳酸钙	具有止咳祛痰作用，适用于感冒、咳嗽、气管炎、支气管哮喘等症
天一止咳糖浆	百部流浸膏、桔梗流浸膏、远志流浸膏、盐酸麻黄碱、薄荷脑、氯化铵	止咳，化痰，用于感冒、咳嗽、多痰
咳特灵片/胶囊	小叶榕干浸膏、马来酸氯苯那敏	止咳，祛痰，平喘，消炎，用于咳喘及慢性支气管炎
咳嗽糖浆	枇杷叶、桔梗、川贝母、沙参、远志、绿茶、薄荷脑	祛痰，止咳
复方桔梗止咳片	桔梗、远志（蜜炙）、款冬花（蜜炙）、甘草	止咳，祛痰
桔贝止咳祛痰片	桔梗、远志浸膏、川贝母、桉油、八角茴香油、甘草、氯化铵	止咳，祛痰
儿童清肺丸	麻黄、炒苦杏仁、石膏、甘草、蜜桑白皮、瓜蒌皮、黄芩、板蓝根、橘红、法半夏、炒紫苏子、葶苈子、浙贝母、紫苏叶、细辛、薄荷、蜜枇杷叶、白前、前胡、石菖蒲、天花粉、煅青礞石	清肺解表，化痰止咳
川贝枇杷糖浆	川贝母流浸膏、桔梗、枇杷叶、薄荷脑	化痰止咳
小儿百部止咳糖浆	蜜百部、苦杏仁、桔梗、桑白皮、麦冬、知母、黄芩、陈皮、甘草、制天南星、枳壳（炒）	清肺止咳化痰
小儿肺热咳喘颗粒/口服液	麻黄、苦杏仁、石膏、甘草、金银花、连翘、知母、黄芩、板蓝根、麦冬、鱼腥草	清热解毒，宣肺化痰
小儿咳喘灵颗粒	麻黄、金银花、苦杏仁、板蓝根、石膏、甘草、瓜蒌	宣肺、清热，止咳、祛痰
小儿清热止咳口服液	麻黄、炒苦杏仁、石膏、甘草、黄芩、板蓝根、北豆根	清热宣肺，平喘，利咽

续表

通用名	主要成分	作用特点及注意事项
止咳宝片	紫菀、橘红、桔梗、枳壳、百部、五味子、陈皮、干姜、荆芥、罂粟壳浸膏、甘草、氯化铵、前胡、薄荷素油	宣肺祛痰，止咳平喘
止咳化痰丸	麻黄、射干、陈皮、百部（炙）、款冬花（炙）、半夏（姜制）、桔梗、五味子、猪牙皂、干姜、甘草、葶苈子、细辛、红枣、郁金	止咳化痰，平喘
芩暴红止咳片	满山红、暴马子皮、黄芩	清热化痰，止咳平喘
杏仁止咳糖浆	杏仁水、百部流浸膏、远志流浸膏、陈皮流浸膏、桔梗流浸膏、甘草流浸膏	化痰止咳，用于痰浊阻肺、咳嗽痰多
枇杷叶膏	枇杷叶	止咳化痰
固本咳喘片	党参、白术（麸炒）、茯苓、麦冬、盐补骨脂、炙甘草、醋五味子	益气固表，健脾补肾；主治：脾虚痰盛、肾气不固所致的咳嗽、痰喘
复方川贝精片	麻黄浸膏、川贝母、陈皮、桔梗、五味子、甘草浸膏、法半夏、远志	宣肺化痰，止咳平喘，用于风寒咳嗽、痰喘
复方鲜竹沥液	鲜竹沥、鱼腥草、生半夏、生姜、枇杷叶、桔梗、薄荷素油	清热化痰，止咳
急支糖浆	鱼腥草、金荞麦、四季青、麻黄、紫菀、前胡、枳壳、甘草	清热化痰，宣肺止咳，用于外感风热咳嗽
桂龙咳喘宁胶囊	桂枝、龙骨、白芍、生姜、大枣、炙甘草、牡蛎、黄连、法半夏、瓜蒌皮、炒苦杏仁	止咳化痰，降气平喘，用于外感风寒咳嗽
蛇胆川贝散	蛇胆汁、川贝母	清肺，止咳，祛痰
蛇胆陈皮散	蛇胆汁、陈皮（蒸）	理气化痰，祛风和胃
橘红丸	化橘红、陈皮、半夏（制）、茯苓、甘草、桔梗、苦杏仁、炒紫苏子、紫菀、款冬花、瓜蒌皮、浙贝母、地黄、麦冬、石膏	清肺，化痰，止咳

续表

通用名	主要成分	作用特点及注意事项
橘红痰咳液	化橘红、蜜百部、茯苓、半夏(制)、白前、甘草、苦杏仁、五味子	理气化痰,润肺止咳
复方甘草片	甘草流浸膏粉、阿片粉、苯甲酸钠、樟脑、八角茴香油	止咳祛痰
复方甘草口服溶液	甘草流浸膏、复方樟脑酊、愈创甘油醚、甘油、浓氨溶液	止咳祛痰
消咳喘糖浆	满山红	有祛痰止咳平喘作用,用于慢性支气管炎痰多、咳嗽
复方满山红胶囊	满山红油、满山红总黄酮、桔梗提取物、刺五加浸膏	止咳、祛痰,用于急、慢性支气管炎,轻度肺气肿等引起的咳嗽、多痰

注:表中药物为国家药品监督管理局官网注册登记的药物。

二、止咳药的常用剂型

不同药物剂型,其药理作用不尽相同,药物的起效时间、作用部位、作用强度、持续时间及毒副作用等也存在差异。止咳药的常用剂型有普通片剂、缓释片、胶囊剂、胶囊剂、颗粒剂、糖浆剂、溶液剂、膏剂、丸剂、混悬剂等。

1. 普通片剂(common tablet) 具有用量准确、体积小、服用方便等优点。止咳药中磷酸可待因片、福尔可定片、氢溴酸右美沙芬片、那可丁片等均为普通片剂。

2. 缓释片(sustained-release tablet) 外观与普通片剂相似,但释药原理不同。在缓释片外部包有一层半透膜,口服后,胃液通过半透膜,进入片内溶解部分药物,形成一定渗透压,使饱和药物溶液通过膜上的微孔,在一定时间内非恒速排出。释放速度不受胃肠蠕动和胃酸的影响,血药浓度平稳、持久,药物易被机体吸收,并可减少对胃肠黏膜的刺激和损伤,可减少药物的不良反应。止咳药常用缓释片有磷酸可待因缓释片、氢溴酸右美沙芬缓释片、磷酸苯丙哌林缓释片。

3. 胶囊剂(capsule) 是将药物粉末或颗粒直接填装于囊壳中,服用后在胃中崩解快,药物成分可迅速分散、溶出和吸收。由于有的药物必须在肠内溶解,故需要将其装填在肠溶胶囊剂中,以保证药物在肠道溶解而发挥效力。

止咳药中萘磺酸左丙氧芬、左羟丙哌嗪、磷酸苯丙哌林等均为胶囊剂。

4. 颗粒剂(granule)　或称“冲剂”,可以直接吞服,也可以开水或温开水冲服,应用和携带比较方便,溶出和吸收速度较快,口感好,适合老人和儿童使用。但是在高温潮湿环境下容易结块、霉变,不宜长期保存。止咳药中右美沙芬颗粒、磷酸苯丙哌林颗粒、急支颗粒、橘红痰咳颗粒等均为颗粒剂。

5. 糖浆剂(syrup)　制备过程中添加的蔗糖及芳香剂等能掩盖药物的不良气味,改善口味(苦、咸),尤受儿童欢迎。止咳药中常见的糖浆剂有复方福尔可定糖浆、止咳宁糖浆、急支糖浆、川贝枇杷糖浆等。

6. 溶液剂(solution)　是以分子或离子状态分散在介质中,所以口服溶液吸收最快和完全,生物利用度高。溶液剂分剂量更准确,特别适合小剂量药物或毒性较大的药物分量。止咳药中有复方福尔可定口服溶液、氢溴酸右美沙芬口服溶液、左羟丙哌嗪口服溶液、磷酸苯丙哌林口服溶液、止咳宁口服液、通宣理肺口服液、复方甘草口服溶液、复方磷酸可待因口服溶液、美敏伪麻口服溶液等。

7. 膏剂(ointment)　是将药物用水或植物油煎熬浓缩而成的剂型。常见的止咳药中的川贝枇杷膏、蛇胆川贝枇杷膏和橘红痰咳煎膏是内服煎膏剂,又叫膏滋。内服膏剂具有药物有效成分可充分利用,服用方便的优点。此外,止咳膏剂还能滋润咽部,缓解咽部干痒刺激,有利于保护气道和黏膜修复。

8. 丸剂(pill)　是指药材细粉或药材提取物加适宜的黏合辅料制成的球形或类球片形制剂。不同类型丸剂,释药与作用速度不同,可根据需要选用。传统丸剂溶解、释药缓慢,可延长药效时间,适用于慢性病治疗或病后调和气血,如通宣理肺丸。

9. 混悬剂(suspension)　指难溶性固体药物以微粒状态分散在介质中形成的非均相的液体制剂。混悬剂具有增强药物吸收、提高生物利用度和产生一定缓释作用的特点。干混悬剂性质稳定、服用方便,尤其受到儿童欢迎。代表药物如右美沙芬缓释混悬剂。

综上所述,由于不同的剂型有不同的制剂学特点,影响药物的体内过程和治疗效果。因此,在药学监护和用药教育时,要注意详细阅读药品说明书,结合剂型和制剂工艺特点,指导患者正确使用止咳药。

三、止咳药的不良反应及相互作用

(一)不良反应

药物不良反应(adverse drug reaction, ADR)是指正常治疗剂量的药物用于预防、诊断、治疗疾病或调节生理功能时,因药物本身的作用或药物相互作用出现的与用药目的无关，不利于患者的各种反应，包括副作用、毒性反应、后遗效应、停药反应、变态反应和特异质反应等。减少药物不良反应是药物治疗中必须重视的问题，以降低用药对患者的不良影响。

1. 常见不良反应

（1）神经系统不良反应：是中枢性止咳药和某些外周性止咳药的主要不良反应，多表现为头痛、眩晕、嗜睡。其中，可待因大剂量时抑制呼吸中枢，对中枢的抑制作用过强可导致心理障碍或幻想，小儿过量可致惊厥。如果与麻黄碱等拟交感神经药并用或长期大量服用，呼吸抑制作用和中枢神经兴奋作用叠加，产生致幻作用，产生成瘾性，极易造成滥用，导致严重并发症，甚至危及生命。

（2）消化系统不良反应：主要以胃肠道反应为主的消化系统常见不良反应多表现为恶心、呕吐、腹泻、口干、食欲减退、便秘、胃痉挛、胃部及腹部不适等，多见于苯丙哌林等药物。复方可待因口服剂型最常见的不良反应是便秘，其机制一是可待因可以兴奋胃肠平滑肌，提高胃窦张力，减慢排空速度，增加小肠及结肠张力，减弱推进性蠕动，延缓肠内容物通过；二是可待因可以提高回盲瓣及肛门括约肌张力，减少消化液分泌，延缓食物消化；三是可待因产生中枢抑制使便意迟钝。

（3）呼吸系统不良反应：中枢性止咳药因抑制延髓呼吸中枢，过量容易导致呼吸抑制，表现为呼吸微弱、缓慢或不规则；抑制支气管腺体分泌，使痰液黏稠，不易咳出。大剂量那可丁可引起支气管痉挛，故支气管哮喘患者禁用。

（4）泌尿系统不良反应：可待因可导致泌尿系统损害，如尿潴留、尿闭及肾损害等。其代谢产物吗啡能提高输尿管平滑肌和膀胱括约肌张力，促进抗利尿激素释放，以及舒张膀胱平滑肌和中枢抑制作用诱发急性尿潴留。前列腺肥大者服用含有可待因的药物易引起尿潴留并加重病情。

（5）变态反应：一般表现为皮肤瘙痒、皮疹、荨麻疹、脸肿等过敏反应。已有报道可待因导致皮肤过敏反应，高敏体质患者用药时应特别警惕，一旦发生过敏反应，须立即停药，必要时给予抗组胺药治疗。

（6）其他不良反应：滥用复方可待因口服液导致低钾性麻痹，可能与长期大量服用可待因导致神经性厌食有关。如联邦止咳露含有可待因，成瘾者产生厌食症，复方成分中的氯化铵可增加肾小管中氯离子浓度，促进肾远端小管的钾离子排泌，糖浆成分又促进血钾向细胞内转移刺激胰岛素分泌，麻黄碱增加 Na^+-K^+-ATP 酶的活性而致血钾水平降低。另外，中枢性止咳药过量可导致低血压、心律过缓等不良反应。

（7）可待因中毒：可待因对呼吸中枢抑制作用较强，兼有镇静、镇痛作用。应用过量可导致中毒，主要表现为头晕、嗜睡、精神错乱、针尖样瞳孔、癫痫、低血压、心率过缓、呼吸微弱、神志不清等症状。严重者呼吸过度抑制导致体内二氧化碳蓄积，中枢交感力降低，外周小动脉扩张，脑内血管供血不足，引发脑干缺血性梗死。小儿过量可引起惊厥。此类药物中毒可用纳洛酮或纳洛芬解救。

（8）右美沙芬中毒：右美沙芬止咳作用较可待因稍强，治疗量不抑制呼吸，也无镇痛作用，长期服用无成瘾性。但过量使用可引起兴奋、神志不清、支气管痉挛和呼吸抑制。

（9）依赖性和成瘾性：长期大量应用可待因及含可待因的口服溶液可产生停药综合征，即依赖性，表现为生理依赖和心理依赖。如不及早救治，可导致严重并发症，如水电解质紊乱、休克、多器官功能衰竭等，甚至导致死亡。典型的症状为：食欲减退、腹泻、牙痛、恶心呕吐、流涕、寒战、打喷嚏、打呵欠、睡眠障碍、胃痉挛、多汗、衰弱无力、心率增速、情绪激动或原因不明的发热。由于可待因依赖性和成瘾性对青少年身心健康和社会带来的危害极大，国家已经加强对可待因及其复方制剂生产、流通、销售等环节的管控，不得在社会药店销售可待因及其复方制剂。

2. 药物代谢对于不良反应的影响　可待因经 CYP2D6 代谢为吗啡，通过吗啡发挥止咳，镇痛的作用。但在不同人群中 CYP2D6 酶的表达存在遗传学差异，决定了可待因代谢速率的快慢。据报道人群中约有 1%~28% 的可待因超快代谢者。近年来，欧美的药品管理机构相继发出公告，以警示超快代谢者使用可待因的风险。2007 年 8 月的 FDA 公告提示可待因快速代谢者在哺乳期服用可待因可增加婴儿过量摄入吗啡的风险，导致严重甚至威胁生命的不良反应。因此，FDA 要求应尽量避免给哺乳期妇女开具含有可待因成分的药物。如果必须使用，应给予最低剂量和最短用药时间。婴儿一旦出现嗜睡、呼吸困难、喂奶困难等症状，应立即联系专科医师救治。

FDA 对 1969—2015 年不良反应报告系统中可待因的安全性进行审查后发现在 64 例发生使用可待因发生呼吸抑制的病例中有 24 例与可待因使用相关的儿童死亡病例，其中 21 例为 12 岁以下儿童。在 64 例病例中有 10 例患者检测 CYP2D6 基因型，有 7 例为超快速代谢者，在这 7 例中有 5 例死亡。早在 2013 年 2 月 20 日 FDA 就发出黑框警告，警示扁桃体或腺体切除术后的儿童使用可待因镇痛的致命风险。因为扁桃体或腺体切除术后的儿童已经存在呼吸困难的基础，如同时为可待因超快速代谢者，则转化为吗啡的浓度升高，可能引发呼吸抑制危及生命。2015 年 4 月欧洲药品管理局以及 2015 年 7 月美国食品药品管理局又分别发出警告不得将可待因用于治疗 12 岁以下儿童的咳嗽和感冒，并且不建议将可待因用于 12~18 岁有呼吸问题的儿童和青少年，包括患有哮喘和其他慢性呼吸问题的人。

（二）药物相互作用

药物相互作用（drug interaction，DI）是指两种或多种药物同时或先后序贯应用时，药物之间的相互影响可改变药物的体内过程及机体对药物的反应性，使药物的效应或毒性发生变化。

1. 药效学相互作用

（1）协同作用：可待因、右美沙芬、福尔可定为阿片受体激动药，与其他阿片受体激动药合用可产生协同作用，加重中枢性呼吸抑制作用。可待因与阿片受体激动药合用可产生戒断症状。

可待因与非甾体抗炎药合用可产生协同作用增强止痛效果。与苯二氮䓬类、巴比妥类等镇静催眠药合用可相互增效，使镇静和镇痛作用增强，并可导致中枢抑制和呼吸抑制作用增强。与阿库氯铵、阿曲库铵、琥珀胆碱、罗库溴铵、泮库溴铵等肌松药合用时，较小剂量的肌松药即可产生明显的呼吸抑制作用，时效延长，因此合并用药时要调整剂量，监测呼吸频率。与阿托品等胆碱受体拮抗剂合用，抑制胃肠蠕动的作用相加，加重便秘和/或麻痹性肠梗阻，加重尿潴留。

可待因、右美沙芬等中枢性抑制药与地氟烷等全麻药合用，可引起中枢过度抑制，导致呼吸微弱或暂停、血压下降和苏醒延迟。右美沙芬与利培酮合用，中枢抑制作用增强，应谨慎合并用药。此外，喷托维林与阿伐斯汀、溴苯那敏等抗组胺药合用，中枢神经系统和呼吸系统抑制作用增强。

可待因与林可霉素类合并用药时，林可霉素类的呼吸抑制作用与阿片类的中枢呼吸抑制作用相加，可能导致呼吸抑制延长、呼吸麻痹甚至呼吸暂停，必须对患者进行密切观察，加强监护。

右美沙芬具有5-羟色胺能作用，西布曲明及其主要代谢物均可抑制5-羟色胺再摄取，二者间可能存在相加作用，增加5-羟色胺综合征的发生风险。右美沙芬与美金刚合用，两者均为*N*-甲基-D-天门冬氨酸（NMDA）受体拮抗剂，合用存在相加的NMDA受体拮抗作用，可能导致中毒性精神病或病情加重。

（2）拮抗作用：甲氧氯普胺与可待因等麻醉性镇痛药有拮抗作用，因阿片类药物可使胃肠道蠕动徐缓，括约肌痉挛，而减弱甲氧氯普胺对胃肠的镇吐作用。两药应避免合用。阿片受体拮抗剂（纳洛酮等）可竞争性地拮抗阿片受体，降低阿片受体激动药的疗效并促发戒断症状。

2. 药动学相互作用　止咳药与其他药物合用时发生的药动学相互作用主要影响药物的吸收、分布、代谢和排泄，以及竞争血浆蛋白结合等，改变药物在作用部位的分布和浓度。

（1）对药物吸收的影响：胃肠运动是影响药物吸收的因素之一。可待因与吗啡类似，具有兴奋消化道平滑肌的作用，可减慢肠的推进式蠕动，使内容物或其他药物在肠道内的停留时间增加，延长其他药物的吸收药效增加。

（2）对药物代谢的影响：研究较多的药物有可待因、右美沙芬等，主要在肝脏经肝脏细胞色素氧化酶 P450 酶系代谢，参与的同工酶主要是细胞色素 P450 3A4（CYP3A4）和细胞色素 P450 2D6（CYP2D6）。

可待因的代谢过程为：①可待因经 CYP2D6 作用发生 *O*- 去甲基化后转变为吗啡（0.5%~10%）；② CYP3A4 介导的去甲基化为去甲喹啉（约 2%~10%）；③经尿苷二磷酸葡醛酸转移酶 2B7（UGT2B7）作用代谢为可待因 -6- 葡糖醛酸（约 60%~80%）。

因此，可待因等阿片类镇痛药与吡咯类抗真菌药（如伏立康唑、氟康唑、伊曲康唑）合用，可能会使可待因的血药浓度升高，毒性增加，这与吡咯类抗真菌药抑制经 CYP3A4 介导的可待因的代谢有关。可待因与 HIV 蛋白酶抑制药（如利托那韦、奈非那韦、沙奎那韦等）合用，HIV 蛋白酶抑制药可抑制 CYP3A4，降低可待因的代谢清除，使其血药浓度升高，可待因的中枢神经系统抑制和呼吸抑制作用增强。奎尼丁是 CYP2D6 的强效抑制剂，通过抑制 CYP2D6 减弱可待因代谢为吗啡，可待因的药理作用减弱，止痛效果降低。

度洛西汀、氟西汀、帕罗西汀与经 CYP2D6 代谢的药物（可待因、右美沙芬等）合用，由于两者互相抑制代谢导致血药浓度均增加，发生严重不良反应的危险性增加，合用应谨慎并调整药物剂量。甲磺酸伊马替尼可抑制 CYP3A4、CYP2D6 的活性，与可待因、右美沙芬合用可升高后者的血药浓度，使药效增强。尼麦角林通过 CYP2D6 代谢，与通过 CYP2D6 代谢途径的药物（如可待因、右美沙芬）之间可能存在竞争性抑制的相互作用。

可待因与齐多夫定合用，可通过竞争性抑制葡糖醛酸化过程或直接抑制肝脏微粒体代谢，使齐多夫定的半衰期延长，AUC 增加，毒性增强，不宜联用。

利福平是肝药酶诱导剂，可能增加可待因的代谢清除，降低可待因的血药浓度，使其止咳、镇痛等药理作用减弱。

右美沙芬的体内代谢由 CYP2D6 调控，被氧化为去甲右美沙芬。经 CYP3A4 和 CYP2D6 代谢的药物与右美沙芬合并用药时，因竞争酶的作用可能使这些药物延缓代谢或排泄，产生药物相互作用。右美沙芬与抗心律失常药奎尼丁合用，奎尼丁可能降低右美沙芬的首关代谢，使右美沙芬的生物利用度提高，血清浓度增高，药理作用增强。右美沙芬与单胺氧化酶抑制剂合用时可出现痉挛、反射亢进、异常发热、昏睡等症状。右美沙芬与其他中枢抑制药或酒精合用可增强右美沙芬的中枢抑制作用。

综上所述，药物相互作用是影响药效的重要因素。合理的合并用药可以增强疗效，降低药物不良反应；不合理的合并用药可导致疗效降低或毒性增加，甚至加重病情。准确掌握止咳药的药效学相互作用和药动学相互作用是合理用药的关键。

第二节　平喘药的药学特点

在呼吸系统疾病中喘息多见于支气管哮喘和喘息性支气管炎，多由气道炎症引起气道反应性增高，支气管平滑肌痉挛和支气管黏膜炎症引起分泌物增加、黏膜水肿，导致气道阻塞。平喘药是能预防或缓解喘息症状的药物，主要适应证为支气管哮喘和喘息性支气管炎，也可以用于慢性阻塞性肺疾病（COPD）、毛细支气管炎的预防和治疗。

一、平喘药的分类及作用特点

平喘药主要通过扩张支气管、抗炎、抗过敏发挥作用，主要包括以下几类①支气管扩张药：β_2 受体激动剂、抗胆碱药、茶碱类、磷酸二酯酶 -4- 抑制剂等；②抗炎平喘药：糖皮质激素、白三烯调节剂；③抗过敏平喘药：H_1 受体拮抗剂（H_1 receptor antagonist）、肥大细胞稳定剂、抗 IgE 单克隆抗体。由于抗过敏平喘药也具有轻度抗炎作用，因此有一些资料将抗过敏平喘药归入抗炎平喘药的范畴。此外，茶碱类为非选择性的磷酸二酯酶抑制剂（phosphodiesterase inhibitor，PDEI），但根据其化学结构常被归类为黄嘌呤类。除 PDE-4 抑制剂外，其他选择性的 PDEI 均不用于平喘，不宜将茶碱类与 PDE-4 抑制剂统称为 PDEI。见表 2-2：常用平喘药的分类及其临床药学评价。

表 2-2　常用平喘药的分类及其临床药学评价

分类	亚类	主要药物	临床药学评价
支气管扩张药	β_2 受体激动剂	沙丁胺醇、特布他林、克仑特罗、丙卡特罗、班布特罗、沙美特罗、福莫特罗、茚达特罗	沙丁胺醇是最常用的速效平喘药；沙美特罗、福莫特罗、茚达特罗均为长效制剂，常与糖皮质激素联用于哮喘；异丙肾上腺素等非选择性 β_2 受体激动剂现已少用于平喘
	茶碱类药物	茶碱、氨茶碱、二羟丙茶碱、多索茶碱	治疗效果不如 β_2 受体激动剂，且不良反应较多，但价格相对便宜

续表

分类	亚类	主要药物	临床药学评价
	磷酸二酯酶-4抑制剂	罗氟司特	是新型COPD治疗药物，须与其他支气管扩张药合用，适用于有频繁加重病史的成人患者慢性支气管炎患者的严重COPD的维持治疗
	抗胆碱药	异丙托溴铵、噻托溴铵、格隆溴铵、乌美溴铵	异丙托溴铵为短效抗胆碱药，对支气管平滑肌的作用较弱，起效较慢，但作用时间相对较长，不易产生耐药；长效抗胆碱药噻托溴铵、格隆溴铵、乌美溴铵的作用时间长，是慢性阻塞性肺疾病稳定期治疗的主要药物
抗炎平喘药	糖皮质激素	倍氯米松、氟替卡松、布地奈德、曲安奈德	是最有效的哮喘治疗用药，吸入给药效果最佳，急性发作时可全身用药。长期适量吸入治疗无明显的严重不良反应
	白三烯调节剂	孟鲁司特、普仑司特、曲尼司特、异丁司特、塞曲司特	效果不如糖皮质激素，但可作为辅助用药减少激素用量
抗过敏平喘药	H_1受体拮抗剂	西替利嗪、氯雷他定、非索非那定	有支气管扩张作用，可预防过敏原诱发的支气管高反应而用于哮喘，用于减弱过敏反应早期、后期症状
	肥大细胞稳定剂	色甘酸钠、氮䓬斯汀、酮替芬	预防用药，治疗效果不如糖皮质激素，用于预防变态反应诱发或运动诱发的哮喘发作
	抗IgE单克隆抗体	奥马珠单抗	该药是采用基因重组技术生产的人免疫球蛋白E人源化单克隆抗体，用于经吸入型糖皮质激素和长效吸入型β_2肾上腺素受体激动剂治疗后，仍不能有效控制症状的中至重度持续性过敏性哮喘。但仅适用于治疗确诊为IgE介导的哮喘患者

（一）β_2受体激动剂

β_2受体激动剂主要通过选择性地与平滑肌细胞膜上的β_2受体结合，引起受体构型改变，激活兴奋性G蛋白，从而活化腺苷酸环化酶，催化细胞内ATP转变为cAMP，使细胞内cAMP水平增加，转而激活cAMP依赖性蛋白激酶A（PKA），再通过降低细胞内游离钙浓度、灭活肌球蛋白轻链激酶和开放钾通道三个途径，引起支气管平滑肌松弛。此外，β_2受体激动剂兴奋气道β_2受体时，还可抑制炎症介质与过敏介质释放、增强气道纤毛运动、促进气道分泌、降低血管通透性、减轻气道黏膜水肿，有利于缓解或消除支气管痉挛与气道狭窄。

根据起效的快慢与作用维持时间的长短，β_2受体激动剂可分为4类：①短效速效类，如沙丁胺醇气雾剂和特布他林气雾剂；②短效慢效类，如沙丁胺醇片和特布他林片；③长效速效类，如福莫特罗吸入制剂；④长效慢效类，如沙美特罗吸入制剂，见表2-3：常用β_2受体激动剂的药动学和药效学特点。

表2-3　常用β_2受体激动剂的药动学和药效学特点

药品名称	分类	药效学特点	药动学特点	剂型
沙丁胺醇 salbutamol	SABA	高选择性的强效β_2受体激动剂，对β_2受体的选择性是异丙肾上腺素的288倍。支气管扩张作用比肾上腺素强约10倍，增加心率作用仅为异丙肾上腺素的1/10。能抑制过敏介质的释放	口服：经胃肠道吸收，30分钟起效，达峰时间1.8小时，作用持续时间约为4小时，半衰期2.7~5小时。经肝脏代谢转化为无活性的代谢产物。吸入：5~15分钟起效，最大作用时间1~1.5小时，持续3~6小时，半衰期约3.8小时，72%经肾排泄，其中28%为原型，44%为代谢产物。静脉注射：即刻起效，5分钟达峰值，作用持续2小时以上	气雾剂、粉雾剂、雾化溶液、片剂、胶囊、注射剂
特布他林 terbutaline	SABA	高选择性β_2受体激动剂，对支气管β_2受体的选择性与沙丁胺醇相似，对心脏的兴奋作用仅为沙丁胺醇的1/10。可抑制内源性致痉挛物质的释放及内源性介质所致水肿，提高支气管黏膜纤毛廓清能力，舒张子宫平滑肌	口服：生物利用度为15%±6%，1~2小时起效，最大作用时间2~3小时，持续4~8小时。吸入：5~30分钟起效，最大作用时间1~2小时，持续3~6小时。静脉注射：15分钟内起效，最大作用时间30~60分钟，持续1.5~4小时。血浆蛋白结合率约25%，在肝脏灭活经肾脏排泄	气雾剂、粉雾剂、片剂、注射剂

续表

药品名称	分类	药效学特点	药动学特点	剂型
氯丙那林 clorprenaline	SABA	选择性 β_2 受体激动剂，对 β_2 受体的选择性低于沙丁胺醇。平喘效果较异丙肾上腺素略弱，心脏毒性亦明显降低，其对心脏的兴奋作用约为异丙肾上腺素的1/3	吸入：5分钟左右起效。口服：15~30分钟起效，最大作用时间约1小时，持续4~6小时	片剂
克仑特罗 clenbuterol	LABA	强效选择性 β_2 受体激动剂，其松弛支气管平滑肌作用强而持久，约为沙丁胺醇100倍。具有增加纤毛运动、溶解黏液、促进痰液排除的作用	口服：易从胃肠道吸收，15分钟起效，2~3小时血药浓度达峰值，作用持续6~8小时。吸入：5分钟起效，作用持续4小时。直肠给药：10~30分钟起效，作用持续8~24小时	粉雾剂、片剂、胶囊、栓剂、膜剂
丙卡特罗 procaterol	SABA	选择性 β_2 受体激动剂，对 β_2 受体具有较高选择性，其支气管扩张作用强而持久。具有较强的抗过敏作用，可抑制速发型气道阻力增加和迟发型气道反应性增高，可促进呼吸道纤毛运动	口服：5分钟内起效，1.5小时左右作用最强，持续6~8小时。口服100μg后，代谢呈二相型，分布相半衰期约3小时，消除相半衰期约8.4小时。约10%经肾排泄	片剂、胶囊、口服溶液、粉雾剂
非诺特罗 fenoterol	SABA	选择性 β_2 受体激动剂。可抑制肺组织中过敏性慢反应物质释放，亦能抑制白细胞释放组胺，促进支气管纤毛运动有利于排痰	口服：2小时达血药浓度峰值，作用持续6~8小时。吸入：3分钟起效，1~2小时达最大效应，作用持续至少4~5小时	片剂、气雾剂

续表

药品名称	分类	药效学特点	药动学特点	剂型
妥洛特罗 tulobuterol	SABA	选择性 β_2 受体激动剂，对支气管平滑肌具有较强而持久的扩张作用，该作用是氯丙那林的 2~10 倍；对心脏的兴奋作用是异丙肾上腺素的 1/1 000；具有一定的抗过敏、促进支气管纤毛运动和止咳作用，以及轻微的中枢抑制作用	口服：5~10 分钟起效，约 1 小时达最大效应，作用持续 4~6 小时	片剂、贴剂
班布特罗 bambuterol	LABA	亲脂性 β_2 受体激动剂，与肺组织具有高亲和力，是特布他林的前体药物，作用机制与特布他林相同	口服：吸收率约 20%，其吸收不受食物影响；约 10% 剂量的班布特罗转化为特布他林，在 2~6 小时内特布他林血药浓度达峰值，作用持续 24 小时，治疗 4~5 天后达稳态。班布特罗及活性代谢产物特布他林主要经肾脏排泄，血浆半衰期分别约 13 小时和 17 小时	片剂、胶囊、颗粒、口服溶液
沙美特罗 salmeterol	LABA	高选择性 β_2 受体激动剂，对 β_2 受体的作用是 β_1 受体的 50 000 倍。吸入 25μg 产生的支气管扩张作用相当于吸入沙丁胺醇 200μg。具有抑制炎症细胞释放炎性介质而抗炎的作用，亦能降低抗原诱发的气道高反应性	吸入：10~20 分钟起效，作用持续 12 小时。在体内经羟化作用而代谢，大部分于 72 小时内消除，7 日内分别从尿液中排泄 25%，从粪便排泄 60%	气雾剂、粉雾剂

续表

药品名称	分类	药效学特点	药动学特点	剂型
福莫特罗 formoterol	LABA	选择性 β_2 受体激动剂，与 β_2 受体有很强亲和力，其支气管扩张作用强于沙丁胺醇、特布他林。作用呈剂量依赖性。具有抑制肥大细胞释放组胺和白三烯的抗炎作用，对血小板激活因子诱发的嗜酸性粒细胞聚集亦有抑制作用	吸入：2~5 分钟起效，10 分钟内血药浓度达峰值，2 小时内达最大效应，作用持续 12 小时。口服：0.5~1 小时达血药浓度峰值，起效比吸入剂型慢，但作用维持时间长，可维持 20 小时。血浆蛋白结合率约 50%。以胆汁排泄为主，肾脏排泄 10%~24%	片剂、气雾剂、粉雾剂
茚达特罗 indacaterol	LABA	超长效选择性 β_2 受体激动剂，对 β_2 受体的激动活性比对 β_1 受体和 β_3 受体分别高 24 倍和 20 倍	吸入：5 分钟起效，15 分钟血药浓度达峰值，作用维持可维持 24 小时，12 天血药浓度可达稳态。血浆蛋白结合率为 90% 以上。主要经粪便排泄，排泄物 54% 为原型药，羟基化代谢产物约 23%	粉雾剂

注：SABA. 短效 β_2 受体激动剂；LABA. 长效 β_2 受体激动剂。

（二）抗胆碱药

1. 作用机制　抗胆碱药通过抑制支气管平滑肌中的 M 受体，使得支气管平滑肌舒张，腺体分泌减少，痰液减少，产生平喘作用，其主要作用机制为：呼吸道平滑肌张力主要受迷走神经的支配，迷走神经支配的 M 胆碱受体为 G 蛋白偶联受体，广泛分布于肺部副交感神经节后纤维支配的效应器细胞上，分为 M_1~M_5 受体五种亚型，但生理功能和药理作用明确的仅 M_1、M_2 和 M_3 三种亚型，三者在支气管分布部位和作用各不相同。即：①主要位于副交感神经节及肺泡壁内的 M_1 受体，对平滑肌收缩张力的影响较小；②位于神经节后纤维末梢的 M_2 受体，主要通过抑制末梢释放递质乙酰胆碱而起负反馈调节作用；③位于呼吸道平滑肌、气管黏膜下腺体及血管内皮细胞的 M_3 受体，兴奋时可直接收缩平滑肌，使呼吸道直径缩小。

哮喘患者 M_3 受体功能亢进，使气管平滑肌收缩，黏液分泌，血管扩张及炎性细胞聚集，从而导致喘息发作；而 M_2 受体功能低下，负反馈失调，胆碱能节后纤维末梢释放乙酰胆碱增加，加剧呼吸道内平滑肌收缩痉挛，使哮喘加重。

COPD 患者 M 受体密度降低，但 M_1 和 M_3 受体比例相对增加，M_2 受体比例相对减少，表现涉及支气管炎、肺气肿、慢性炎症反应和肺部结构改变，存在气道痉挛、黏液过度分泌、迷走神经张力的增高和持续性气流受限等。

抗胆碱药作用于 M_1 受体，可抑制乙酰胆碱的通过与释放，抑制黏膜下腺体分泌而有减少痰液分泌作用；作用于 M_3 受体，可与乙酰胆碱竞争性地与 M_3 受体结合，阻断节后迷走神经通路，降低迷走神经兴奋性而舒张支气管平滑肌；从而发挥支气管舒张作用，因此可用于支气管哮喘和 COPD 的平喘治疗。

2. 常用药物及分类　抗胆碱药较其他支气管舒张剂治疗喘息性疾病的优势在于舒张气道的同时能够减少气道黏液过度分泌，减轻气道高反应性，能有效改善肺功能。目前所用抗胆碱平喘药为阿托品的衍生物，如异丙托溴铵、氧托溴铵、噻托溴铵等。根据起效的快慢及作用时间的长短分为短效抗胆碱药（SAMA）和长效抗胆碱药（LAMA）。

SAMA 以异丙托溴铵为代表，作用时间为 4~8 小时。氧托溴铵与异丙托溴铵的作用相似，但对 M_3 受体的选择性强于异丙托溴铵，作用持续时间较异丙托溴铵长 1/3，吸入药物 5 分钟后气道阻力即出现明显下降，30 分钟内作用增强，2 小时后血药浓度达峰值。LAMA 以噻托溴铵为代表，格隆溴铵、乌美溴铵、阿地溴铵和芜地溴铵等高选择性抗胆碱药也属于 LAMA。

目前，临床上常用的抗胆碱药制剂有：异丙托溴铵气雾剂 / 复方气雾剂 / 吸入溶液剂 / 雾化吸入剂、噻托溴铵吸入剂 / 喷雾剂 / 吸入喷雾剂 / 吸入粉雾剂、格隆溴铵吸入粉雾剂用胶囊、茚达特罗格隆溴铵吸入粉雾剂用胶囊、乌美溴铵维兰特罗吸入粉雾剂等。见表 2-4：常用抗胆碱药的药动学和药效学特点。

（三）茶碱类药物

茶碱是甲基黄嘌呤类衍生物，对痉挛状态平滑肌有明显松弛作用，作为支气管扩张剂应用于呼吸道疾病已有大半个世纪。但其支气管扩张作用相对较弱，治疗安全范围较窄，对机体作用广泛，所以药物不良反应较多。茶碱类药物除扩张支气管外，还具有抗炎、强心、利尿等多种药理作用，其药理作用为：

1. 支气管扩张作用

（1）非选择性抑制磷酸二酯酶（PDE）活性：作用于包括主要水解环磷酸腺苷（cAMP）的 PDE3、PDE4，减慢 cAMP 的水解速度，提高细胞内 cAMP 的水平，激活 cAMP 依赖蛋白激酶（PKA）和 cGMP 依赖蛋白激酶（PKG），从而舒张支气管平滑肌。但血浆的茶碱治疗浓度对 PDE 活性的抑制不明显，仅达 5%~20%。

表 2-4 常用抗胆碱药的药动学和药效学特点

药品名称	分类	药效学特点	药动学特点	剂型
异丙托溴铵 ipratropium bromide	SAMA	为阿托品的异丙基衍生物，对 M_1、M_2 和 M_3 胆碱受体无选择性，但对气道平滑肌具较高选择性，抑制胆碱能神经对气道平滑肌的作用，扩张支气管作用较 β_2 受体激动剂弱，对心血管系统作用不明显，亦不影响痰液的黏稠度和分泌	吸入后 5~10 分钟起效，30~60 分钟作用达峰值，对大部分患者药效持续时间可达 4~6 小时。10%~30% 的吸入剂量沉积于肺内，快速进入循环系统。血浆蛋白结合率低于 20%，不能通过胎盘和血脑屏障。60% 通过肝脏代谢，消除半衰期约 3.6 小时，约 40% 通过肾脏清除率	气雾剂，吸入溶液
噻托溴铵 tiotropium bromide	LAMA	高选择性地作用于 M_1 和 M_3 受体，为一种长效抗胆碱药，其支气管舒张作用强大而持久，作用维持时间 24 小时，临床疗效确切。用于防治慢性阻塞性肺疾病及支气管哮喘，对急性哮喘发作无效	口服不易吸收。吸入后 5 分钟血药浓度达峰值，约 30 分钟起效，绝对生物利用度为 19.5%，作用持续时间可达 24 小时。血浆蛋白结合率为 72%，消除半衰期 5~6 天。吸入干粉后 18% 经尿排出，其余经粪便排泄	喷雾剂，粉吸入剂
格隆溴铵 glycopyrronium bromide	LAMA	长效 M 受体拮抗剂。用于 COPD 治疗	经口吸入 5 分钟内即可达到血浆浓度峰值，绝对生物利用度约为 45%，全身吸收量的约 90% 来自肺吸收，10% 来自胃肠道吸收。对于 COPD 患者，治疗后 1 周内格隆溴铵的药动学达到稳态。在每日 1 次吸入 44μg 时，平均稳态血浆峰浓度和谷浓度分别为 166pg/ml 和 8pg/ml。吸入后的平均肾清除率为 17.4~24.4L/h，主要由	片剂，粉吸入剂

续表

药品名称	分类	药效学特点	药动学特点	剂型
			肾小管主动分泌，23%以原型排出，半衰期为33~57小时	
乌美溴铵 umeclidium bromide	LAMA	高效、长效选择性M受体拮抗剂，选择性地与支气管内的 M_2 及 M_3 尤其是 M_3 受体结合，从而发挥支气管扩张作用。从 M_3 受体的解离速度远远慢于 M_2 受体	在健康志愿者中绝对生物利用度约13%，吸入后5~15分钟血药浓度达峰值，舒张支气管持续时间可达24小时。平均血浆蛋白结合率约90%，主要通过肝药酶CYP2D6氧化代谢。重复给药达稳态后消除半衰期约26~28小时，约4.5%以原型经尿排泄	粉吸入剂
阿地溴铵 aclidinium bromide	LAMA	高效、长效选择性M受体拮抗剂，选择性地与支气管内的 M_2 及 M_3 尤其是 M_3 受体结合，从而发挥支气管扩张作用；对 M_3 受体的动力学选择性与噻托溴铵类似（半衰期29.2小时），但与 M_2 受体的解离速度比噻托溴铵快一倍以上（半衰期4.7小时），可将产生心血管不良反应降至最低	在健康志愿者中口服绝对生物利用度约6%。吸入后10分钟内血药浓度达峰值，起效比噻托溴铵更快（15分钟左右），2~3小时药效达峰值，持续时间与噻托溴铵相似。约0.09%吸入剂量从尿中排泄，有效半衰期5~8小时，肾功能不良者应用无须调节剂量	粉吸入剂

注：SAMA. 短效抗胆碱药；LAMA. 长效抗胆碱药。

（2）拮抗腺苷受体：腺苷可抑制交感神经释放去甲肾上腺素并导致致敏肥大细胞释放组胺和白三烯，收缩支气管平滑肌。茶碱类药物在治疗浓度时可与内源性腺苷 A_1 和 A_2 受体结合，拮抗内源性腺苷诱发的支气管收缩作用。

（3）促进内源性儿茶酚胺的释放：治疗浓度茶碱类药物可刺激肾上腺髓质释放内源性儿茶酚胺，间接发挥拟肾上腺素作用，但引起支气管扩张作用并不明显。

（4）干扰呼吸道平滑肌的钙离子转运：茶碱类药物可通过受体操纵钙通道，影响细胞外钙离子内流和细胞内质网贮存钙离子的释放，影响磷脂酰肌醇代谢，从而产生呼吸道平滑肌的松弛作用。

2. 抗炎及免疫调节作用

（1）茶碱类药物促进白介素-10（IL-10）释放：IL-10具有广泛抗炎作用，高剂量的茶碱类药物可以促进IL-10的释放发挥抗炎作用，但低剂量茶碱类药物无此作用。

（2）抑制核因子-κB转录：茶碱类药物阻止核因子-κB（NF-κB）易位入核，减少NF-κB的释放，使慢性阻塞性肺疾病中炎症基因的表达明显减少。但仅较高浓度的茶碱类药物产生此作用。

（3）直接抑制磷酸肌醇3-激酶：茶碱类药物可以较弱地抑制磷酸肌醇3-激酶-γ亚型，减少中性粒细胞和单核细胞的趋化反应；同时抑制磷酸肌醇3-激酶-δ亚型，减轻氧化应激反应。

（4）诱导细胞凋亡：茶碱类药物可减少抗凋亡蛋白Bcl-2的表达，诱导嗜酸性粒细胞凋亡；拮抗腺苷A2a受体诱导中性粒细胞凋亡；抑制PDE的释放介导T淋巴细胞凋亡，从而减轻慢性炎症反应。

（5）激活组蛋白去乙酰化酶：茶碱类药物在低浓度时（5~10mg/L）的气道抗炎作用主要通过激活组蛋白去乙酰化酶（HDAC）的表达，抑制组蛋白的乙酰化而抑制炎性基因的表达。

3. 其他作用

（1）兴奋呼吸中枢，增强膈肌收缩力，减轻膈肌疲劳，通过降低磷酸盐与磷酸肌酸之比而改善膈肌的有氧代谢。促进纤毛摆动，增加气道上皮对水的转运，提高黏液纤毛清除功能。

（2）强心利尿，扩张冠状动脉，降低肺血管张力，减少肺血管渗出。

（3）抑制红细胞生长。茶碱类药物通过拮抗腺苷A_2受体并抑制Bcl-2功能，加速各型红细胞凋亡，从而达到能降低COPD患者外周血中红细胞数量和血红蛋白的数量，但并不改变血中促红细胞生成素水平，抑制血小板活性。

（4）缩短R-R间期，茶碱类药物可以改善窦房结恢复时间、窦房结传导时间和A-H间期。

茶碱类药物及其衍生物多达数百种，临床上较为常用的有茶碱、氨茶碱、胆茶碱、二羟丙茶碱、多索茶碱等。见表2-5：常用茶碱类药物的药动学和药效学特点。

表 2-5 常用茶碱类药物的药动学和药效学特点

药品名称	药效学特点	药动学特点	剂型
茶碱 theophylline	作用机制复杂。一般认为有效血药浓度为 10~20mg/L，低于 10mg/L 时解痉效果不明显，但具有抗炎和免疫调节作用，高于 20mg/L 时易发生毒副作用	水溶性差，且不稳定，吸收程度因剂型而异。血药浓度达峰时间为普通片剂 2 小时，缓释胶囊（片）为 4~7 小时。血浆蛋白结合率为 60%。体内药动学过程受人种、基因、年龄、性别、吸烟、饮酒及合并药物等多种因素影响。半衰期新生儿（6 个月以内）为 > 24 小时，小儿为 3.7h ± 1.1h，成人（不吸烟并无哮喘者）为 8.7h ± 2.2h，吸烟者较短为 4~5 小时。主要在肝内被细胞色素 P450 和黄嘌呤氧化酶代谢，经肾排泄，约 10% 为原型	片剂、缓释片、控释片、缓释胶囊、控释胶囊
氨茶碱 aminophylline	茶碱与乙二胺的复盐制剂，约含茶碱 77%~83%，乙二胺可增强茶碱的水溶性及药理作用	口服、直肠或胃肠道外给药均能迅速被吸收，在体内释放出茶碱。空腹口服，在 2 小时血药浓度达峰值。大部分以代谢产物形式经肾排泄，约 10% 为原型	片剂、缓释片、注射剂
胆茶碱 choline theophyllinate	茶碱与胆碱的复盐制剂，约含茶碱 60%~64%，水溶性强，溶解度为氨茶碱的 5 倍，疗效不及茶碱，但口服后对胃肠道刺激小，易为患者耐受	胃肠吸收较快，在体内释放出茶碱。口服后约 3 小时血药浓度达峰值	片剂
二羟丙茶碱 diprophylline	茶碱 *N*-7 位取代衍生物，为茶碱中性制剂，口服胃肠道刺激性较小，注射疼痛反应减轻。其支气管扩张作用和心脏兴奋作用约为茶碱的 1/10	口服易吸收，半衰期约 2~2.5 小时，主要以原型经肾脏排泄	片剂、注射剂

续表

药品名称	药效学特点	药动学特点	剂型
多索茶碱 doxofylline	茶碱 *N*-7 位取代衍生物，支气管扩张作用为氨茶碱的 10~15 倍，兼具止咳作用，但无腺苷受体拮抗作用，因此无茶碱的中枢和胃肠道不良反应，亦无药物依赖性	口服给药：血药浓度达峰时间约 1.2 小时，半衰期约 7.4 小时，进食可使峰浓度降低，达峰时间延迟；静脉给药：达峰时间约 0.1 小时，半衰期约 1.8 小时。以原型和代谢物形式经肾排泄，主要代谢产物为 β- 羟乙基茶碱	片剂、胶囊、注射剂

（四）磷酸二酯酶 -4 抑制剂

磷酸二酯酶（PDE）是一组至少包括 11 种亚型的酶族，是水解细胞内 cAMP、环磷酸鸟苷（cGMP）的关键酶。PDE1~PDE11 在不同组织和细胞中的表达不同。PDE-4 是 cAMP 代谢的主要调节酶，是炎症和免疫细胞的主要 PDE 同工酶，也是分布于肺部的主要 PDE 同工酶，是 PDE 家族中最大的一族。PDE-4 有 4 个亚型（PDE4A，B，C，D），其抑制剂主要通过选择性抑制 PDE-4 发挥抑制炎症介质释放、抑制免疫细胞激活的抗炎作用，但不具有直接的支气管舒张作用。

GOLD 全球策略已推荐 PDE-4 抑制剂作为一种新的治疗选择，代表药物有罗氟司特（roflumilast）、咯利普兰（rolipram）和西洛司特（cilomilast）。罗氟司特已在欧盟和美国获批上市用于慢性阻塞性肺疾病的治疗，用于治疗伴发支气管炎的严重 COPD 患者的咳嗽及黏液过多症状。不能用于治疗急性支气管痉挛的突发呼吸困难，不推荐应用于＜ 18 岁的人群。常见不良反应有腹泻、恶心、头痛、失眠、背痛、食欲下降、头晕等。在开具罗氟司特处方时附带一本用药指南，告知患者该药有存在损害精神健康的潜在危险，如情绪变化、思维变化、行为变化以及不明原因的体重减轻。

（五）糖皮质激素

糖皮质激素治疗呼吸系统疾病已有半个多世纪，对某些呼吸系统疾病治疗效果显著。其吸入制剂在临床的应用广泛，在支气管哮喘等疾病的治疗中发挥了重要的作用。

1. 药理作用与机制

（1）抗炎作用：糖皮质激素具有强大的抗炎作用，能抑制多种原因引起的炎症反应。在炎症早期，糖皮质激素能降低毛细血管通透性，提高血管紧张性，减轻渗出和水肿。在炎症后期，糖皮质激素通过抑制毛细血管和成纤维细胞的增生，抑制胶原蛋白、黏多糖的合成及肉芽组织增生，防止粘连及瘢痕形成，减轻后遗症。

（2）免疫抑制作用：糖皮质激素可对机体的免疫系统产生抑制作用。其作用机制包括：①诱导淋巴细胞 DNA 降解；②影响淋巴细胞物质代谢；③诱导淋巴细胞凋亡；④抑制核转录因子活性（NF-κB）。

（3）抗过敏作用：糖皮质激素可抑制过敏反应产生的病理变化，减轻过敏性症状。其机制主要是阻断和抑制抗原 - 抗体反应，减少肥大细胞脱颗粒释放组胺、5- 羟色胺、缓激肽、白三烯等炎性介质。

（4）退热作用：糖皮质激素抑制体温中枢对致热源的反应，稳定溶酶体膜，减少内源性致热源的释放，具有迅速、良好的退热作用。

（5）其他：增强应激能力，抑制结缔组织中成纤维细胞的增生和胶原合成，防止粘连及瘢痕形成。

2. 不良反应　糖皮质激素全身作用广泛，非预期的药理作用引起的不良反应如下：

（1）对代谢的影响：影响糖代谢、脂质代谢、蛋白质代谢、核酸代谢以及水和电解质代谢，导致高血压、向心型肥胖和骨质疏松等不良反应。

（2）允许作用：糖皮质激素给其他激素发挥作用创造有利条件而导致的不良反应。如糖皮质激素可增强儿茶酚胺的收缩血管作用和胰高血糖素的升高血糖作用，导致高血糖。

（3）其他：刺激骨髓造血功能使红细胞和血红蛋白含量增加，提高中枢神经系统兴奋性，诱发或加重胃及十二指肠溃疡等。

3. 临床应用　支气管哮喘和慢性阻塞性肺疾病等气道疾病，间质性肺疾病，肺部自身免疫性疾病和过敏性疾病，严重肺部感染性疾病合并休克，急性呼吸窘迫综合征。

4. 剂型及体内过程

（1）口服剂型和注射剂型：口服可的松或氢化可的松后 1~2 小时血药浓度达峰值。氢化可的松的血浆蛋白结合率约 90%，其中约 80% 与皮质激素运载蛋白（CBG）结合，10% 与白蛋白结合，结合后的药物不易进入细胞，无生物活性。氢化可的松的血浆半衰期为 80~144 分钟，但在 2~8 小时后仍具生物活性。泼尼松不易被灭活，半衰期可达 200 分钟。

糖皮质激素在肝脏中代谢转化，经肾排泄，肝肾功能损害时血浆半衰期延长。可的松和泼尼松在肝脏中羟基化为氢化可的松和泼尼松龙才具活性，因此严重肝功能不全者宜用氢化可的松或泼尼松龙。

糖皮质激按作用时间可分为短效、中效与长效三类。见表 2-6：常用糖皮质激素的分类及特点。

表 2-6　常用糖皮质激素的分类及特点

类别	药物	对 GR 亲和力	水盐代谢（比值）	糖代谢（比值）	抗炎作用（比值）	等效剂量 /mg	血浆半衰期 /min	作用持续时间 /h
短效	氢化可的松	1	1	1	1	20	90	8~12
	可的松	0.01	0.8	0.8	0.8	25	30	8~12
中效	泼尼松	0.05	0.8	4	3.5	5	60	12~36
	泼尼松龙	2.2	0.8	4	4	5	200	12~36
	甲泼尼龙	11.9	0.5	5	5	4	180	12~36
	曲安西龙	1.9	0	5	5	4	＞200	12~36
长效	地塞米松	7.1	0	20.0~30.0	30	0.75	100~300	36~54
	倍他米松	5.4	0	20.0~30.0	25.0~35.0	0.6	100~300	36~54

注：表中水盐代谢、糖代谢、抗炎作用的比值均以氢化可的松为 1 计；等效剂量以氢化可的松为标准计；GR 为糖皮质激素受体。

（2）吸入剂型：吸入性糖皮质激素（inhaled corticosteroid，ICS）的局部抗炎作用强，药物直接作用于呼吸道，所需剂量较小。通过消化道和呼吸道进入血液的药物大部分在肝脏灭活，因而全身不良反应较少。在呼吸系统疾病治疗中常用 ICS 及剂量换算关系，见表 2-7。

表 2-7　常用 ICS 及剂量换算关系

药物	每日剂量 /μg		
	低剂量	中剂量	高剂量
二丙酸倍氯米松（CFC）	200~500	500~1 000	＞1 000
二丙酸倍氯米松（HFA）	100~200	200~400	＞400
布地奈德（DPI）	200~400	400~800	＞800
环索奈德（HFA）	80~160	160~320	＞320
丙酸氟替卡松（DPI）	100~250	250~500	＞500
丙酸氟替卡松（HFA）	100~250	250~500	＞500
糠酸莫米松	110~220	220~440	＞440
曲安奈德	400~1 000	1 000~2 000	＞2 000

注：CFC. 氯氟烃（氟利昂）抛射剂；DPI. 干粉吸入剂；HFA. 氢氟烷烃抛射剂。

（六）白三烯调节剂

白三烯（leukotriene，LT）是由花生四烯酸经 5- 脂氧合酶（5-LOX）途径代谢产生的脂溶性炎性介质，包括半胱氨酸白三烯（cysteinyl leukotriene，CysLT）和白三烯 B_4（leukotriene B_4，LTB_4），是最主要的脂溶性炎性介质，由肥大细胞和嗜酸性粒细胞等多种细胞释放，在哮喘和其他炎性疾病的病理生理过程中发挥关键作用，可通过与 G 蛋白偶联受体（GPCR）的特殊相互作用，介导哮喘、COPD、肺移植后闭塞性细支气管炎、肺间质疾病等的支气管平滑肌收缩、支气管高反应性增加和炎性反应。

白三烯调节剂（leukotriene receptor antagonist/leukotriene modifier，LTRA）包括 CysLT 受体拮抗剂和 5-LOX 抑制剂。CysLT 受体拮抗剂与位于支气管平滑肌等部位上的受体选择性结合，竞争性地阻断气道平滑肌和其他细胞表面的 CysLT。5-LOX 抑制剂通过抑制 5-LOX 而阻断花生四烯酸转化为 LT。

目前已在国内外上市的白三烯调节剂主要是 CysLT 受体拮抗剂，一般为 $CysLT_1$ 受体拮抗剂。而 5-LOX 抑制剂未在中国上市。$CysLT_1$ 受体拮抗剂是一类新型抗哮喘药物，具有一定的抗炎、抑制支气管收缩的作用，近年来也用于 COPD、毛细支气管炎等的治疗，主要有孟鲁司特、普仑司特、扎鲁司特、异丁司特、甲磺司特、齐留通、吡嘧司特等，用于哮喘的均为口服固体制剂。国产药品有甲磺司特片、吡嘧司特片、扎鲁司特片、异丁司特缓释片等。常用 LTRA 的药动学及临床药学评价，见表 2-8。

表 2-8　常用 LTRA 的药动学及临床药效评价

LTRA	药动学	临床药效评价
孟鲁司特 montelukast	3 小时左右达血药浓度峰值，$t_{1/2}$ 为 2.7~5.5 小时，肝脏代谢，胆汁排泄	①安全有效；②适用于 15 岁以上患者，咀嚼片适用于 2 岁以上患者；③用于哮喘的预防和长期治疗；④对阿司匹林哮喘、运动诱发的支气管收缩疗效最佳
扎鲁司特 zafirlukast	3 小时达血药浓度峰值，$t_{1/2}$ 为 10 小时，肝脏代谢，10% 肾脏排泄，89% 粪便排泄	①安全有效；②用于哮喘的预防和长期治疗；③ 12 岁以下儿童禁用；④食物可降低生物利用度，宜空腹服用；⑤药物相互作用少
普仑司特 pranlukast	口服 1 小时起效，空腹 2.5~3.8 小时达血药浓度峰值，与食物同服 4~5 小时达血药浓度峰值，$t_{1/2}$ 为 7 小时左右，粪便排泄 90%	①安全有效；②适用于成人；③可增加华法林血药浓度

续表

LTRA	药动学	临床药效评价
异丁司特 ibudilast	5.4 小时左右达血药浓度峰值，$t_{1/2}$ 为 7~8 小时，肾脏排泄 40%	①安全有效；②对血小板活化因子（PAF）等炎性介质所致的气道平滑肌收缩有抑制作用；③药物相互作用少

（七）肥大细胞膜稳定剂

肥大细胞可根据胞吐颗粒中蛋白酶的类型差异分为黏膜肥大细胞（MT）和结缔组织肥大细胞（MTC）两种亚型。前者仅含有类胰蛋白酶，主要分布于胃肠道、呼吸道黏膜；后者含有类胰蛋白酶、糜酶、组织蛋白 C、羧肽酶，主要分布于胃肠道、皮肤、腹膜黏膜下。在过敏原的刺激下，特异性抗体 IgE 等与肥大细胞表面多种 IgE 受体交联，肥大细胞被活化，过敏原再次刺激时，与和肥大细胞交联的 IgE 结合，使肥大细胞脱颗粒，引发过敏反应。

1. 药理作用与机制　肥大细胞膜稳定剂的作用：①稳定肺组织的肥大细胞膜，阻止肥大细胞脱颗粒，从而抑制组胺、5- 羟色胺、慢反应物质等过敏反应介质的释放，对多种炎性细胞如巨噬细胞、嗜酸性细胞及单核细胞活性亦有抑制作用；②阻断引起支气管痉挛的神经反射，降低哮喘患者的气道高反应性，进而阻抑过敏反应介质对组织的不良反应；③抑制过敏反应介质的释放，可能是通过抑制细胞内环磷腺苷磷酸二酯酶，使细胞内 cAMP 的浓度增加，阻止钙离子转运入肥大细胞内，从而稳定肥大细胞膜，阻止过敏反应介质的释放；④还可以通过抑制由于兴奋刺激感受器而引起的神经反射，抑制非特异性支气管高反应性的支气管痉挛。

2. 主要药物　用于平喘治疗的肥大细胞稳定剂主要有色甘酸钠（sodium cromoglicate）、酮替芬（ketotifen）、奈多罗米（nedocromil）、曲尼司特（tranilast）和扎普斯特（zaprinast）。其中常用制剂有色甘酸钠气雾剂、吸入用色甘酸钠胶囊、酮替芬片、曲尼司特片 / 胶囊等。酮替芬与茶碱组成的复方茶酮缓释片用于治疗轻、中度支气管哮喘和喘息型支气管炎。

3. 药动学和药效学

（1）色甘酸钠：口服剂型仅能吸收 0.5%，临床使用的为吸入制剂。其气雾剂吸入后约有 8%~10% 进入肺内，并经支气管和肺泡吸收。$t_{1/2}$ 为 80 分钟。本药以原型排出，50% 通过肾脏排泄，50% 通过胆汁排泄，在体内无蓄积。

（2）酮替芬：该药兼有组胺 H_1 受体拮抗作用和抑制过敏反应介质释放作用，抗过敏作用较强，药效持续时间也较长，一日仅需给药 2 次。抗组胺作用比马来酸氯苯那敏强约 10 倍。口服后迅速从胃肠道吸收，3~4 小时达血药浓度峰值。本药用于预防各种支气管哮喘发作，对外源性哮喘的疗效比对内源性哮喘更佳。

（3）曲尼司特：口服易吸收，服药后2~3小时血药浓度达峰值，$t_{1/2}$为8.6小时，主要从尿中排泄，体内代谢产物主要是曲尼司特的4位脱甲基与硫酸及葡糖醛酸的结合物。

（4）扎普斯特：作用较色甘酸钠强，用于支气管哮喘型慢性支气管炎，对过敏性鼻炎和过敏性皮炎也有效。

（八）H_1受体拮抗剂

体内组胺受体有H_1、H_2和H_3三种亚型，其中H_1受体多分布于毛细血管，支气管及肠道平滑肌。当H_1受体活化时，可引起过敏性荨麻疹、血管神经性水肿，并伴随瘙痒、喉头痉挛及支气管痉挛等反应。H_1受体拮抗剂选择性与组胺靶细胞上的H_1受体结合，阻断组胺H_1受体而发挥抗组胺作用，可降低气道的高反应性，抑制黏附分子介导的炎症反应。

1. 药理作用与机制

（1）抗外周组胺H_1受体作用：H_1受体拮抗剂与组胺竞争效应细胞上的H_1受体，拮抗组胺的作用，抑制血管渗出，减轻组织水肿是其最主要的药理作用，对以组织水肿为特征的变态反应疗效较好，可有效地预防哮喘的急性发作和改善支气管哮喘的慢性症状，但其抑制平滑肌收缩作用远不及交感神经兴奋药和茶碱类。

（2）抗乙酰胆碱、局部麻醉和奎尼丁样作用：抗组胺药的抗震颤麻痹、防止呕吐和眩晕的作用可能与其抗胆碱作用有关。

（3）镇静作用：治疗剂量的抗组胺药可产生中枢抑制导致镇静和嗜睡作用，可能与其拮抗中枢H_1受体有关，作用强度因个体敏感性、药物的种类和剂量而异。

2. 主要药物　H_1受体拮抗剂药物共分三代：第一代有氯苯那敏、苯海拉明、赛庚啶等；第二代有西替利嗪、氯雷他定、氮䓬斯汀、阿司咪唑等；第三代有非索非那定、去甲基阿司咪唑等。用于平喘的H_1受体拮抗剂有西替利嗪（cetirizine）、氮䓬斯汀（azelastine）、地氯雷他定（desloratadine）、非索非那定（fexofenadine）以及酮替芬（ketotifen）。

3. 药动学和药效学　H_1受体拮抗剂具有支气管扩张作用，也可预防过敏原诱发的支气管哮喘，可减弱过敏反应早期、后期症状，但疗效比糖皮质激素差。

（1）西替利嗪：为选择性组胺H_1受体拮抗剂，口服后由胃肠道吸收。健康成人一次口服10mg西替利嗪，血药浓度达峰时间（t_{max}）为30~60分钟，血药峰浓度（C_{max}）为300ng/ml。西替利嗪与血浆蛋白结合率高，血浆半衰期约10小时，约70%以原型从尿液排泄，少量从粪便排泄。动物实验表明本品无明显抗胆碱和抗 5- 羟色胺作用，不易通过血 - 脑脊液屏障而作用于中枢 H_1 受体，临床使用时中枢抑制作用较轻。

（2）氮䓬斯汀：氮䓬斯汀及其主要代谢产物都是组胺 H_1 受体拮抗剂，具有抗组胺作用。口服吸收较充分，半衰期为 22 小时，绝对生物利用度＞ 80%。经细胞色素酶 P450 作用氧化代谢生成主要的活性成分脱甲基氮䓬斯汀，主要分布在外周器官。约有 75% 从粪便排出，10% 以原型由尿排泄。鼻腔给药约 10 分钟起效，药效可持续 10~12 小时，2~3 小时后达到稳态血药浓度，生物利用度为 40%。

（3）地氯雷他定：是一种非镇静性的长效组胺拮抗剂，具有强效、选择性拮抗外周 H_1 受体的作用。除抗组胺作用外，还具有抗过敏和抗炎作用，可以抑制过敏性炎症初期及进展期的多个环节，用于急性过敏性支气管痉挛和过敏性咳嗽。口服后达峰时间约为 3 小时，$t_{1/2}$ 约为 27 小时，血浆蛋白结合率为 83%~87%。

二、常见平喘药的常用剂型与装置

平喘药的给药途径主要包括全身和局部给药，而局部吸入给药为首选途径，在呼吸系统疾病治疗中发挥着极其重要的作用。与其他给药途径相比，吸入给药的优势为用药剂量小、药物直接到达靶器官、起效快以及全身不良反应小等。吸入疗法包括雾化吸入、气雾吸入、经储雾罐气雾吸入以及干粉吸入等。以下将着重介绍平喘药的吸入剂型与装置，而对常规口服、注射剂型不再赘述。

（一）雾化吸入器

小容量雾化器（small volume nebulizer，SVN）是临床常用雾化装置，广泛用于临床和家庭治疗，特别适用于婴幼儿和无法进行呼吸配合的患者。SVN 是所有吸入装置中最不需要患者刻意配合的一种给药装置，对吸气流速无明显依赖。SVN 主要包括喷射雾化器、超声雾化器和震动筛孔雾化器以及一些目前正处在研究和临床试验中的新型雾化器。

1. 喷射雾化器　临床上最为常用的雾化器之一，其驱动力为压缩空气或氧气，按压后高速气流通过细孔喷嘴时，在其周围产生负压而将雾化器内的液体卷入并粉碎成大小不等的气溶胶。

2. 超声雾化器　将电能转换成超声薄板的高频震动，产生的高频声波在储药池的顶层气液交界面产生雾粒形成气溶胶。

3. 震动筛孔雾化器　通过电流作为动力，震动液体穿过细小的筛孔产生气溶胶，筛孔的直径决定了气溶胶大小。震动筛孔雾化器具有残留量低（0.1~0.5ml）、雾化时间更短、有效沉积率更高、能雾化极小体积的剂量

（< 0.5ml）以及较好地保持药物活性等优点，更适用于雾化生物大分子等稳定性较差的药物。其缺点是由于需要激光打孔和定期清洗消毒，成本较高。

4. 新型雾化器　是综合前几类型的雾化器后开发的以简化部件、精确定量和智能化为特点的新型雾化器。

（二）压力定量气雾吸入器

压力定量气雾吸入器（pressurized metered-dose inhaler，pMDI）和储雾罐。pMDI 因具有操作简单、便于携带、随时可用、不必定期消毒、无院内交叉感染问题等优点，而成为目前应用最为普遍的吸入装置。

在理想吸入 pMDI 产生的气溶胶后，只有约 10% 能沉积至下呼吸道发挥作用，约 80% 撞击后沉留于口咽部，剩余约 10% 留存于气雾装置内。因此，与雾化吸入器不同，pMDI 对吸入技术要求较高，疗效与吸入技术的正确掌握密切相关。pMDI 的吸入技术，正确的吸入动作为：①垂直握住吸入器，上下摇匀药液；②头稍后仰，呼气到功能残气位；③张口并将喷嘴置于口前 4cm 处，或将喷嘴放入口内并合上双唇；④慢（0.5L/s）而深（达肺活量程度）吸气，开始吸气时指压喷药；⑤吸气末屏气（约 10 秒），然后缓慢呼气，休息 1~3 分钟后可重复另一次吸入。如果吸气过快可增加气溶胶在上气道的惯性冲撞沉积；如果屏气不足或未屏气会减少气溶胶在肺内的沉积；如果把吸气用力动作延续到呼气过程，易引起咳嗽和喘息。

对于正确掌握常规吸入方法有困难的患者，如婴幼儿年老体弱者难以完成吸气和喷药动作的同步协调，肺活量严重减弱者吸入下呼吸道的药量大大减少，可借助储雾器来提高吸入疗效，减少不良反应。使用储雾器具有如下优点：可降低从定量吸入器喷射的气溶胶初速度，增加定量吸入器喷口与口腔之间的距离，减少气溶胶微粒在口腔中的沉降；可将较大颗粒的药物存留罐内，减少口咽部沉积，从而降低口咽部不良反应的发生率；可多次吸气，对患者喷药和吸气的同步协调无特殊要求。但由于储雾器的体积较大携带不方便。

（三）干粉吸入器

干粉吸入器（dry power inhaler，DPI）是将药物研磨成微细的粉末（1~5μm）储存在胶囊、铝箔或储存仓中，使用时将药物打开，利用吸气气流或其他雾化能量作为驱动力将药物吸入肺内。可分为被动式 DPI 和主动式 DPI 两种。被动式 DPI 装置本身不提供能源，完全通过气流作为动力而吸入雾化药粉，可按照剂量多少分为单剂量和多剂量两种。

1. 单剂量吸入器　有旋转式和转动式吸入器，其旋转盘和转动盘上带有锐利的针，待吸入药物干粉盛于胶囊内。使用时将药物胶囊先装入吸纳器，然后稍加旋转即可刺破胶囊。患者通过口含管进行深吸气带动吸纳器内部的螺旋叶片旋转，搅拌药物干粉使之成为气溶胶微粒而被吸入。单剂量吸入器雾化微粒在肺内的沉积率约为5%~6%，使用时需快速吸气，使药物-载体混合物或大的药物颗粒解聚。使用和携带不如pMDI方便。既往主要用于色甘酸钠干粉的吸入以预防儿童过敏性哮喘。

2. 多剂量吸入器　多剂量吸入器又可分为厂家预分剂量型和贮库型。碟式吸入器由含4个或8个药物囊泡的转盘和底座组成，吸嘴结构简单，属低阻力型干粉吸入器，使用时先刺破铝箔，吸入肺内药量约10%左右，最佳吸气流速60L/min。此装置需替换药物转盘，使用不方便，现已少用。准纳器为新型多剂量型干粉吸入器，药物储库（60个剂量）由双层铝箔组成一个囊泡细长带，药物置于盘状输送带的囊泡内，通过转盘输送，使用准纳器时药物肺内沉积率为12%~17%，吸气速度要求较低，可用于4岁以上儿童。

正确使用准纳器的要点：①查剂量指示窗；②一手握住准纳器外壳，另一手拇指向外推动准纳器滑动杆直至发出“咔哒”声，完成一次装药；③呼气，切记不可对着吸嘴呼气；④将吸嘴放入口中，深深地平稳吸气，完成一次吸入动作，屏气约10秒钟；⑤拿出准纳器，缓慢恢复呼气，关闭准纳器，数分钟后用清水漱口。

几种新型雾化器SVN、pMDI、DPI的特点见表2-9。

表2-9　新型雾化器SVN、pMDI、DPI的特点

名称	特点
Prodose AAD	振动筛孔雾化器加上一个呼吸检测设备，可根据呼吸状况适时调整雾化过程
I-neb AAD	结合Omron振动筛技术，通过呼吸模式控制剂量，令雾化过程发生在吸气循环的前半期
HaloLite	电子控制的反馈系统，使其在吸气的前半期喷出雾化药物
Respimat	第一个开发上市的定量液体吸入器，患者依从性好，但价格昂贵未广泛使用
Mystic	电流体动力雾化装置，保留药物完整性，适于雾化大分子，但生成的药物雾滴带有电荷

三、平喘药常见不良反应及相互作用

随着各类平喘药及其制剂在临床上的广泛使用，特别是各种吸入型制剂的使用，不良反应被逐渐报道。不同装置、不同品种平喘药的不良反应发生情况见下。

(一)β受体激动剂的不良反应及相互作用

1. 一般不良反应　最常见的不良反应为：①心血管系统表现为心悸、心律失常、发热、面部潮红和高血压等；②神经系统表现为肌肉震颤、头痛、眩晕、失眠、手指痉挛、肌肉强直性痉挛等；③消化系统表现为恶心、呕吐和胃部不适，以及谷草转氨酶、谷丙转氨酶和乳酸脱氢酶升高等肝功能损害；④免疫系统表现为过敏反应或皮疹等；⑤呼吸系统表现为气管、咽喉异常感，偶发呼吸困难；⑥其他，如鼻塞、耳鸣、血小板减少和一过性血钾降低。这些反应通常可在停药几天内减弱或消失。常用β受体激动剂的不良反应发生情况见表2-10。

表2-10　几种常用β受体激动剂不良反应发生情况

不良反应		药物			
		茚达特罗	沙丁胺醇	丙卡特罗	福莫特罗
感染	上呼吸道感染	常见			
	鼻咽炎	常见			
	鼻窦炎	常见			
免疫系统感染	过敏反应	偶见	十分罕见		
	瘙痒/皮疹	偶见	十分罕见	罕见	罕见
代谢紊乱	糖尿病和高血压	偶见		偶见	
	一过性低血钾	罕见		罕见	
	低钾血症		罕见		
精神、神经系统异常	头痛	常见	十分罕见	偶见	偶见
	震颤		常见	偶见	偶见
	眩晕	常见	十分罕见	偶见	罕见
	麻木				偶见
	兴奋、焦虑				罕见
	手指痉挛			偶见	
	发热，面部潮红			偶见	罕见
	失眠			偶见	
	感觉异常	偶见		偶见	
心血管系统不良反应	缺血性心脏疾病	偶见	十分罕见		
	心房纤颤	偶见	十分罕见		
	心律失常			偶见	罕见

续表

不良反应		药物			
		茚达特罗	沙丁胺醇	丙卡特罗	福莫特罗
呼吸、胸腔和纵隔异常	心悸	偶见	偶见	偶见	偶见
	心动过速	偶见	常见		偶见
	咳嗽	常见			
	口腔疼痛包括咽喉刺激	常见	偶见	偶见	
	矛盾性支气管痉挛	偶见	十分罕见		
消化系统不良反应	食欲缺乏				罕见
	恶心			罕见	偶见
	呕吐			罕见	偶见
	腹痛				罕见
	口渴、胃部不适			罕见	罕见
	肝功能障碍（GOT、GPT、LDH 上升）			偶见	
骨骼肌肉和结缔组织异常	肌肉痉挛	常见	偶见	偶见	罕见
	肌痛	偶见			
	骨骼肌肉疼痛	偶见			
一般情况	胸痛	常见			罕见
	外周水肿	常见	罕见		
其他	血小板减少			罕见	
	周身倦怠感			罕见	罕见
	鼻塞			罕见	
	耳鸣			罕见	罕见

注：国际医学科学组织委员会（Council for International Organization of Medical Sciences，CIOMS）推荐用下列术语和百分率表示不良反应发生率：十分常见（≥ 10%）；常见（≥ 1%，< 10%）；偶见（≥ 0.1%，< 1%）；罕见（≥ 0.01%，< 0.1%）；十分罕见（< 0.01%）。

2. 严重不良反应

（1）重度血钾降低：有报告表明 β_2 激动剂可导致重度血钾降低，如同时合并用黄嘌呤衍生物、类固醇和利尿剂将加重血钾降低的发生率及严重程度，因此重症哮喘患者给药时要特别注意。

（2）休克、过敏样症状：偶有发生，故应注意观察，发现异常时应减量或中止给药，采取适当救治措施。

3. 注意事项

（1）慎用：甲状腺功能亢进者可能会使甲状腺功能亢进症恶化，高血压患者可能会使血压升高，心脏病患者可能会出现心悸、心律失常，糖尿病患者可加重已有的糖尿病和酮症酸中毒症状，肾上腺素受体激动剂敏感者，特殊人群如孕妇、哺乳期妇女、早产儿、新生儿及乳儿的用药安全性尚不明确，应慎用。

（2）防止使用过量：所有吸入型β受体激动剂过量（如连续过度使用）都可能引起β肾上腺素受体激动效应，从而引起或者加重以下的症状或者体征，如：咽痛、高血压或低血压、心动过速、心律失常甚至心搏骤停、紧张、头痛、颤抖、口干、心悸、肌肉痉挛、恶心、眩晕、乏力、低钾血症、高血糖、代谢性酸中毒和失眠，特别是在症状发作时使用过度更易发生这种情况。

（3）监测血清钾浓度：老年人生理功能减退要注意监测血清钾浓度，并注意减量。

（4）对临床检查值的影响：由于β受体激动剂能抑制变应原引起的皮肤反应，所以在进行相关药物的皮试前12小时最好中止给药。

4. 相互作用

（1）与β肾上腺素能类药物合用发生心血管不良反应的风险增加，与其他拟交感神经类药物和抗胆碱药合用应谨慎。

（2）与β受体拮抗剂（如普萘洛尔）合用时产生相互抑制作用，故呼吸道过度反应性患者慎用β受体拮抗剂。

（3）与利尿剂合用，特别是在超过推荐剂量服用β激动剂时，可以使保钾类利尿剂（如袢类或噻嗪类利尿剂）诱发的心电图变化和/或低钾血症急速恶化。在应用含有β受体激动剂的药物时，应慎重与保钾类药物合用。

（4）与单胺氧化酶抑制剂（如呋喃唑酮、丙卡巴肼）或三环类抗抑郁药合用时，可能会突然引起高血压反应，或加强本类药物对心血管系统的作用。正在服用单胺氧化酶抑制剂或三环类抗抑郁药或停用此类药2周内的患者慎重合并用药。

（二）茶碱类药物的不良反应及相互作用

1. 不良反应

（1）心血管系统：血中茶碱浓度升高可导致心血管不良反应。有报告血清浓度超过35μg/ml，半数患者发生危及生命的室性心律失常。患有心血管疾病患者应用此药发生心脏毒性反应的危险性增大。常见中毒症状是心动过速，呼吸困难者易发生室颤。

（2）呼吸系统：茶碱等黄嘌呤衍生物类药物有时可使支气管痉挛加重。

（3）神经系统：常见有颤抖、头昏、焦虑、激动、失眠、视力紊乱和癫痫发作，还可出现抑郁、精神错乱及中毒性精神病。

（4）消化系统：最常见的不良反应为恶心及胃肠道激惹现象。

（5）过敏反应：可引起危及生命的血管神经性水肿。有报告可发生延缓型过敏反应。

多索茶碱与氨茶碱相比，心脏毒副作用较小，常规治疗无明显心脏及中枢神经系统不良反应，部分患者可能出现轻微胃肠道反应，一般不影响治疗，不需处理。二羟丙茶碱主要以原型随尿排出，不经过肝脏代谢，在体内不会转化为茶碱，与其他药物之间的相互作用最少。

2. 禁忌证　对茶碱等黄嘌呤类衍生物过敏者，活动性消化道溃疡、严重心律失常、急性心肌梗死及未经控制的惊厥性疾病患者禁用。孕妇、产妇及哺乳期妇女慎用或禁用。

3. 注意事项

（1）不适用于哮喘持续状态或急性支气管痉挛发作的患者。

（2）使用期间应定期监测血清茶碱浓度，以保证最大的疗效而不发生血药浓度过高的危险。

（3）心脏病、高血压、高龄、低氧血症、甲状腺功能亢进、慢性肺源性心脏病、胃溃疡、肝肾功能不全或合并感染的患者须慎用。

（4）使用某些药物使茶碱清除率减低者，在停用合用药物后，血清茶碱浓度的维持时间会显著延长，应酌情调整用药剂量或延长用药间隔。

（5）茶碱制剂可致心律失常和/或使原有的心律失常恶化，应监测患者心率和节律的改变。

（6）大剂量可致中枢兴奋，服镇静药可防止。

（7）对于特殊人群而言，新生儿血浆清除率低，血清浓度增加，应慎用；老年人因血浆清除率降低，潜在毒性增加，55岁以上患者慎用。

4. 相互作用

（1）地尔硫䓬、维拉帕米可干扰茶碱在肝脏代谢，合用会增加茶碱血药浓度和毒性。

（2）西咪替丁可降低茶碱的肝清除率，合用时可增加茶碱的血清浓度及毒性。

（3）某些抗菌药物，如红霉素、罗红霉素、克拉霉素、依诺沙星、环丙沙星、氧氟沙星、左氧氟沙星、克林霉素和林可霉素等可降低茶碱清除率，增高其血药浓度，药物合用时应适当减量。

（4）苯巴比妥、苯妥英钠和利福平可诱导肝药酶活性，加快茶碱的肝清除率，茶碱也干扰苯妥英钠的吸收，合用时应调整剂量。

（5）与锂盐合用可使锂的肾排泄增加，影响锂盐的作用。

（6）与美西律合用，可减低本类药物清除率，增加血浆药物浓度，合用时应调整剂量。

（7）二羟丙茶碱、氨茶碱、多索茶碱与咖啡因或其他黄嘌呤类药合用时，毒性有累加作用，不宜联合使用；与麻黄素或其他肾上腺素类药物同时服用须慎重。用药期间也不宜同时食用含咖啡因的食品和饮料。

（三）PDE-4 抑制剂的不良反应及相互作用

1. 不良反应　PDE-4 抑制剂的主要不良反应有腹泻、恶心、体重减轻、失眠、焦虑等，且发生在治疗后第 1 周，随后逐渐消失且不影响继续治疗。

2. 相互作用　PDE-4 抑制剂代表药物罗氟司特，主要的药物相互作用均与 CYP3A4 酶的抑制剂或诱导剂有关。在 1 项由 16 例健康志愿者参与的药动学研究中发现，CYP3A4 诱导药利福平可使罗氟司特对 PDE-4 的抑制作用降低 58%。相反，当罗氟司特与 CYP3A4 抑制药红霉素合用，罗氟司特的血药浓度升高近 2 倍，不推荐罗氟司特与 CYP3A4 诱导药（如利福平、镇静催眠药、卡马西平或苯妥英钠）合用。在其药品说明书的标签中也增加了下列警告：当罗氟司特与强效 CYP3A4 抑制药（如三唑仑及蛋白酶抑制药）或与对 CYP3A4 和 CYP1A2 都有作用的抑制药（如红霉素、氟伏沙明及西咪替丁）合用时可使罗氟司特血药浓度升高，不良反应增加。

（四）抗胆碱药的不良反应及相互作用

1. 不良反应　抗胆碱药吸入剂型全身吸收少，耐受性良好，可安全用于平喘治疗。在推荐剂量下，抗胆碱药的不良反应多为可逆性，常见有头痛、头晕、咽喉刺激、咳嗽、口干、恶心和胃肠动力障碍。吸入性抗胆碱药的不良反应主要与其抗胆碱作用和吸入装置有关。

（1）泌尿系统：损伤膀胱逼尿肌的收缩功能，易引起急性尿潴留，尤其是伴有良性前列腺增生的老年患者或通过喷雾器吸入者。

（2）眼：异丙托溴铵可通过雾化面罩泄漏进入眼内，引起单侧瞳孔散大，大剂量可致双侧瞳孔散大，散瞳效应可持续数小时至 48 小时，儿童用药需特别注意。异丙托溴铵联合沙丁胺醇雾化吸入诱发青光眼的风险较高，对症治疗 1~2 周后急性症状可缓解，60 岁以上女性、有眼科病史者需特别注意用药。

（3）内分泌系统：大剂量频繁使用可导致口干。

（4）心血管系统：初用（31~365 天）长效抗胆碱药的慢性阻塞性肺疾病患者，发生严重心血管疾病的风险可增加 1.5 倍。LAMA 与 LABA 联合用药快速心律失常的风险增加，引发心脑血管事件的风险近似或略低于 LABA 与 ICS 联合使用的风险。

（5）对于因急性哮喘入院的患儿，在常规使用速效 β_2 受体激动剂的基础上加抗胆碱药（如异丙托溴铵），并不能增强疗效，也不能缩短患儿的住院时间。因此，需注意监护吸入性抗胆碱药临床应用的适宜性，避免滥用。

2. 相互作用

（1）复方异丙托溴铵气雾剂合并用药注意事项：复方异丙托溴铵气雾剂（每 1ml 含异丙托溴铵 0.42mg 和硫酸沙丁胺醇 2.4mg，每揿含异丙托溴铵 21μg 和硫酸沙丁胺醇 120μg），用药注意事项为：①与黄嘌呤衍生物、皮质类固醇和利尿剂合用可加重 β 受体激动剂引起的低钾血症，对有严重气道阻塞的患者低钾血症可增加服用地高辛出现心律失常的危险；②同时应用 β 受体拮抗剂可使支气管扩张效果显著降低；③对正在接受单胺氧化酶抑制剂或三环类抗抑郁药治疗的患者，合用 β 受体激动剂其作用可被增强；④吸入卤化羟类麻醉剂如卤烷、三氯乙烯和恩氟烷可以增加 β 受体激动剂对心血管作用的易感性；⑤用药过量时以沙丁胺醇所致不良反应为主，症状为 β 肾上腺素能过度刺激所致的心动过速、心悸、震颤、高血压、低血压、脉压增宽、咽痛、心律失常和面色潮红等。长时间治疗和局部用药，异丙托溴铵导致口干和视力调节障碍的症状较轻微短暂。

（2）格隆溴铵吸入粉雾剂合并用药注意事项：①不推荐与其他含抗胆碱能成分药物合并用药；②有机阳离子转运体抑制剂西咪替丁可影响格隆溴铵的肾排泄，使格隆溴铵总体暴露量增加 22%，肾排泄降低 23%；③与吸入给药的茚达特罗合并用药时稳态浓度影响不大。

（3）乌美溴铵 / 维兰特罗吸入粉雾剂合并用药注意事项：①与长期使用强效 CYP3A4 抑制剂合用会增加心血管不良反应，如伏立康唑、伊曲康唑、利托那韦、克拉霉素、考尼伐坦、茚地那韦、洛匹那韦、萘法唑酮、奈非那韦、沙奎那韦、泰利霉素和醋竹桃霉素等；②含有 β 肾上腺素受体拮抗剂的药品可能拮抗 β_2 肾上腺素受体激动剂（维兰特罗）的作用；③不推荐与其他长效毒蕈碱拮抗剂、长效 β_2 受体激动剂合用，因为可能增加吸入性毒蕈碱受体拮抗剂或 β_2 受体激动剂的不良反应；④与甲基黄嘌呤衍生物、类固醇或非保钾利尿剂合用治疗低钾血症，可能增强 β_2 肾上腺素受体激动剂的低血钾作用，因此应慎用。

（五）糖皮质激素平喘药的不良反应及相互作用

1. 不良反应　糖皮质激素的主要不良反应分为局部性和全身性不良反应。局部不良反应主要包括反射性咳嗽、支气管痉挛、口咽部声音嘶哑和念珠菌感染等。全身不良反应与给药剂量、给药途径和药物半衰期等因素有关。哮喘患者多用吸入剂型的糖皮质激素，长期吸入剂型的临床推荐剂量是比较安全的，但高剂量吸入会导致全身不良反应，如骨质疏松、肾上腺皮质轴抑制等。要特别注意儿童患者长期使用糖皮质激素会影响生长激素的分泌，可能使生长受限，降低免疫力，故儿童使用糖皮质激素治疗需要进行长期严密的监护。

2. 相互作用

（1）布地奈德的药物相互作用：强效 CYP3A4 抑制剂都可能引起布地奈德血药浓度的升高。

（2）糠酸氟替卡松维兰特罗吸入粉雾剂（Ⅱ）的药物相互作用：β_2 受体拮抗剂可能减弱或拮抗维兰特罗的作用，应避免与非选择性和选择性 β_2 受体拮抗剂合并用药。与强效 CYP3A4 抑制剂（如利托那韦）合用可能使糠酸氟替卡松和维兰特罗的全身暴露量增加，副作用增加。与其他拟交感神经药物联合应用不良反应增加。

（3）沙美特罗替卡松粉吸入剂的药物相互作用：沙美特罗替卡松（沙美特罗 - 丙酸氟替卡松）常用于哮喘和 COPD 的治疗，与其他药物，包括短效 β_2 肾上腺素受体激动剂、甲基黄嘌呤和经鼻吸入式皮质激素联合使用，产生的相互作用如下①当患者在使用单胺氧化酶抑制剂或三环类抑制剂治疗或停用这些药物的 2 周内使用本品应非常谨慎，因为沙美特罗对心血管系统的影响可能被加强；②沙美特罗可能急剧加重排钾利尿剂（如噻嗪类利尿剂）引起的心电图变化和低钾血症，尤其是当超过推荐剂量使用时应谨慎联合使用排钾利尿剂；③丙酸氟替卡松是 CYP3A4 酶的底物，与 CYP3A4 抑制剂（如利托那韦）联用将引起皮质醇全身性反应，如库欣综合征和肾上腺功能抑制。因此不推荐同时使用丙酸氟替卡松与利托那韦或其他 CYP3A4 抑制剂。

（六）白三烯调节剂的不良反应及相互作用

1. 不良反应　白三烯调节剂的安全性高于 β_2 肾上腺素受体激动剂，常见的不良反应是胃肠道症状，停药即可恢复正常，围生期用药无致畸作用，但儿童用药时需谨慎。孟鲁司特的安全性好，但可显著增加头痛、失眠、嗜睡、梦魇、烦躁、兴奋、抑郁、激惹等神经精神性不良反应，还可能引起胸痛、腹痛、肌痛、癫痫、呼吸困难、过敏和皮疹等。是否会引起变应性肉芽肿性血管炎或精神失常还存在争议，因果关系尚不明确。普仑司特可能引起头痛、失眠、皮疹、血管神经性水肿、肺嗜酸性粒细胞增多、关节痛、过敏性休克、嗳气、呕吐、腹痛、腹泻、便秘、发热、蛋白尿等，但耐受性良好。扎鲁司特可引起轻微头痛、咽炎、鼻炎及胃肠道反应。异丁司特、吡嘧司特不良反应类似，可有嗳气、恶心、呕吐、便秘、眩晕、皮疹等。甲磺司特研究资料极少，常见不良反应尚不明确。

2. 相互作用

（1）孟鲁司特：①经肝脏 CYP3A4 代谢，可使特非那定、阿司咪唑、西沙必利、咪达唑仑或三唑仑的血药浓度升高或毒性增加；②依非韦伦可诱导CYP3A4，降低孟鲁司特血药浓度；③克拉霉素、红霉素、齐多夫定、沙奎那韦抑制CYP3A4，可增加孟鲁司特血药浓度或毒性。

（2）扎鲁司特：①扎鲁司特是CYP2C9的底物和抑制剂，可升高其他CYP2C9抑制剂（如氟康唑、氟伐他汀）的血药浓度；②可抑制CYP2D6活性，使β肾上腺素受体拮抗剂、抗抑郁药和抗精神病药的血药浓度升高；③与阿司匹林合用血药浓度升高；④可增高华法林的血药浓度，使凝血酶原时间延长；⑤与红霉素、茶碱及特非那定合用使血药浓度降低。

（3）普仑司特：① 50%左右普仑司特经CYP3A4代谢，少量经CYP2C8、CYP2C9代谢，与CYP3A4抑制剂合用，血药浓度可增加50%；②高浓度对CYP3A4、CYP2C8、CYP2C9有抑制作用，但正常剂量不影响经这些肝药酶代谢药物的药动学；③与华法林合用可增加血药浓度；④与特非那定合用血药浓度降低。

（七）肥大细胞稳定剂的不良反应及相互作用

1. 不良反应

（1）富马酸酮替芬片：常见不良反应有嗜睡、倦怠、口干、恶心等胃肠道反应，偶见头痛、头晕、迟钝以及体重增加。

（2）色甘酸钠气雾剂/吸入用色甘酸钠胶囊：气雾或粉末吸入时少数患者有咽部刺激感、呛咳、恶心、胸闷等反应，系由刺激所致。偶有在治疗数周后症状加重，或出现皮疹、排尿困难。极少数人在开始用药时出现哮喘加重。对色甘酸钠及氟里昂或药品附加剂过敏者禁用。

2. 相互作用

（1）富马酸酮替芬片：①可增强其中枢抑制和酒精作用，应避免合用；②大剂量酮替芬短时间使用可增强卡马西平、苯巴比妥的抗惊厥作用；③与抗癫痫药合用可使修复运动中枢的协调功能的作用增强；④大剂量的酮替芬与丙戊酸钠合用会导致记忆功能损伤；⑤与特布他林合用可使特布他林作用时间延长。

（2）色甘酸钠气雾剂/吸入用色甘酸钠胶囊：①与肾上腺素、异丙肾上腺素合用疗效和不良反应均增加；②与组胺合用，经呼吸道吸收的组胺能增加色甘酸钠在肺部的吸收速率。

（八）H_1受体拮抗剂的不良反应及相互作用

主要的不良反应为中枢镇静作用。需要注意的是特非那定和阿司咪唑可能导致严重的心脏不良事件，使用时需谨慎。

1. 不良反应

（1）肝脏：偶尔出现肝功能异常，需注意观察，可采取减量、停药等适当措施减轻肝脏副作用。

（2）胃肠道：恶心、呕吐、腹痛、腹胀、便秘、腹泻和胃部不适，偶有胃部不消化、食欲减退。

（3）血液：导致红细胞数和血色素量下降。

（4）精神神经系统：头痛、嗜睡、失眠、头昏、全身疲倦感等症状。

（5）过敏反应：偶见全身痒、皮疹等过敏症状，应立即停药。

（6）泌尿系统：偶见膀胱刺激症状，应停止用药。

（7）其他：偶见心悸、水肿、面部红晕、鼻出血、口腔炎等症状。

2. 相互作用

（1）地氯雷他定：①本品与红霉素合用，可能使心电图 Q-Tc 间期延长；②与其他抗交感神经药或有中枢神经系统镇静作用的药合用会增加嗜睡感；③不能通过血液透析排出体外。

（2）西替利嗪：未发现与其他药物相互作用的报道，但同时服用镇静剂时应谨慎用药。

（3）盐酸氮䓬斯汀：①服药期间不应同时服用其他抗组胺药，以免加重嗜睡、眩晕的不良反应；②在饮酒或使用中枢神经系统抑制剂时，会加重中枢神经系统抑制作用；③与西咪替丁同时服用可使本品生物利用度提高 65%。

（4）盐酸非索非那定胶囊：①与红霉素合并用药时会导致该药的血药浓度升高；②与抗酸剂药物存在相互作用，不应与铝、镁抗酸剂同时服用。

第三节　止咳平喘药临床应用的药学监护原则

咳嗽、咳痰、喘息是呼吸道疾病如急性上呼吸道感染、急性气管 - 支气管炎、支气管扩张症、慢性阻塞性肺疾病、支气管哮喘、慢性咳嗽、肺炎、肺脓肿等常见病的临床症状。当诊断明确针对病因进行治疗时，合理使用止咳平喘药能缓解或控制症状，是控制病情提高患者生活质量的重要治疗手段。如何根据哮喘患者的不同临床表现对哮喘急性发作期、慢性持续期和临床缓解期给予不同的用药方案以获得最佳疗效是药学监护的重点，通过药学监护可提高患者的用药依从性以获得最佳药物治疗效果。

一、止咳平喘药临床应用的监护要点

止咳平喘药分类较多，作用机制不同，临床疗效明显，应用广泛。因许多咳嗽和喘息病因不明，临床上多采用合并治疗药物的方案。而不同药物的作用机制以及作用环节对机体产生不同的作用。因此，使用止咳平喘药，特别是对于特殊病理生理状态的患者及合并多种药物的患者，药学监护非常

必要。

药学监护主要包括三个阶段：一是治疗前评估，即评估患者的治疗需要及拟定治疗目标，制定治疗方案；二是治疗中监护，即评价观察治疗过程的用药方案是否获益，能否实现治疗目标，对医嘱的依从性；三是治疗后随访，即为维持患者的治疗效果和评价长期用药的效益进行随访监护，以帮助患者解决用药问题，降低药物不良反应。

（一）治疗前评估

1. 收集整理患者治疗的相关信息　在开始治疗前，药师应查看患者的病历、院前医嘱、用药史，通过药学问诊，询问患者、医师、护士或家属，收集患者疾病的主、客观信息，建立药学病历，分析疾病诊断与用药史，整理药物治疗方案。采集信息包括：患者的人口学资料（姓名、性别、民族、出生日期、职业、地址等），患者的管理资料（就诊科室、床号、医师、处方、患者识别号等），患者的医学资料（身高、体重、过敏史、既往疾病史、生命体征、各项检测结果等），药物治疗资料（入院前使用的药物、用药方案、患者用药的依从性、药物耐受性、药物不良反应等），患者行为及生活方式资料（饮食习惯，香烟、酒精、咖啡因的使用情况，有无滥用其他物质，性格类型，日常起居活动等），以及患者的社会经济情况等。

2. 明确与药物治疗相关的问题　将收集到的患者信息进行整理、归纳和分析，筛选出与药物治疗相关的关键问题，并根据患者的疾病种类、病情轻重、用药效应及依从性、经济情况等多方面进行评估。

（1）考虑患者是否有使用止咳平喘药的禁忌证：了解患者是否服用过止咳平喘药，有没有过敏史或其他不良反应史；是否存在不适用止咳平喘药的特殊生理、病理状况，如婴幼儿、妊娠期或哺乳期妇女；是否存在不能使用止咳平喘药的严重肝肾功能障碍；是否存在可能与止咳平喘药发生不良相互作用的合并用药情况；是否有绝对禁忌证或相对禁忌证。

（2）考虑患者是否有使用止咳平喘药治疗的指征：有明确的用药指征，需考虑所选用的止咳平喘药是否适宜所治病症。如，剧烈干咳或刺激性咳嗽，可以考虑选用可待因、右美沙芬或其复方制剂止咳药。但如果是伴有咳嗽、咳痰的患者，则不宜使用可待因或右美沙芬，因为中枢性止咳药能抑制咳嗽反射以及呼吸道腺体分泌和纤毛运动，可使大量痰液阻塞呼吸道，继发感染并加重病情。因此，根据患者病症选用正确的药物非常重要。

（3）考虑各种止咳平喘药的剂型及相应的药动学和药效学特点：使选用的药品剂型、剂量、给药途径和给药方案正确合理。对复方制剂要注意是否存在重复用药，是否存在潜在不良反应，以及药物相互作用。

(4)考虑患者的用药依从性:患者对药物治疗的理解和接受程度,以及患者的经济因素会对药物治疗产生影响。将与患者用药相关的问题进行整理和分析,为患者分析药物治疗的安全性、有效性和经济性。

3. 评估患者的健康需要及明确药物治疗目标　针对患者对自己健康状况的评估与治疗获益的期待,要制订能实现临床结局的个体化药物治疗方案,以有效解决患者药物治疗的问题。

(二)治疗中监护

开展药物治疗监护的主要目的在于动态地、有针对性地观察止咳平喘药服用过程中的有效性和安全性。在开始监护前,应根据药品说明书、患者用药史列出药物治疗相关问题,制订患者的药学监护计划。监护计划的目的是评价患者是否达到药物治疗目标,并发现药物治疗方案实际存在的问题和潜在的不良反应,以及实施患者用药教育。

1. 治疗有效性的监护　首先监护患者是否按治疗计划接受了药物的规范治疗,主要是核查服用药品的品名、规格、剂量和用法;其次根据患者的诊断和病情程度确定有效性评价指标,如临床症状评价指标(咳嗽、气促和呼吸困难的缓解情况),辅助检查指标(肺功能、动脉血气分析和炎症因子),是否达到良好的症状控制并维持正常的活动水平等。

2. 治疗安全性的监护　安全用药是药物治疗过程中监护的重要内容,特别是药物预期和非预期的不良反应对患者的影响,是否需要停药或换药,如过敏反应、肝功能损害,长期大量服用中枢性止咳药出现的呼吸抑制、成瘾,或长期使用糖皮质激素导致的血糖和血压控制不佳、免疫功能降低及撤药综合征等。此外,应重点监护特殊生理、病理状况下的患者应用止咳平喘药后诱发不良反应的风险,或合并用药产生的药物相互作用诱发的不良反应。一旦出现严重药物不良反应,应立即停药并采取相应的治疗措施。因此实施治疗安全性监护,建立医患、药患的合作关系实现对用药的管理,与患者制定治疗管理的共同目标,帮助患者及其家属获得疾病的知识、自信和技能,是提高疗效、保障用药安全的重要一环。

3. 患者用药教育　在药物治疗期间,经常会遇到患者对药物治疗方案依从性较差的问题。依从性受多种因素的影响,包括治疗方案复杂性,患者对治疗方案的理解程度、对药物治疗益处的认知度、对药物不良反应的可接受程度、对用药费用的承受能力,以及对医师的认可度等。用药教育是要让患者通过学习用药常识,理解用药目的和用药方案,知晓药物疗程和药物效应,以提高用药依从性。教育的重点是要让患者接受治疗方案,按时、按量、正确地用药,正确使用吸入等治疗装置,并及时反映自身是否存在对药物治疗的疑惑,或是否出现药物不良事件。药师应及时、有效、有针对性地在监护中开展用药教育，为患者分析处方和医嘱，耐心地解释每种药物的作用、用药目的、治疗效果，并帮助患者正确理解药品说明书；帮助患者为药盒贴标签避免误用，告知药品如何保存，鼓励患者加强慢性疾病知识的学习，提高药物治疗的自我管理能力，有效帮助患者解决用药中的问题。

（三）治疗后随访

治疗后随访是指针对疾病治疗情况，药师对住院患者进行动态监护，或对出院患者进行定期随访，评价临床指标的好转程度以及患者重要功能指标的改善程度，了解患者对整个治疗过程的认知度、接受度、满意度和康复情况。

随访可以采用门诊随访、电话随访、家庭随访以及与处方医师讨论等形式。随访方式需要提前告诉患者，制定随访计划并及时跟进，根据患者对治疗及用药的相关需求制定随访方案，如实记录随访内容。在随访期间首先要评估干预的效果，药师通过对监测计划中每一个参数与预期的终点指标之间的差距进行评估，判断是否实现了药物治疗目标（疗效监护，如咳嗽和喘息的控制），或者是否出现药物不良反应（安全性监护，如头晕、恶心、心律失常、血压升高）。如未实现药物治疗目标，或出现不能耐受的不良反应，应及时分析原因，重新调整药物治疗方案，并加强患者自我管理的教育。针对调整的药物治疗方案重新设计药学监护计划并予以执行。

随访评估及后续干预记录文档对于患者建立连续的监护是至关重要的。相关记录文档还应包括与预期结果相比的患者的实际结局，以及患者可能正遇到的新问题。记录随访评估，可以让医务人员更好地理解药学监护的价值，从而使患者得到更好的治疗后监护。

二、儿童患者的用药监护

（一）儿童的生理特点和用药原则

儿童是指年龄为0~14周岁的孩子。儿童正处于生长发育期，许多脏器的发育尚不完全，在生理上与成人有较大差异，特别是对药物的吸收、分布、代谢和排泄不同于成人。因此，在用药上不能按照千克体重将成人药物及剂量折算给儿童用药。特别是2岁以下的婴幼儿生理特点更加特殊，在药物选择和给药剂量上要特别谨慎。

1. 掌握影响儿童药效学和药动学的特殊因素　儿童体内药物代谢及排泄功能较低，大部分药物进入儿童体内会产生更强的和更持久的药理作用。新生儿肝微粒体酶缺乏，肾小球滤过率仅为成人的20%，对药物的结合、代谢能力相对缺乏，因此药动学特殊，不能随意给患儿用成人药，用药不当将导致严重后果。

2. 诊断明确，用药指征明确　首选安全有效的药物，尽量按照药品说明书用药。如哮喘儿童急性发作使用支气管舒张剂联合大剂量布地奈德雾化，疗效优于单用支气管舒张剂，能减少口服激素的使用，降低再住院率。抗 IgE 单克隆抗体只能用于 6 岁以上儿童。

（二）药学监护原则

1. 儿童呼吸系统疾病的病理生理特点　儿童患有呼吸系统疾病时，常出现换气障碍，如支气管哮喘以气体分布不均为主，急性呼吸窘迫综合征以肺内分流增加较显著，一般肺部疾病时普遍出现通气与血流比例失调。儿童特别是婴幼儿没有鼻毛，鼻腔黏膜柔弱且富于血管，易受感染。感染时由于鼻黏膜充血肿胀常使得狭窄的鼻腔更加狭窄甚至闭塞，导致呼吸困难，因此即使普通感冒，婴幼儿也有可能发生呼吸困难。另外，儿童呼吸频率较快，年龄越小，呼吸越快，所以婴幼儿肺炎患者容易发生呼吸衰竭。

2. 监护的原则和要点　用药后重点监护患儿的呼吸次数、呼吸音、是否发绀、吸气时胸廓凹陷、吸气喘鸣、呼气呻吟、杵状指等临床表现，这些症状具有很重要的病理生理学意义。注意药物不良反应，加强观察和听诊。呼吸功能不全首先表现为呼吸增快，听诊时要注意呼吸音强弱和性质，不能只注意啰音。皮肤发绀可以反映血流的快慢，也是血氧下降的重要表现指征。当婴幼儿上呼吸道梗阻或肺部实变时，出现"三凹征"，即胸腔内负压增高可引起胸骨上、下级肋间凹陷，结果吸气时胸廓不但不能扩张反而下陷。在新生儿呼吸窘迫综合征时，下呼吸道梗阻和肺部不张可引起呼气呻吟。临床药师应掌握儿童呼吸道疾病的病理生理特点，及时评估药物疗效，监护患儿用药安全。

（三）用药选择及监护

1. 糖皮质激素　全身应用糖皮质激素是治疗儿童重症哮喘发作的一线药物，早期使用可以减轻疾病的严重度。对于呼吸道感染和气道痉挛，也可用雾化吸入性糖皮质激素的给药方案，布地奈德脂溶性高，安全性良好，是儿科雾化治疗的一线药物。但糖皮质激素长期用药会影响儿童的生长发育，降低机体免疫功能，准确的剂量和合适的疗程是用药监护重要内容。

2. 半胱氨酸白三烯受体拮抗剂　对运动诱发哮喘及哮喘伴随鼻窦炎有效，但对于已经接受大剂量其他治疗药物的哮喘患者，其作用很有限。临床常用孟鲁司特，单用或联合吸入性糖皮质激素对哮喘有效，可减少吸入性糖皮质激素的剂量，建议患儿睡前服用。联合用糖皮质激素的患儿不能突然停用糖皮质激素，要逐渐减量，并加强临床监护。本类药不良反应一般较轻微，通常不需要中止治疗，常见腹痛和头痛症状。

3. 茶碱类药物　静脉滴注氨茶碱可以用于儿童危重症哮喘的治疗。由于茶碱的中毒剂量与其治疗剂量相当接近，要特别关注其血药浓度，以血药浓度监测值指导剂量调整，应密切观察疗效，同时要加强不良反应监护。茶碱的血浆浓度为10~20mg/L，可获得满意的支气管舒张效应，但当血浆浓度高于20mg/L，茶碱的不良反应发生率将明显增加。

4. 止咳祛痰药

(1)祛痰药的应用及监护：咳嗽虽然有利于清除呼吸道分泌物，但是由于儿童，特别是婴幼儿的呼吸道较狭窄，发生炎症反应时黏膜肿胀，渗出物较多，容易引起呼吸道梗阻而出现呼吸困难。因此，在呼吸道感染，尤其是肺炎时可使用祛痰药。儿科常用的祛痰药是氨溴索和乙酰半胱氨酸，氨溴索可口服或雾化吸入，要尽量避免与中枢性止咳药(如右美沙芬)同时使用，以免稀化的痰液堵塞气道。乙酰半胱氨酸在肝功能不全时血药浓度会增高，应适当减量。婴儿雾化给药后应及时进行吸痰，避免呼吸道阻塞。祛痰药多数可致恶心、呕吐，所以要控制用量及疗程，以免导致电解质紊乱。

(2)止咳药的应用及监护：儿童一般应少用止咳药，多痰或肺淤血患儿应禁用，儿童禁用具有成瘾性的中枢性止咳药，如可待因及含可待因的复方制剂，该类药的呼吸中枢抑制作用将对患儿产生严重后果，2岁以下婴幼儿禁用，2~6岁儿童慎用。少数剧烈咳嗽或伴有胸痛和高张性气胸的患儿，可给予止咳药，但必须严格控制、谨慎应用。止咳药可选用右美沙芬、喷托维林，小剂量时是安全的，治疗剂量不抑制呼吸，常见不良反应为头晕和胃肠功能紊乱。儿童使用止咳药3~7天若效果不明显，应停药，并作进一步检查以调整治疗方案。

三、老年患者的用药监护

(一)老年人生理特点和药学监护原则

老年人组织器官功能减退，具有特殊的病理生理因素，特别是胃肠功能、肝肾功能减退，对老年人身体各个系统均有不同程度的影响，从而影响药物在体内的吸收、分布、代谢和排泄。另外，许多老年人患有多种慢性疾病，如高血压、糖尿病、骨质疏松等，常合并使用多种药物。因此，老年患者用药时的药物相互作用是影响药物的药效学和药动学的主要因素，会引起药物的血药浓度升高或降低，甚至发生严重的药物不良反应。所以，要关注老年患者用药的特殊性，尽量以最少的品种、个体化的有效剂量达到治疗目的。老年患者特别需要用药监护，提高用药依从性是提高疗效、减少药物不良反应的主要手段。

(二)用药选择及监护

1. β_2受体激动药　由于老年患者的肺活量下降，肺通气与换气功能减退，尤其是慢性阻塞性肺疾病的老年患者，吸入肺部的药量可能比一般成人少。因此，对于急重症老年患者可用静脉给药。但静脉用药血药浓度升高较快，不良反应发生率增加，所以要谨慎给药剂量，加强用药监护。治疗哮喘的常用药物有：沙丁胺醇、特布他林、沙美特罗和福莫特罗，一般选择雾化给药。

β_2受体激动药的常见心血管不良反应有心率加快、心悸、心律失常、心肌缺血、血压升高或降低、心绞痛和外周血管舒张，且呈剂量相关性。由于老年患者心功能下降，心脏充盈受限，心输出量和搏出量下降，心脏供血不足等都会导致对以上药物不良反应敏感性增加，加重原有病情，因此要避免大剂量使用。对于糖尿病患者，要特别关注可能引起低血钾，要加强监测患者的电解质。

2. 糖皮质激素　首选吸入性糖皮质激素，包括：氟替卡松、布地奈德、丙酸倍氯米松等。吸入性糖皮质激素全身不良反应较少，但吸入激素容易引起口咽部真菌或者其他条件致病菌的感染，所以监护要点是让患者正确使用吸入装置，嘱咐患者每次吸入药物后充分清水漱口。病情急重时，吸入给药无法控制症状，可全身用糖皮质激素控制病情。口服糖皮质激素的不良反应涉及心血管、内分泌、骨骼肌、神经、消化、免疫、血液等多系统，影响糖、蛋白质、脂肪和电解质的代谢和分布。对于合并高血压、血栓性疾病、消化系统疾病、电解质代谢异常、心肌梗死等慢性病的老年患者，使用糖皮质激素时应权衡利弊，且应注意病情恶化的可能。老年患者使用止咳平喘药物时常见的相互作用有：①与非甾体抗炎药合用可能增加或加重消化道溃疡，需监护患者是否出现消化道不适的症状或大便隐血；②糖尿病患者使用糖皮质激素，可使血糖升高，与降糖药物合用时，应严密监测血糖，适当调节降糖药物的用量；③与强心苷合用可提高强心效应，但也增加洋地黄毒性及心律失常的发生率，两者合用宜适当补钾；④与利尿药（如噻嗪类或呋塞米）合用，可造成低血钾症，应注意监测患者的电解质浓度。

3. 茶碱类药物　茶碱类药物治疗窗窄，老年患者使用茶碱类药物消除较慢，应减少用药剂量。对伴有冠心病或者低钾血症患者用低剂量也可能出现异位心率（如室性心动过速）。对喘息严重静脉给药的患者，可采用首次负荷剂量的方案，但要控制静脉滴注速度。注意监测血药浓度，结合血药浓度及时调整给药剂量和给药频率。茶碱缓释片浓度波动小，作用持久缓慢，适合老年患者服用，可提高用药依从性。多种药物可影响茶碱在肝脏的代谢，如大环内酯类抗生素、喹诺酮类抗菌药物、苯巴比妥、利福平、H_2受体拮抗剂、洋地黄类药物和普萘洛尔等，这些药可导致老年患者的茶碱血药浓度异常波动，应注意监测血药浓度的变化。

4. 止咳祛痰药　老年患者神经功能萎缩，功能衰退，对中枢抑制药的反应敏感性增高，容易发生呼吸抑制，尤其是对于慢性阻塞性肺疾病患者。所以，老年患者应尽量避免使用中枢性止咳药。对于痰液多的老年咳嗽，临床常用祛痰药缓解症状，常用药物有溴己新、氨溴索、乙酰半胱氨酸和羧甲司坦等，但这些药物均有消化道不良反应，可引起恶心、呕吐、胃炎等，要重点监护消化系统的症状。

5. 抗胆碱药　常用药物有异丙托溴铵和噻托溴铵。抗胆碱药抑制腺体分泌，导致痰液变稠难以咳出，所以不适合于纤毛清除功能减弱咳嗽无力的老年患者。另外，老年患者胆碱受体减少，对于患前列腺肥大、青光眼、心脏疾病、排尿困难和便秘的老年患者不宜使用。

6. 半胱氨酸白三烯受体拮抗剂　主要有孟鲁司特和扎鲁司特。孟鲁司特的用量无年龄差异。扎鲁司特对于老年患者来说，在 65 岁以上的患者的曲线下面积（AUC）和血药峰浓度（C_{max}）为年轻人的 2 倍，血浆清除率降低，因此要注意减少给药剂量。老年患者使用扎鲁司特后可能出现明显的不良反应，如头痛、腹泻、呕吐、咽炎和呼吸道感染率增加，但症状较轻，不必终止治疗。

四、妊娠期及哺乳期妇女的用药监护

（一）妊娠期及哺乳期的生理特点和一般用药原则

1. 药物对妊娠期胎儿的影响　胎盘的药物通透率很高，所以大部分药物都可能透过胎盘影响胎儿。许多药物对胚胎发育的影响包括染色体和基因异常、自然流产、死胎、早产、低出生体重、先天缺陷和器官功能性异常。导致胚胎畸形的关键阶段通常是器官形成期，即妊娠早期 3 个月以内，这个时期要尽量避免或减少用药，建议做好详细的产检记录，重点是胚胎发育期中所用药物和药物接触史。虽然曾经妊娠期用药主要根据美国食品药品管理局（FDA）的药物妊娠期毒性分类，协助医师开具安全的药品处方。但是，无妊娠期分级的药物不意味着妊娠期使用是绝对安全的，例如大部分外用药物就没有妊娠期分级。因此，妊娠期用药分级目前已不作为使用或禁用的依据，需要医生根据妊娠期不同阶段的特点，胎儿发育情况以及疾病的严重程度等多种因素综合后权衡利弊使用。

2. 药物对哺乳期婴儿的影响　大多数药物可由血液转运到乳汁中，乳儿就间接成为药物的接收者。因此，哺乳期妇女用药必须考虑药物进入乳汁对婴儿产生的影响。乳汁中的药物浓度与药物的剂量、药物的血浆蛋白结合率（结合率低的药物易进入乳汁）、药物分子量（分子量小的药物易进入乳汁）、pH（碱性药物易进入乳汁）、脂溶性和解离度（非离子型脂溶性高的药物易进入乳汁）等因素有关。一般母乳中的药物浓度远远低于婴儿的治疗剂量，但如果长期用药，剂量较低的药物产生积累，仍可能在婴儿体内蓄积而对婴儿产生不良影响。因此，哺乳期重复给药要对婴儿进行监护，如哺乳期妇女病情需要必须用药，则应停止哺乳。

（二）用药选择及监护

1. β_2 受体激动药　妊娠期间使用吸入剂型 β_2 受体激动药是比较安全的。短效药物沙丁胺醇、特布他林为孕妇首选治疗药物。吸入式给药不良反应发生率相对较低，停药后可以逆转。长效的福莫特罗、沙美特罗仅在必要时才可使用，动物实验显示沙美特罗有致畸作用。妊娠末期须考虑药物的潜在分娩抑制作用。

哺乳期不宜使用口服 β_2 受体激动药，吸入剂型给药进入乳汁的药量较少，可不必中断哺乳。

2. 糖皮质激素　糖皮质激素吸入剂型是妊娠期女性治疗哮喘的首选药物之一。倍氯米松和布地奈德已广泛用于孕妇，安全性较好，可优先选用。全身给药仅用于哮喘急性恶化和严重哮喘。妊娠前三个月使用糖皮质激素吸入剂型或接受糖皮质激素全身给药，一般无须终止妊娠。哺乳期妇女需要进行长期治疗（数月）的建议停止哺乳。

3. 茶碱类药物　茶碱仅用于吸入 β_2 受体激动药及糖皮质激素控制哮喘不佳时选用。用药期间应监测稳态血药浓度，维持在 10~20μg/ml。孕妇在临近分娩时要严密监测茶碱的血药浓度，注意调整剂量，以免导致新生儿体内药物蓄积产生毒性反应。

茶碱可用于哺乳期，但应避免使用二羟丙茶碱。哺乳期使用中等剂量的茶碱耐受性较好，缓释片的应用较广泛。需注意大剂量用药会增加婴儿烦躁不安的发生率，经静脉或直肠给药时这种影响更明显。

4. 抗胆碱药　尽管妊娠期使用短效抗胆碱药异丙托溴铵吸入剂的临床数据有限，但该药似乎不会增加先天性畸形发生率或造成不良妊娠结果。如果治疗需要，妊娠期间可使用异丙托溴铵吸入剂。妊娠期间慎用长效抗胆碱药物噻托溴铵。如已经使用噻托溴铵的女性怀孕，无须终止妊娠或进行特定诊断。

目前哺乳期使用异丙托溴铵、氧托溴铵的临床资料有限，但异丙托溴铵被认为哺乳期用药具有较好的耐受性。哺乳期治疗哮喘异丙托溴铵优于氧托溴铵。

5. 半胱氨酸白三烯受体拮抗剂　除特殊情况外，孕妇应避免使用此类药物。如孕妇患有顽固性哮喘，且受孕前用了孟鲁司特，药物疗效优于其他药物可考虑继续使用。如在妊娠前三个月使用该类药物，建议进行孕期体检，观察胎儿发育情况，如胚胎无异常无须终止妊娠。不建议将孟鲁司特、扎鲁司特用于哺乳期女性哮喘发作的辅助治疗。当常规方法治疗哮喘效果不佳时，可以考虑使用孟鲁司特，但应该严密监护婴儿的状况，或停止哺乳。

6. 止咳祛痰药　右美沙芬妊娠前 3 个月内禁用。可待因禁用于孕妇，可待因可透过胎盘使胎儿成瘾，引起新生儿戒断症状，分娩时导致新生儿呼吸抑制。*N*- 乙酰半胱氨酸、溴己新可作为黏痰溶解药使用。妊娠前三个月禁用氨溴索和含碘的黏痰溶解药。

目前没有哺乳期使用止咳药对婴儿影响的研究报道。哺乳期可以单次给予右美沙芬进行治疗。当吸入治疗或湿化疗法不奏效时，可以使用乙酰半胱氨酸、氨溴索、溴己新作为哺乳期的黏痰溶解药。应该避免使用羧甲司坦、愈创木酚、愈创甘油醚和美司钠。

五、肝肾功能异常者的用药监护

（一）肝功能不全患者药学监护

肝脏是绝大多数药物代谢转化的主要器官，也是机体三大营养物质、维生素和激素合成代谢的重要场所。肝脏内含有丰富的酶，各种代谢活动十分活跃。大多数药物在肝内经生物转化后排出体外。许多药物本身或其代谢产物对肝脏具有明显的毒性作用，可造成肝脏的损害和病变。当肝脏受到比较严重且广泛的损害时导致肝功能不全，表现为明显的物质代谢障碍、解毒能力减弱、胆汁淤积和排泄障碍，以及凝血功能异常等病变。

常见的止咳平喘药主要经肝脏代谢，CYP450 酶系是肝脏中最重要的药物代谢酶，通过 I 相代谢将药物转化为活性代谢产物，或使药物作用减弱或灭活。肝功能下降将使肝药酶活性降低，使药物代谢速度变慢。同时肝功能不全时，肝脏合成白蛋白的能力减弱，血浆蛋白浓度降低，导致药物与血浆蛋白结合率减少，使游离药物浓度增加。此外，肝病患者有时会引起胆管闭塞症，影响药物从胆汁排泄。肝功能异常者应慎用或在监测肝功能的前提下使用止咳平喘药，监测血清谷丙转氨酶（又名丙氨酸氨基转移酶）、谷草转氨酶（又名天冬氨酸氨基转移酶）和胆红素等指标。当合用影响 CYP450 酶系活性的药物时，应特别注意观察其相互作用可能带来的不良后果，调整给药方案。

常用止咳药可待因、右美沙芬主要在肝脏经 CYP3A4 和 CYP2D6 酶代谢，这两种酶的基因多态性可导致药动学参数的改变，影响疗效。如右美沙芬可能导致氨基转移酶升高，CYP2D6 超快代谢者可使可待因的呼吸抑制不良反应风险明显增加。

常用平喘药如噻托溴铵给药剂量的 25% 经 CYP2D6 和 CYP3A4 氧化后与谷胱甘肽结合，生成Ⅱ相代谢物。糖皮质激素类平喘药如布地奈德、氟替卡松主要由 CYP3A4 同工酶参与代谢，与 CYP3A4 抑制药合用，可能导致生物利用度及血药浓度增加。如肝病患者布地奈德的暴露剂量增高；丙酸氟替卡松经 CYP3A4 代谢成无活性代谢物，强效 CYP3A4 酶抑制药可抑制其代谢，使生物利用度及血药浓度增加；孟鲁司特在肝脏经 CYP3A4、CYP2A6 和 CYP2C9 同工酶代谢，应注意与其他药物的相互作用。

（二）肾功能不全患者药学监护

肾脏是绝大多数药物排泄的主要器官，通过尿液将体内的代谢产物和某些毒物排出体外。大多数水溶性药物和某些经肝脏Ⅰ相代谢后转化为水溶性的代谢产物均可通过肾脏排泄。当肾功能不全、尿少或无尿时，肾脏排泄药物的能力大大减弱，经肾脏排泄的药物的生物半衰期延长。如果代谢产物仍具有活性，将导致药物或其代谢物在体内蓄积产生毒副作用。肾功能不全时血浆蛋白浓度降低，药物的血浆蛋白结合率降低，对与血浆蛋白结合率较高的药物的体内过程产生较大影响，使游离药物浓度增加，药物作用增强，副作用增加。

止咳平喘药经肝代谢后主要经肾排泄。肾功能不全和老年患者使用止咳平喘药时应谨慎，要注意观察相关的药物不良反应，并定期进行肾功能检查，一旦发现异常，应停药并及时就诊。如磷酸可待因有致尿潴留及急性肾衰竭的报道；双氢可待因也会引起尿潴留，大剂量使用后还可引起急性肾衰竭和间质性肾炎。异丙托溴铵、噻托溴铵等抗胆碱受体拮抗剂常可见尿潴留。肾功能不全患者使用布地奈德、氟替卡松时可发生液体潴留。这类患者用药时应避免与肾毒性大的药物合用，并定期监测肌酐、尿素氮和半胱氨酸蛋白酶抑制剂 C 等指标，评估肾功能情况，必要时应及时停药或调整剂量。常见止咳平喘药在肾功能不全时的剂量调整见表 2-11。

表 2-11 常见止咳平喘药在肾功能不全时的剂量调整

止咳药 / 平喘药	肾功能不全时剂量
磷酸可待因	轻度肾功能不全者（GFR ＞ 50ml/min）无须调整剂量 中度肾功能不全者（GFR 为 10~50ml/min）用量降低为常规剂量的 75% 重度肾功能不全者（GFR ＜ 10ml/min）用量降低为常规剂量的 50%
双氢可待因	应减量，但具体推荐剂量尚未确定。透析患者应延长给药间隔时间
右美沙芬	慎用，尚无可靠的剂量调整参考资料
硫酸沙丁胺醇	肾功能损害者需减少用量，尚无可靠的剂量调整参考资料

续表

止咳药/平喘药	肾功能不全时剂量
硫酸特布他林	轻度肾功能不全者（GFR ＞ 50ml/min）无须调整剂量 中度肾功能不全者（GFR 为 10~50ml/min）剂量为常规用量的 1/2 重度肾功能不全者（GFR ＜ 10ml/min）应避免使用本药
盐酸班布特罗	GFR ≤ 50ml/min 的患者，建议初始剂量给予 5mg。根据临床疗效，1~2 周后可增至 10mg
阿福特罗	无须剂量调整
茚达特罗	无须调整剂量
氨茶碱	应酌情调整剂量或延长用药间隔
二羟丙茶碱	需调整剂量，尚无可靠的剂量调整参考资料
噻托溴铵	无须调整剂量，但对中、重度肾功能不全者（肌酐清除率＜ 50ml/min）必须进行密切监控
阿地溴铵	无须调整剂量
丙酸倍氯米松	使用气雾剂时，肾功能受损患者无须调整剂量
丙酸氟替卡松	使用气雾剂时，肾功能受损患者无须调整剂量
色甘酸钠	肾功能减退者应减量，尚无可靠的剂量调整参考资料
扎鲁司特	无须调整剂量
普仑司特	肾功能减退者应酌情减量，尚无可靠的剂量调整参考资料
罗氟司特	无须调整剂量

注：GFR 为肾小球滤过率。

总之，药师在开展临床用药监护时应注意观察患者的体征，如皮肤是否黄染，肝脏功能，以及肌酐、尿素氮、半胱氨酸蛋白酶抑制剂 C 和胆红素等指标的水平，24 小时尿量的出入量是否平稳等。此外，还需要密切观察患者经药物治疗后临床症状的改善情况。在临床实践中药师对患者进行药学监护可以提高药物治疗的安全性，以保障患者获得最佳用药利益。

（李　黎　盛长城　高　玲　陈　琦　白　雪　钱　鑫）

参 考 文 献

[1] 中华医学会儿科学分会呼吸学组,《中华儿科杂志》编辑委员会. 儿童支气管哮喘诊断与防治指南(2016年版). 中华儿科杂志,2016,54(3):167-181.

[2] 李昌崇,朱丽丽. 儿童支气管哮喘急性发作期治疗进展—各国支气管哮喘防治指南比较. 中华实用儿科临床杂志,2017,32(16):1209-1214.

[3] 中华医学会儿科学分会呼吸学组. 白三烯受体拮抗剂在儿童常见呼吸系统疾病中的临床应用专家共识. 中华实用儿科临床杂志,2016,31(13):973-977.

[4] 中华医学会临床药学分会《雾化吸入疗法合理用药专家共识》编写组. 雾化吸入疗法合理用药专家共识(2019年版). 医药导报,2019,38(2):135-146.

[5] 中华医学会呼吸病学分会《雾化吸入疗法在呼吸疾病中的应用专家共识》制定专家组. 雾化吸入疗法在呼吸疾病中的应用专家共识. 中华医学杂志,2016,96(34):2696-2708.

第三章　常见疾病止咳平喘药物治疗的药学监护

第一节　慢性阻塞性肺疾病

一、概　　述

慢性阻塞性肺疾病（简称慢阻肺，chronic obstructive pulmonary disease，COPD）是一种常见的、可以预防和治疗的疾病，以持续气流受限为特征，通常与肺和气道暴露于有毒颗粒或气体环境中引起慢性炎症反应增强有关。最常见的呼吸道症状包括呼吸困难、咳嗽和/或咳痰。持续气流受限是慢性阻塞性肺疾病的特征，其气流受限多呈进行性发展，是小气道（阻塞性支气管炎）和肺实质破坏（肺气肿）共同引起的，肺功能检查对确定气流受限有重要意义。在吸入支气管扩张剂后，第1秒用力呼气容积（FEV_1）/用力肺活量（FVC），即 $FEV_1/FVC < 0.70$ 表明存在持续气流受限。慢性阻塞性肺疾病是呼吸系统疾病中的常见病和多发病，患病率和病死率均居高不下。目前，慢性阻塞性肺疾病居全球死亡原因第4位，预计到2020年将升至第3位。全球每年约300万人死于慢性阻塞性肺疾病，预计慢性阻塞性肺疾病的发病率在未来30年内会持续上升，到2030年可能每年有超过450万人死于慢性阻塞性肺疾病和相关疾病。因肺功能进行性减退，严重影响患者的劳动力和生活质量，慢性阻塞性肺疾病给患者及其家庭和社会带来严重经济负担。

（一）病因和发病机制

本病的病因与发病机制尚不完全清楚，可能是多种环境因素与机体自身因素相互影响的结果。研究表明，慢性阻塞性肺疾病的发生、发展与吸烟、接触职业粉尘和化学物质、空气污染、感染、免疫功能紊乱、气道高反应性、年龄、气候等因素有关。目前其对其发病机制的研究主要集中在以下几点：

1. 炎症机制　气道、肺实质及肺血管的慢性炎症是慢性阻塞性肺疾病的特征性改变，中性粒细胞的活化和聚集是慢性阻塞性肺疾病炎症过程的重要环节。

2. 蛋白酶 - 抗蛋白酶失衡机制　蛋白水解酶对组织有损伤、破坏作用，抗蛋白酶对弹性蛋白酶等多种蛋白酶有抑制功能。蛋白酶与抗蛋白酶维持平衡是保证肺组织正常结构免受损伤和破坏的主要因素。蛋白酶增多或抗蛋白酶不足均可导致肺组织结构破坏而产生肺气肿。

3. 氧化应激机制　研究表明慢性阻塞性肺疾病患者的氧化应激增加，可破坏细胞外基质，引起蛋白酶 - 抗蛋白酶失衡，促进炎症反应发生。

4. 其他机制　机体内在的因素、自主神经功能失调、营养不良、气温变化等均与慢性阻塞性肺疾病的发生、发展有关。

（二）病理和病理生理

慢性阻塞性肺疾病的病理改变主要表现为慢性支气管炎及肺气肿的病理变化。慢性支气管炎可见支气管上皮细胞变性、坏死、脱落，后期出现鳞状上皮化生，纤毛变短、粘连、倒伏、脱失；支气管壁有多种炎性细胞浸润；杯状细胞和黏液腺肥大和增生、分泌旺盛。肺气肿的病理改变可见肺过度膨胀，弹性减退，外观灰白或苍白，表面可见多个大小不一的大疱；镜检见肺泡壁变薄，肺泡腔扩大、破裂或形成大疱，血液供应减少，弹力纤维网破坏。慢性阻塞性肺疾病特征性的病理生理改变是持续气流受限致肺通气功能障碍。随着病情的发展，可能出现通气与血流比例失调及弥散障碍，导致换气功能发生障碍。通气和换气功能障碍可导致缺氧和二氧化碳潴留，发生不同程度的低氧血症和高碳酸血症，最终引起呼吸衰竭。

二、治疗原则、药物治疗方案和药物选择

（一）治疗原则

慢性阻塞性肺疾病是一种可以预防和治疗的疾病，无论是急性加重期或稳定期，慢性阻塞性肺疾病的治疗都是综合性治疗，除了药物治疗外还应联合非药物治疗，如患者教育管理、氧疗、肺康复治疗等。不同疾病时期的慢性阻塞性肺疾病患者治疗目标不同。急性加重期的治疗目标是尽快缓解症状、控制病因和并发症，并将本次急性加重的影响降至最低和预防再次急性加重发生；而稳定期需要进行长期规范化治疗，以达到减轻症状和降低未来风险的目的。此外，慢性阻塞性肺疾病患者常合并的共患疾病可影响疾病进展，对患者住院率和死亡率产生影响。因此，慢性阻塞性肺疾病治疗的同时应重视共患病的评估和治疗。

（二）药物治疗方案和药物选择

在制定有效、合理的药物治疗方案前，应对慢性阻塞性肺疾病患者进行个体化病情评估，包括肺功能分级、患者症状、急性加重史和未来风险以及存在的共患疾病。2018 年 GOLD 报告采用了新修订后的 ABCD 评价工具，基于

患者肺功能分级、改良版英国医学研究委员会问卷（mMRC）评估呼吸困难的评分或者用自我评估测试问卷（CAT）评估所有症状的评分以及既往急性加重史（包括住院史）进行综合评估，以指导治疗。

从药物选择角度而言，在支气管扩张剂使用上，急性加重期常选择短效制剂，而稳定期则根据不同分组情况进行选择，以长效制剂为主；在糖皮质激素方面，急性加重期可以口服或静脉全身给药，稳定期则选用吸入型激素；抗菌药物方面，急性加重期常因合并细菌感染需要使用，而稳定期使用则获益甚微。慢性阻塞性肺疾病稳定期综合评估分组见图 3-1。

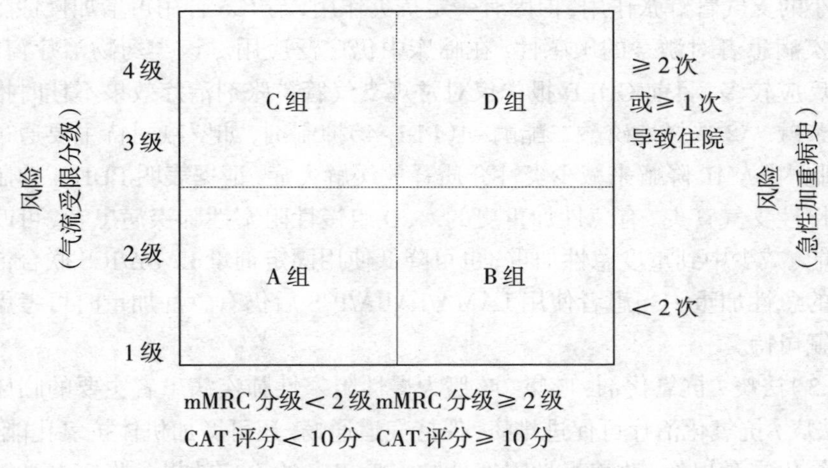

图 3-1　慢性阻塞性肺疾病稳定期综合评估分组

1. 慢性阻塞性肺疾病稳定期药物治疗　稳定期的药物治疗应依据患者病情严重程度采用相应的分组治疗方案，应继续长期规律用药治疗。治疗过程中需根据患者对药物治疗的反应及时调整方案。现有治疗药物包括支气管扩张剂、糖皮质激素、磷酸二酯酶抑制剂、祛痰 / 抗氧化剂、免疫调节剂和中药制剂等。

（1）支气管扩张剂：支气管扩张剂是慢性阻塞性肺疾病患者控制症状的核心，常用药物有肾上腺素 β_2 受体激动剂、胆碱受体拮抗剂。长效 β_2 受体激动剂（LABA）和长效胆碱受体拮抗剂（LAMA）优于短效制剂，故临床多选用长效制剂。A 组患者因症状较轻，初始可选用任意一种短效或长效支气管扩张剂。B 组患者推荐任意一种长效支气管扩张剂。对于有急性加重史的中度至极重度患者，LABA/ 吸入性糖皮质激素（ICS）联合治疗改善肺功能、健康状况和减少急性加重比单药治疗更有效。对于 C 组患者，研究表明 LAMA 预防急性加重的效果优于 LABA，因 ICS 可增加部分患者罹患肺炎风险，故 LAMA 作为首选，LABA/ICS 作为次选方案。对于 D 组患者，初始治疗可选用 LAMA，效果欠佳时可予 LAMA/LABA。因 LAMA/LABA 预防急性加重效果优于 LABA/ICS，且该组患者予 ICS 治疗后肺炎发生风险较高，故 LAMA/LABA 作为首选；但当患者存在哮喘 - 慢性阻塞性肺疾病重叠综合征病史或临床提示为重叠综合征时，LABA/ICS 考虑作为首选。慢性阻塞性肺疾病疗效的关键在于药物能在肺部达到一定沉积量，故吸入剂型较口服剂型更佳。

（2）磷酸二酯酶抑制剂：①茶碱为非选择性磷酸二酯酶抑制剂，其在慢性阻塞性肺疾病中的确切疗效存在争议。茶碱在稳定期慢性阻塞性肺疾病患者中有小的支气管舒张作用，但因有一定抗炎作用，与 ICS 合用可增加慢性阻塞性肺疾病患者对激素的敏感性，在临床中仍广泛应用。该类药物治疗窗窄，不良反应较多，目前 GOLD 报告仅对常规支气管扩张剂治疗效果不佳时推荐加用茶碱。②选择性磷酸二酯酶 -4（PDE-4）抑制剂，如罗氟司特主要通过抑制细胞内 cAMP 降解来减少炎性介质释放缓解炎症，证据表明 PDE-4 抑制剂对于慢性支气管炎，有急性加重史的 C、D 组慢性阻塞性肺疾病患者，可改善肺功能、减少中到重度急性加重；也可降低使用固定剂量 LABA/ICS 联合治疗患者的急性加重。当患者使用 LAMA/LABA/ICS 后仍有急性加重时可考虑加用罗氟司特。

（3）祛痰 / 抗氧化剂：咳嗽、咳痰为慢性阻塞性肺疾病患者主要的临床特征，祛痰 / 抗氧化治疗可促进排痰，保持气道通畅，还可增加机体抗氧化能力，减少氧化应激损伤，改善慢性阻塞性肺疾病患者的治疗效果。临床上常用的具有祛痰 / 抗氧化双重作用的药物有 *N*- 乙酰半胱氨酸（NAC）、羧甲司坦、氨溴索等。

GOLD 报告指出，规律使用 NAC 和羧甲司坦可降低所选择患者人群急性加重的风险，但具体哪类人群获益尚未明确。《祛痰 / 抗氧化药治疗慢性阻塞性肺疾病中国专家共识》推荐，对稳定期慢性阻塞性肺疾病患者，只要有明确咳嗽咳痰均应坚持长期使用祛痰 / 化痰药物；对肺功能分级在 3 级或 GOLD 分级在 C 或 D 组者，急性加重风险高者建议可给予大剂量抗氧化剂发挥抗氧化作用。对急性加重期患者，如出现痰量大、痰液黏稠、痰鸣音粗或咳痰无力时可加用祛痰 / 抗氧化剂。止咳药不利于痰液引流，应慎用。

慢性阻塞性肺疾病稳定期的药物治疗方案见表 3-1。

表 3-1　慢性阻塞性肺疾病稳定期的药物治疗方案

组别	首选方案	次选方案	其余方案
A 组	按需使用 SAMA 或 SABA	LAMA 或 LABA 或 SAMA+SABA	茶碱
B 组	LAMA 或 LABA	LAMA+LABA	SABA 和 / 或 SAMA；茶碱
C 组	LAMA 或 LABA/ICS	LAMA+LABA 或 LAMA+PDE-4 抑制剂 或 LABA+PDE-4 抑制剂	SABA 和 / 或 SAMA；茶碱
D 组	LAMA 和 / 或 LABA/ICS	LABA+ICS+LAMA 或 LAMA+LABA 或 LABA+ICS+PDE-4 抑制剂 或 LAMA+PDE-4 抑制剂	羧甲司坦；*N*-乙酰半胱氨酸；SABA 和 / 或 SAMA；茶碱

注：SABA. 短效 β_2 受体激动剂；SAMA. 短效抗胆碱药；LABA. 长效 β_2 受体激动剂；LAMA. 长效抗胆碱药；ICS. 吸入性糖皮质激素；PDE-4 抑制剂. 磷酸二酯酶 -4 抑制剂。

2. 慢性阻塞性肺疾病急性加重期的药物治疗　慢性阻塞性肺疾病急性加重期（AECOPD）的治疗目标是改善患者临床症状，将本次急性加重的影响最小化和预防急性加重再次发生。治疗前需积极及时识别 AECOPD 的诱因，依据患者病史和临床表现评估急性加重严重程度和 / 或共患疾病的严重程度，采取相应的分级治疗。临床分级目前尚无统一意见，可参考 GOLD 报告将 AECOPD 严重程度分为 3 级：①无呼吸衰竭，可以门诊或住院治疗；②急性呼吸衰竭 - 无生命危险，可在急诊或普通病房住院治疗；③急性呼吸衰竭 - 有生命危险，需尽快收住 ICU 治疗。AECOPD 的治疗药物主要有支气管扩张剂、糖皮质激素和抗菌药物。

（1）支气管扩张剂：短效支气管扩张剂起效快，代谢迅速，方便调整用量，故作为 AECOPD 的首选药物，推荐单用短效 β_2 受体激动剂（SABA），或联用短效抗胆碱药（SAMA）作为初始治疗方案，可通过使用定量吸入装置或雾化器吸入给药，雾化吸入疗法对重症患者使用更方便，但不建议长期雾化治疗，对于长效支气管扩张剂单用或联用吸入性糖皮质激素在 AECOPD 中的效果尚未有报道，但 GOLD 报告推荐在加重期维持使用或出院前尽早使用。

GOLD 报告明确指出因静脉用茶碱副作用显著，不建议用于 AECOPD 患者。但因茶碱具有支气管扩张效应外（改善呼吸肌功能、增加心排血量、减少肺循环阻力、一定的抗炎作用），且分别作用于不同大小的气道，联合用药能有更好的支气管扩张效果。目前国内将联合用药方案用于短效支气管扩张剂疗效不佳或严重 AECOPD 患者治疗的二线选择。

（2）糖皮质激素：AECOPD 患者全身应用糖皮质激素可改善肺功能，降低病情反复发作风险，缩短康复和住院时间。对于住院患者推荐联合使用支气管扩张剂和糖皮质激素，尤其是外周血嗜酸性粒细胞水平较高的 AECOPD 患者对糖皮质激素治疗反应较好。口服和静脉应用糖皮质激素疗效相当，通常给予泼尼松 30~40mg 口服，GOLD 指南推荐疗程 5~7 天，但《慢性阻塞性肺疾病急性加重（AECOPD）诊治中国专家共识（2017 年更新版）》推荐疗程 9~14 天，实际应用时间长短根据临床疗效决定。此外，雾化吸入性糖皮质激素布地奈德混悬液替代口服激素，可减少全身应用激素的用量和疗程。

（3）抗菌药物：AECOPD 常由气管 - 支气管感染引起，感染病原体可能是细菌或病毒。AECOPD 患者的细菌负荷增加，当存在细菌感染征象时需使用抗菌药物，目前推荐接受抗菌药物治疗的指征有：①存在呼吸困难加重、痰量增多和脓性痰三个基本症状；②仅出现 2 种基本症状但包含痰液变脓；③急性加重需要有创或无创机械通气治疗。AECOPD 常见细菌感染的病原体为肺炎链球菌、流感嗜血杆菌、肺炎克雷伯菌、铜绿假单胞菌等。初始抗菌药物治疗方案需根据患者有无铜绿假单胞菌感染危险因素、病情严重程度、并发症和当地细菌耐药情况来共同决定。铜绿假单胞菌感染高危因素包括近期住院史、近期抗菌药物使用史（3 月内或＞ 4 次 / 年）、病情严重（肺功能分级 4 级）以及近 2 周口服泼尼松＞ 10mg/d。GOLD 报告推荐抗菌药物使用疗程为 5~7 天，临床实践中需依据患者的治疗反应和相应检查结果来评估。

3. 辅助治疗　辅助治疗主要是祛痰（注意痰液引流、加强排痰治疗）、维持液体和电解质平衡、营养支持以及共患疾病的治疗。鉴于慢性阻塞性肺疾病急性加重住院患者深静脉血栓和肺栓塞发生风险增加，对卧床、红细胞增多症或脱水患者，排除禁忌证后可考虑预防性抗凝治疗。

三、药学监护要点

（一）治疗前的药学评估

慢性阻塞性肺疾病发生的危险因素较多，不同个体之间存在差别。慢性阻塞性肺疾病在确诊基础上应尽可能明确其危险因素，去除可避免的危险因素防止复发。药师在治疗开始前应了解患者下列信息：①吸烟史；②饮酒史；③职业暴露史及有害粉尘物质接触史；④急性加重病史；⑤有无合并其他肺部疾病；⑥是否存在共患疾病如糖尿病、冠心病、心力衰竭等；⑦是否使用过可引起药源性肺部疾病的药物如卡莫司汀、丝裂霉素、甲氨蝶呤、胺碘酮、血管紧张素酶转换酶抑制药（ACEI）等；⑧是否服用过支气管扩张剂、糖皮质激素，有无出现不良反应；⑨是否正在使用其他药物、中草药或营养补充剂；⑩是否有食物、药物或其他物质过敏史。

（二）治疗过程中的药学监护

1. 疗效监护

（1）慢性阻塞性肺疾病稳定期疗效监护：稳定期慢性阻塞性肺疾病患者采取分组治疗后，需要从症状、肺功能、急性加重风险和合并症几方面来评估疗效。①症状评估：症状评估主要是基于呼吸困难的主观评价以及运动能力评估，临床评估可采用改良版英国医学研究委员会问卷 mMRC 进行。同时关注咳嗽咳痰的缓解情况。②急性加重风险评估：GOLD 肺功能分级和既往急性加重事件是频繁急性加重的最好预测指标。定期进行肺功能检查评估，并了解患者治疗后急性加重的次数和频率，有利于及时调整治疗方案。③其他：家庭氧疗患者需定期检测血氧饱和度、血气分析和血常规。对存在合并症者应注意了解合并症的控制情况。

（2）慢性阻塞性肺疾病急性加重期疗效监护

1）临床表现：呼吸系统症状和体征是最为简单直接的疗效评估手段。治疗后观察是否呼吸困难、咳嗽，咳痰有无改善，合并意识障碍者意识恢复情况，发绀有无消失，肺部啰音有无减少，合并肺源性心脏病者下肢水肿有无消退。对伴随心脑血管疾病或代谢性疾病者需注意相应症状是否得到控制。

2）呼吸功能指标：肺功能检查和血气分析是评估 AECOPD 疗效的重要指标。肺功能检查是检测气流受限重复性良好的客观指标，用于评价 AECOPD 病情严重程度；血气分析可用于判断血液氧合、体内酸碱平衡以及肺脏气体交换情况。AECOPD 患者常难以满意地进行肺功能检查，因为患者无法配合且检查结果不够准确，故急性加重期不推荐进行肺功能检查，可进行动脉血气分析了解有无呼吸衰竭及酸碱紊乱；症状缓解后出院前可行肺功能检查并复查动脉血气分析，为稳定期治疗方案的制订提供依据。

3）其他指标：胸片和肺部 CT 检查可用于明确是否存在感染、气胸等 AECOPD 的诱因；外周血白细胞计数、中性粒细胞比例、白介素 -6、C 反应蛋白和降钙素原等可判断感染程度及抗菌药物治疗效果；痰涂片和痰培养、纤支镜检查、支气管肺泡灌洗液以及血培养可寻找感染可能的病原体；嗜酸性粒细胞计数高的患者对激素治疗效果好，可动态复查评估疗效。临床应用茶碱的患者，因其个体差异大、治疗窗窄，条件允许尽可能监测茶碱血药浓度，并据此调整用量。

2. 药物不良反应监护　药物治疗过程中，药师应密切观察药物可能出现的不良反应，如出现不良事件后，应与医师、护士共同重新评估药物的使用，采取有效措施避免不良影响。

（1）抗胆碱药：抗胆碱药物常使用吸入制剂，全身吸收入血量低，全身抗胆碱能不良反应较少。其不良反应多与胆碱能受体药理作用相关，主要表现为：

1）口腔：腺体分泌减少导致口干、口腔异味感、咽炎等。监护要点：可适当多饮水，咀嚼口香糖等刺激唾液腺分泌。

2）胃肠道、泌尿系统：胃肠道平滑肌蠕动减慢、膀胱逼尿肌松弛和膀胱括约肌收缩，表现为便秘、尿潴留。监护要点：对明确有良性前列腺增生的患者应关注是否存在排尿困难；老年人存在胃肠功能生理性减退，应关注其排便情况，如有便秘需及时干预避免发展成肠梗阻，嘱托多饮水、多食用新鲜瓜果蔬菜，必要时可加用缓泻剂如乳果糖等。

3）心血管系统：表现为心悸、心动过速，也可诱发心电图 Q-T 间期延长，发生率较 β_2 受体激动剂低。监护要点：监护患者心率和心电图，出现异常时需要与茶碱、β_2 受体激动剂的不良反应以及合并肺源性心脏病患者病情加重鉴别，并积极对症处理。

4）其他：过敏反应，诱发青光眼，头痛等。监护要点：青光眼患者使用需监测有无眼痛、视物模糊等眼压升高情况。

（2）β_2 受体激动剂：短效和长效 β_2 受体激动剂的不良反应类似，主要与肾上腺素能受体的药理作用、使用剂量和使用时间长短相关。

1）常见的不良反应：骨骼肌震颤最为常见；心悸、代谢紊乱（如高血糖、低钾血症和低镁血症）也时有报道。监护要点：药师应监护患者心率、电解质水平（K^+、Mg^{2+}），尤其是对合并使用利尿剂时容易发生电解质紊乱诱发的心律失常，合并糖尿病患者需监测血糖水平。

2）耐受性：长期使用后可出现 β_2 肾上腺素能受体下调，受体敏感性下降引起的耐药。监护要点：如观察到耐受性发生，可适当增加 LABA 用量以达到治疗目的。长期使用 LABA 后支气管扩张作用减弱可反应出气道炎症程度较重，提示临床实践中避免单用 LABA，可联合 ICS。

（3）吸入性糖皮质激素：ICS 总体安全性高，全身不良反应发生率少，不良反应主要表现为口咽部局部反应，包括声嘶（停药后通常可恢复）、咳嗽、咽部刺激感、局部念珠菌感染（口咽部念珠菌感染即鹅口疮多见，少数可表现为喉部，使用高剂量 ICS 时也有食管念珠菌感染发生的病例报道）。监护要点：吸入用 ICS 进入全身循环量很少，全身不良反应发生率低，但对于长期高剂量使用者仍需密切监测。特别是老年人、合用口服糖皮质激素或抗菌药物、吸入高剂量糖皮质激素或给药频次大于一日 2 次的患者口腔念珠菌感染发生率较高。对该类人群药师需交代用药后及时充分漱口，可减少或防止这类不良反应。此外，对于布地奈德偶有过敏接触性皮炎（表现为口鼻眼周围起红色斑疹、湿疹)的报道,如有发生可考虑换用与布地奈德不存在交叉反应的倍氯米松、莫米松或氟替卡松。

(4)茶碱类药物:茶碱和氨茶碱不良反应类似,多索茶碱不良反应相对较少。该类药物个体差异大,治疗窗窄,需要根据患者个体病情变化选择适合剂量,并监测血药浓度和不良反应。监护要点如下:

1)消化系统:表现为恶心、呕吐、腹部不适、纳差等症状,一般可耐受。当茶碱血药浓度为15~20μg/ml时,在治疗开始时早期中毒症状也有恶心呕吐表现,需监测血药浓度鉴别是否为中毒现象。此外,茶碱类可能会加重胃食管反流病和消化道溃疡的症状,此类患者应避免使用茶碱。

2)心血管系统:表现为心动过速、心律失常。此反应易发生于当茶碱血药浓度＞20μg/ml,或合并心力衰竭、肺源性心脏病出现病情加重时也可出现,应予以鉴别。药师应监护患者心率和心电图。

3)神经系统:可出现头痛、失眠、坐立不安,偶有癫痫、抑郁、精神错乱、肌肉震颤发生。当茶碱血药浓度＞40μg/ml时可出现发热、失水、惊厥等症状,严重时可引起呼吸、心跳停止。

4)其他:合并甲状腺功能亢进症者使用茶碱后可出现高钙血症,合并前列腺疾病的老年人可能会发生排尿困难,如症状明显建议停药并积极处理不良反应。

3. 药物间相互作用监护

(1)β_2受体激动剂、抗胆碱药物和糖皮质激素:多为吸入制剂,全身循环量小,药物间相互作用发生可能较少。

(2)吸入性糖皮质激素:ICS中经胃肠道吸收部分先经肝脏代谢为非活性代谢物而减少全身不良反应,肝药酶抑制剂可减少ICS代谢可能会升高其血清水平而加重全身副作用。因此如ICS与强效CYP3A4抑制剂(克拉霉素、伊曲康唑、伏立康唑、泊沙康唑、抗HIV药物等)联用时,需密切监测可能的不良反应。

(3)茶碱:茶碱主要经肝脏代谢,是CYP1A2的主要底物,CYP2E1和CYP3A4的次要底物,与许多经肝药酶代谢的药物或食物间存在相互作用,导致药物治疗作用不足或毒性反应,因此用药过程中应加强监护。

1)与肝药酶诱导剂(苯巴比妥、利福平等)、肝药酶抑制剂(西咪替丁)合用时,应适当调整用量并监测血药浓度。

2)肝药酶底物(如地尔硫䓬、维拉帕米),某些抗菌药物如大环内酯类(罗红霉素、克拉霉素),氟喹诺酮类(环丙沙星、氧氟沙星、左氧氟沙星、依诺沙星),林可霉素类(林可霉素、克林霉素)等可与茶碱竞争代谢酶,降低茶碱清除率,尽量避免合并用药,如必须配伍应酌情减量并监测血药浓度。

3）β受体拮抗剂（尤其是非选择性）与茶碱联用时可拮抗茶碱的药理活性；腺苷与茶碱合用时后者可减弱腺苷药理活性，故尽量避免联用，可考虑其他药物替代治疗。

4）咖啡因、别嘌醇或其他黄嘌呤药物与茶碱合用时可增加其作用和毒性，应避免合用。同时避免同时饮用含咖啡因的饮料或食品。

5）乙醇可降低茶碱清除率，应避免饮酒；低碳水化合物/高蛋白饮食、肠外营养和每日食用炭烤牛肉可增加茶碱消除，故应均衡饮食，避免任何一种营养物质的过量摄入。

4. 用药依从性监护　慢性阻塞性肺疾病诊断明确后，医师对患者病情进行评估并制定个体化的药物治疗方案，在药师、护士和患者共同配合下才能达到良好的治疗效果。如任一环节有差错，或执行不到位都会影响治疗效果。疗效不满意时药师需要思考并努力寻找可能的原因：①医嘱执行情况不佳；②患者依从性不佳；③与个体差异有关；④共患疾病进展等。医嘱执行情况不佳主要体现在需一日多次给药的药物，护士集中在白天给药，导致患者夜间症状加重。药师需对医护人员进行培训，加深对医嘱准确执行重要性的认识。患者依从性不理想的原因可能存在主观和客观因素，主观原因包括对慢性阻塞性肺疾病认识不足，低估疾病严重性而不愿坚持用药，担心药物不良反应不愿用药或症状改善后擅自停药。客观因素包括经济原因，记忆力欠佳遗漏服药以及不理解如何正确使用吸入制剂等。

因此，药师在治疗过程中需检查医嘱执行情况并监护患者的用药依从性，对执行不足的情况及时寻找原因并针对性地处理才能提高慢性阻塞性肺疾病患者的治疗效果。

四、用药教育

慢性阻塞性肺疾病的发生有多种危险因素，药师需对患者进行针对性教育，帮助其对疾病有充分的认识。慢性阻塞性肺疾病是一种可预防、可治疗的疾病，症状控制后需要坚持长期规范化治疗才能达到良好的治疗效果，药师需帮助患者树立信心，保持良好的心态。

（一）生活方式与健康教育

1. 戒烟　吸烟是慢性阻塞性肺疾病最主要的危险因素，戒烟是影响慢性阻塞性肺疾病自然病程最为有力的干预措施。与不吸烟者比较，吸烟者出现呼吸道症状和肺功能异常的发生率升高，慢性阻塞性肺疾病相关的死亡率也升高。药师应鼓励并帮助患者戒烟，同时需减少职业和环境污染，减少有害颗粒或有害气体的吸入。

2. 避免感染　感染是慢性阻塞性肺疾病急性发作最常见的诱因，应积极避免感染，预防再次急性发作。保持居室通风良好，注意防寒保暖避免感冒，流行性感冒暴发时注意避免交叉感染。适当增加运动锻炼，保持一定的体力活动，保持足够的睡眠和健康饮食习惯，加强营养提高机体免疫力。

3. 重视共患病的防治管理　慢性阻塞性肺疾病是一种慢性炎症反应，循环中的炎症介质可诱发或加重共患病的发生，如缺血性心脏病、心力衰竭、骨质疏松、代谢综合征、抑郁或焦虑等，可增加慢性阻塞性肺疾病的致残率和死亡率。药师应教育患者在慢性阻塞性肺疾病治疗的同时需积极治疗共患病，并定期随访评估控制情况。

4. 接种疫苗　疫苗可减少患者感染和急性加重发生率，GOLD 报告建议为所有慢性阻塞性肺疾病患者接种流感疫苗，为所有 65 岁以上患者、合并慢性心肺疾病的年龄较小的慢性阻塞性肺疾病患者接种肺炎球菌疫苗或流感疫苗。药师可针对患者实际情况建议疫苗接种。

（二）用药教育

慢性阻塞性肺疾病的治疗药物多为吸入制剂，正确掌握吸入装置的使用以保证足量药物在肺部沉积是成功治疗的前提。因此药师需充分掌握吸入装置的使用技巧并对患者进行用药教育。对于老年人或理解能力欠佳的患者，药师需要反复耐心指导训练，才能保证治疗效果。当患者无法配合时药师需向其家属交代具体操作。

1. 使用含糖皮质激素的复合制剂后，为减少口咽部念珠菌感染风险，药师需教育患者每次用药后用水漱口（包括口咽部）。

2. 遵医嘱用药，定时定量用药，不宜随意增减用量，症状控制良好时不得自行停药，继续坚持规律使用，提高用药依从性。

3. 用药期间应注意观察症状有无改善，如无明显改善或咳嗽、咳脓痰增多，呼吸困难加重时提示存在急性加重，应及时就医。

4. 治疗过程中应注意观察是否出现恶心呕吐、骨骼肌震颤等不良反应，一般可耐受，如不能耐受或出现心悸、癫痫、惊厥、坐立不安等中枢神经不良反应时应立即停药及时就医。

5. 定期随访评估药物治疗效果。急性加重的住院患者建议出院后 1 个月和 3 个月复查肺功能、血氧饱和度和血气分析评估长期氧疗的必要性。稳定期患者建议每年查 1 次肺功能，每 3~6 个月随访评估症状控制和急性加重情况，同时需了解患者是否掌握吸入装置的正确使用方法和依从性，以综合评估患者疾病的自我管理情况和治疗效果。

案例分析

案例：

患者，男，68岁，既往吸烟史，慢性反复咳嗽、咳痰病史10余年，每年发作时间累积达3个月，症状逐年加重。2年前逐渐出现中等活动量后胸闷气促，反复下肢水肿。2天前症状加重，咳黄脓痰，不易咳出，喘息，伴胸闷、气促明显，遂入院。入院查体：神清，精神可，口唇轻度发绀，桶状胸，听诊双肺呼吸音低，可闻及散在湿啰音，心界扩大，心率86次/min，双下肢轻度水肿。肺功能检查：FEV_1/FVC 19.8%，FEV_1%占预计值29.85%。动脉血气分析示pH 7.32，$PaCO_2$ 36mmHg，PaO_2 50mmHg，SO_2 89%。泌尿系彩超示前列腺增生。入院后予鼻导管吸氧，左氧氟沙星（0.5g，q.d.，iv.gtt），多索茶碱（0.2g，q.d.，iv.gtt），甲泼尼龙（40mg，q.d.，iv.gtt），乙酰半胱氨酸泡腾片（0.6g，b.i.d.，p.o.），吸入用布地奈德混悬液2mg，吸入用异丙托溴铵溶液500μg和硫酸特布他林雾化液（5mg，b.i.d.，雾化吸入）治疗。患者咳嗽、喘息逐渐好转，3天后患者诉胸闷、心悸，伴尿少、排尿困难。查心率113次/min，心电图无异常。查体颈静脉充盈，双下肢水肿明显，B型钠尿肽（BNP）433.60pg/ml。心脏彩超示：右房右室增大；三尖瓣轻度反流；中度肺动脉高压，考虑肺源性心功能不全。加用注射用单硝酸异山梨酯（25mg，q.d.，iv.gtt），托拉塞米（10mg，q.d.，i.v.），螺内酯（20mg，q.d.，p.o.），患者症状逐渐改善，但仍感排尿困难，停用异丙托溴铵后好转。

分析：

结合患者临床表现和肺功能结果，AECOPD诊断明确。治疗原则是缓解症状、控制病因和并发症，降低本次急性加重的影响。病因治疗很关键，结合患者有黄脓痰，提示诱因为感染可能性大，因此需要积极抗感染治疗。针对患者咳痰、喘息症状分别给予对症处理后症状缓解。治疗过程中出现心力衰竭加重、排尿困难，提示以下问题①治疗前并发症评估不到位：患者入院时胸闷气促明显，双下肢轻度水肿，有心力衰竭表现，如初期能重视并发症的评估和治疗，可有效改善预后。②药物选择不适宜：a. 患者肺功能分级为GOLD4级，入院时出现Ⅰ型呼吸衰竭，病情严重，需警惕肺性脑病发生，故抗菌药物选择应考虑中枢神经系统不良反应较小的药物，而左氧氟沙星中枢神经系统不良反应发生率较高；b. 左氧氟沙星和多索茶碱存在药物间相互作用，使多索茶碱血药浓度增加，可导致心动过速。因此应避免选用存在药物相互作用的药物，并监测多索茶碱血药浓度。③药物不良反应监护不到位：老年男性，泌尿系彩超示前列腺增生，使用M受体拮抗剂可诱发排尿困难。使用过程中应密切关注，如出现排尿困难应及时停药处理。综上所述，AECOPD 治疗前需对病情严重程度和并发症进行准确评估，制定个体化给药方案，治疗过程中对患者的治疗反应和可能发生的不良反应密切监护，才能达到满意的治疗效果。

第二节　支气管哮喘

一、概　　述

支气管哮喘（简称哮喘，bronchial asthma）是一种气道慢性炎症性疾病，主要是由于慢性炎症导致气道高反应性和广泛多变的可逆性气流受限，其临床表现往往为反复发作的喘息、气急、胸闷或咳嗽等症状，常在夜间及凌晨发作或加重，多数患者可自行缓解或经治疗后缓解。如诊治不及时，随着病程的延长可导致一系列气道结构的改变，即气道重塑。因此，积极预防和规范化治疗及管理至关重要。哮喘是较常见的慢性病，中华医学会呼吸病学分会哮喘学组制定的《支气管哮喘防治指南（2016 年版）》中指出我国哮喘患者约 3 000 万人。近年来哮喘平均患病率呈上升趋势。一般认为发达国家哮喘患病率高于发展中国家，城市高于农村，儿童高于青壮年，成人男女患病率相近，约 40% 患者有家族史。

（一）病因和发病机制

本病的病因与发病机制尚不完全清楚。目前认为哮喘是一种复杂的、具有多基因遗传倾向的疾病，受遗传因素和环境因素双重影响。哮喘发病具有明显的家族聚集现象，且亲缘关系越近，患病率越高。环境因素包括变应原性因素，如室内变应原（尘螨、蟑螂、动物毛屑）、室外变应原（花粉）、职业性变应原（油漆、饲料、活性染料）、食物（鱼、虾、蟹、蛋类、牛奶）、药物（阿司匹林、普萘洛尔）和非变应原性因素，如气候改变、运动、妊娠等。

1. 气道免疫 - 炎症机制　气道炎症是哮喘发病的本质，是由多种炎症细胞、炎症介质（前列腺素、白三烯等）和细胞因子共同参与相互作用的结果。根据变应原吸入后哮喘发生的时间，分为早发型哮喘反应、迟发型哮喘反应和双相型哮喘反应。

2. 神经调节机制　神经因素是哮喘发病的重要环节之一。支气管受胆碱能神经、肾上腺素能神经和非肾上腺素能非胆碱能神经（NANC）等自主神经支配。哮喘患者的 β 肾上腺素受体功能低下，而胆碱能神经张力增加。NANC 能释放舒张和收缩支气管平滑肌的神经介质，两者平衡失调，可引起支气管平滑肌收缩。

3. 气道高反应性　气道高反应性是哮喘的重要特征。表现为气道对各种刺激因子出现过强或过早的收缩反应。

(二)病理和病理生理

气道炎症是哮喘的基本特征，表现为气道上皮肥大细胞、嗜酸性粒细胞、巨噬细胞、淋巴细胞和中性粒细胞等的浸润，以及支气管平滑肌显著增厚、黏膜下水肿、微血管通透性增加、支气管平滑肌痉挛、纤毛上皮细胞脱落、杯状细胞增生和气道分泌物增加等病理改变。哮喘特征性的病理生理改变是慢性炎症导致气道高反应性和广泛多变的可逆性气流受限，患者出现支气管痉挛、管壁炎症性肿胀及黏液栓形成的相关临床表现，随着病程的延长可引起气道重塑。

二、治疗原则、药物治疗方案和药物选择

(一)支气管哮喘的治疗原则

1. 治疗目标　①达到并维持症状的控制；②维持正常活动水平，包括运动能力；③维持肺功能水平尽量接近正常；④预防哮喘急性发作；⑤避免因哮喘药物治疗导致不良反应；⑥预防哮喘导致的死亡。

2. 治疗原则　支气管哮喘的治疗以患者病情严重程度和控制水平为基础，选择相应的治疗方案，且控制治疗应尽早开始，坚持长期、持续、规范、个体化治疗的原则。注重对于患者的急性发作期、慢性持续期和临床缓解期进行个体化治疗。

(1)急性发作期：是以快速缓解症状为目的。治疗分为家庭管理、门诊急诊初级治疗、住院治疗及随访。提倡注重哮喘治疗的早期干预，越早期的治疗干预越能有效减轻或预防哮喘急性发作。

(2)慢性持续期和临床缓解期：是以患者病情严重程度和控制水平为基础，选择相应的治疗方案。应该为每例初诊患者制定书面的哮喘防治计划，定期随访、监测，根据患者控制水平及时调整治疗，以达到并维持哮喘控制，防止症状加重和预防复发，如避免触发因素、抗炎、降低气道高反应性、防止气道重塑，并做好自我管理。

(二)平喘药治疗方案和药物选择

治疗哮喘的药物可以分为缓解药物和控制药物。①缓解药物：又称急救药物，这些药物在有症状时按需使用，通过迅速解除支气管痉挛从而缓解哮喘症状，包括速效吸入和短效口服 β_2 受体激动剂、全身性激素、吸入性抗胆碱药、短效茶碱等；②控制药物：需要每天使用并长期维持治疗的药物，这些药物主要通过抗炎作用使哮喘达到临床控制，其中包括吸入性糖皮质激素

(ICS)、全身性激素、白三烯调节剂、长效 β_2 受体激动剂(LABA)、茶碱缓释制剂、色甘酸钠、抗 IgE 单克隆抗体及其他有助于减少全身激素剂量的药物。

1. 急性发作期的药物治疗　哮喘急性发作是指患者喘息、气急、胸闷、咳嗽等症状在短时间内迅速加重，肺功能恶化，需要给予额外的缓解药物进行治疗的情况。哮喘发作的常见诱因有接触变应原、各种理化刺激或上呼吸道感染等，部分哮喘发作也可以在无明显诱因的情况下发生。哮喘急性发作需在第一时间内予以及时恰当的治疗(如短效 β_2 受体激动剂)，以迅速缓解气道阻塞症状。如治疗后喘息症状未能有效缓解或症状缓解维持时间短于 4 小时，应即刻前往医院就诊。治疗的目的在于尽快缓解症状、解除支气管痉挛所致气流受限和改善低氧血症，同时还需要制定长期治疗方案以预防再次急性发作。

哮喘急性发作经合理应用支气管舒张剂和糖皮质激素等哮喘缓解药物治疗后，仍有严重或呼吸困难进行性加重者，称为哮喘持续状态；如支气管痉挛未及时得到缓解，可迅速发展为呼吸衰竭，直接威胁生命。识别具有哮喘相关死亡高危因素的患者非常重要，一旦出现急性发作时应尽早就诊。高危患者包括：曾经有过气管插管和机械通气濒于致死性哮喘的病史；在过去 1 年中因为哮喘而住院或急诊；正在使用或最近刚刚停用口服激素，目前未使用吸入激素；过分依赖 SABA，特别是每月使用沙丁胺醇(或等效药物)超过 1 支；有心理疾病或社会心理问题，包括使用镇静剂；有对哮喘治疗计划不依从的历史；有食物过敏史。

(1)轻中度急性发作的药物治疗

1)支气管扩张剂：反复使用吸入性 SABA 是治疗急性发作最有效的方法，可以根据病情轻重每次使用 2~4 喷，直到症状缓解。对初始吸入 SABA 反应良好，呼吸困难显著缓解，最大呼气峰流速(PEF)占预计值 % > 60%~80%，且疗效维持 3~4 小时，通常不需要使用其他药物。

2)糖皮质激素：①雾化使用糖皮质激素。改善 PEF 较全身使用糖皮质激素快，且耐受性和安全性好，可作为轻中度哮喘急性发作的治疗选择。对全身使用激素有禁忌的患者，如胃十二指肠溃疡、糖尿病等，可给予激素雾化治疗。②口服糖皮质激素。若初始治疗和增加药物治疗 2~3 天后哮喘仍未控制，或者症状迅速加重，PEF 或第 1 秒用力呼气容积(FEV_1)占预计值 % < 60%，或者患者既往有重症哮喘急性发作史，应口服激素治疗，建议给予泼尼松龙 0.5~1.0mg/kg 或等效剂量的其他口服激素治疗 5~7 天。

哮喘急性期发作并经以上处理后，需要严密观察和评估病情，当病情持续恶化可收入院治疗。病情好转、稳定者可以回家继续治疗。急性发作缓解后，应该积极地寻找导致急性发作的原因，检查患者用药的依从性，重新评估和调整控制治疗方案。

（2）中重度急性发作的药物治疗：中重度急性发作的患者应该按照之前介绍的哮喘急性发作的自我处理方法进行自我处理，并同时尽快到医院就诊。

1）支气管扩张剂：首选吸入SABA治疗，给药方式可用压力定量气雾剂经储雾器给药，或使用SABA的雾化溶液经喷射雾化装置给药。两种给药方法改善症状和肺功能的作用相似。初始治疗阶段，推荐间断（每20分钟）或连续雾化给药，随后根据需要间断给药（每4小时1次）。吸入用SABA（如沙丁胺醇或特布他林）较口服和静脉给药起效更快、不良反应更少。短效抗胆碱药仅推荐用于急性重度哮喘或经SABA治疗效果不佳的患者。重度患者还可以联合静脉滴注茶碱类药物治疗，一般氨茶碱每日剂量不超过0.8g，不推荐静脉推注氨茶碱。伴有过敏性休克和血管性水肿的哮喘患者还可以肌内注射肾上腺素治疗，但不推荐常规使用。

2）糖皮质激素：中重度哮喘急性发作应尽早使用全身糖皮质激素，特别是对SABA初始治疗反应不佳或疗效不能维持，以及使用口服糖皮质激素仍然出现急性发作的患者。推荐用法：泼尼松龙0.5~1.0mg/kg或等效的其他激素。严重的急性发作患者或不宜口服激素的患者，可以静脉给药。推荐用法：甲泼尼龙80~160mg/d，或氢化可的松400~1 000mg/d分次给药。静脉和口服给药的序贯疗法可减少激素用量和不良反应，如静脉使用激素2~3天，继之以口服激素3~5天，逐渐过渡到雾化激素或吸入激素。雾化和吸入激素的使用见轻中度哮喘急性发作处理。

危重症哮喘患者经过上述药物治疗，若临床症状和肺功能无改善甚至继续恶化，需要尽快转入ICU治疗。对部分病情相对较轻的患者可试用经鼻（面）罩无创通气，若无创通气无改善则及早行气管插管机械通气，其指征主要包括：意识改变、呼吸肌疲劳、$PaCO_2 \geqslant 45mmHg$等。药物处理同前所述。

经初始足量的支气管扩张剂和激素治疗后，若症状明显改善，PEV或FEV_1占预计值百分数恢复到个人最佳值60%以上者可回家继续治疗，PEV或FEV_1占预计值百分数为40%~60%者应在监护下回到家庭或社区医院继续治疗。

严重的哮喘急性发作意味着过去的控制治疗方案不能有效地预防哮喘加重，或者患者没有采用规范的控制治疗。患者哮喘缓解后出院时，药师应当检查患者治疗依从性是否良好，是否能正确使用吸入药物装置，寻找急性发作的诱因并去除或避免接触过敏原，同时升级治疗方案。对没有采用规范控制治疗的患者，应当给患者制订详细的长期治疗计划，适当的指导和示范，并给予密切监护、长期随访。

2. 慢性持续期和临床缓解期的药物治疗　根据2018年《全球哮喘防治创议》（GINA）及《支气管哮喘防治指南（2016年版）》的建议，哮喘的持续期及缓解期的治疗对于控制急性发作至关重要。在开始控制治疗前需要再次确认哮喘诊断，记录哮喘患者症状和危险因素（包括肺功能），考虑影响治疗选择的因素，确保患者正确使用吸入装置，安排适当的随访时间等。对于哮喘患者的初始治疗，应根据患者具体情况选择合适的级别，若处于两相邻级别之间则建议选择高的级别，以保证初始治疗的成功率。推荐的初始治疗方案见表3-2。

表3-2 成人哮喘初始治疗推荐方案

当前症状	推荐控制治疗
出现哮喘症状或需要使用SABA少于每月2次；过去1个月内无哮喘引起夜醒；无急性发作的危险因素，过去1年内未发生急性发作	不需要控制治疗（证据等级D）
间歇的哮喘症状，但患者存在1种及以上急性发作危险因素，如肺功能差、过去1年内有急性发作需要口服激素或因哮喘急性发作入住ICU	低剂量ICS（证据等级D）
有哮喘症状或需要使用SABA每月2次到每周2次，或每月因哮喘有夜醒1次或以上	低剂量ICS（证据等级B）
有哮喘症状或需要使用SABA每周2次以上	低剂量ICS（证据等级A）或其他选择如LTRA或茶碱
大多数天数有哮喘症状，有夜醒每周1次或以上，存在任何危险因素	中剂量ICS（证据等级A）或低剂量ICS/LABA（证据等级A）
严重的未控制哮喘，或有急性发作	短效口服激素，同时开始维持治疗，可选择大剂量ICS（证据等级A） 中剂量ICS/LABA（证据等级D）

整个哮喘治疗过程中需要对患者连续进行评估，调整并观察治疗反应。控制性药物的升降级应按照阶梯方式方案（见表3-3）选择，其中各年龄段人群吸入性糖皮质激素每日剂量选择见表3-4。哮喘控制维持3个月以上可以考虑降级治疗以找到维持哮喘控制的最低有效治疗级别。

表3-3 哮喘患者长期（阶梯式）治疗方案

分级	推荐控制药物	其他控制药物	缓解药物
第1级（按需吸入缓解药物）	不需使用药物	低剂量ICS	按需使用SABA

续表

分级	推荐控制药物	其他控制药物	缓解药物
第2级 （低剂量控制药物加按需使用缓解药物）	低剂量ICS	牛胱氨酸白三烯受体拮抗剂 低剂量茶碱	按需使用SABA
第3级 （1种或2种控制药物加按需使用缓解药物）	低剂量ICS/LABA	中/高剂量ICS[a] 低剂量ICS/LTRA（或加茶碱）	按需使用SABA或低剂量布地奈德/福莫特罗或倍氯米松/福莫特罗
第4级 （2种以上控制药物加按需使用缓解药物）	中/高剂量ICS/LABA	中/高剂量ICS/LABA加LAMA[b] 高剂量ICS/LTRA（或加茶碱）	按需使用SABA或低剂量布地奈德/福莫特罗或倍氯米松/福莫特罗
第5级 （较高水平的治疗和/或叠加治疗）	加其他治疗，如口服激素	加LAMA[b] IgE单克隆抗体	按需使用SABA或低剂量布地奈德/福莫特罗或倍氯米松/福莫特罗

注：[a] 中国哮喘患者接受GINA推荐高限ICS剂量的半量，也能获得与高剂量相似的效果（证据等级B）；[b]LAMA吸入仅用于18岁及以上成人；SABA. 短效 β_2 受体激动剂；LAMA. 长效抗胆碱药；ICS. 吸入性糖皮质激素。

表3-4 各年龄段人群吸入性糖皮质激素每日剂量单位为μg

药物种类	＜6岁[a]	≥6岁，＜12岁[b]			成人和青少年（12岁及以上）		
	低剂量	低剂量	中剂量	高剂量	低剂量	中剂量	高剂量
二丙酸倍氯米松CFC	—	100~200	200~400	＞400	200~500	500~1 000	＞1 000
二丙酸倍氯米松HFA	100	50~100	100~200	＞200	100~200	200~400	＞400
布地奈德DPI	—	100~200	200~400	＞400	200~400	400~800	＞800
布地奈德pMDI+储雾罐	200	—	—	—	—	—	—

续表

药物种类	＜6岁[a]	≥6岁，＜12岁[b]			成人和青少年（12岁及以上）		
	低剂量	低剂量	中剂量	高剂量	低剂量	中剂量	高剂量
布地奈德雾化悬液	500	250~500	500~1 000	＞1 000	—	—	—
丙酸氟替卡松 HFA	100	100~200	200~500	＞500	100~250	250~500	＞500
丙酸氟替卡松 DPI	—	—	—	—	100~250	250~500	＞500
环索奈德	—	—	—	—	80~160	160~320	＞320
糠酸莫米松	—	—	—	—	110~220	220~400	＞440
曲安奈德	—	—	—	—	400~1 000	1 000~2000	＞2 000

注：a. 此剂量为相对安全剂量；b. 此剂量非各药物间的等效剂量，但具有一定的临床可比性，绝大多数患儿对低剂量 ICS 治疗有效；CFC. 氯氟烃（氟利昂）抛射剂；HFA. 氢氟烷烃抛射剂；DPI. 干粉吸入剂；pMDI. 压力定量气雾剂。

3. 重症哮喘的药物治疗　重症哮喘通常指在过去 1 年中≥ 50% 时间需要给予高剂量 ICS 联合 LABA 和 / 或 LTRA/ 茶碱缓释制剂，或全身激素治疗，才能维持哮喘控制，或即使在上述治疗下仍不能控制的哮喘。可用于重症哮喘治疗的药物包括 ICS 及口服激素、LABA、LTRA、茶碱缓释制剂、LAMA 等。

（1）糖皮质激素：重症哮喘常常需要同时用大剂量全身性和吸入性糖皮质激素，如：每日二丙酸倍氯米松＞1 000μg（CFC）或＞ 400μg（HFA），布地奈德＞ 800μg，氟替卡松＞ 500μg。对于大剂量 ICS 维持治疗再联合其他控制药物仍未控制者，或反复急性加重需要口服激素的患者，建议加用口服激素作为维持用药。推荐初始剂量：泼尼松（龙）片每日 30~40mg，当哮喘症状控制并维持一段时间后，逐渐减少口服激素剂量，并确定最低维持剂量（一般≤ 10mg/d）长期口服治疗。

（2）支气管舒张剂：LABA、LTRA、茶碱以及 LAMA 都需要与 ICS 联合使用。

（3）抗 IgE 单克隆抗体：目前上市的抗 IgE 单克隆抗体为奥马珠单抗，已在全球 92 个国家上市，应用于 6 岁以上儿童及成人中重度过敏性哮喘的治疗。自 2006 年起被 GINA 推荐为治疗重症哮喘的药物之一，作为第 5 级治疗的附加药物，可以减少全身激素的使用。使用方法：皮下注射，使用时根据患者治疗前 IgE 水平和体重确定注射剂量，每 2 周或 4 周给药 1 次，疗程一般不少于 6 个月。

重度哮喘的治疗仍然依靠最佳剂量的口服激素以及大剂量 ICS 联合 LABA、LTRA、茶碱缓释制剂等控制药物。抗 IgE 单克隆抗体作为首个分子靶向药物，对重症过敏性哮喘的治疗显示了很好的疗效，但不能用于急性哮喘加重、急性支气管痉挛或哮喘持续状态的治疗。

三、药学监护要点

（一）疗效监护

1. 慢性持续期哮喘的疗效监护指标　常规检查：喘息、气急、胸闷或咳嗽等症状，肺部哮鸣音，使用缓解药物的次数及肺功能情况等。

2. 急性发作期哮喘的疗效监护指标

（1）常规检查：喘息、胸闷或咳嗽等症状，心率、呼吸音体征、肺部哮鸣音，肺功能及动脉血气等。

（2）其他辅助检查：呼出气一氧化氮（FeNO）、痰嗜酸性粒细胞计数和外周血嗜酸性粒细胞计数。其中，FEV_1 和 PEF 是客观判断哮喘病情最常用的评估指标。哮喘控制测试（asthma control test，ACT）问卷不要求测试患者的肺功能，简便、易操作，适合在缺乏肺功能设备的基层医院推广应用。FeNO 测定可以作为评估气道炎症和哮喘控制水平的指标，也可用于判断吸入激素治疗的反应。

治疗方案的实施过程是由患者哮喘控制水平所驱动的一个循环过程，必须进行持续性的监测和评估来调整治疗方案以维持哮喘控制，并逐步确定维持哮喘控制所需的最低治疗级别。哮喘患者需要定期进行评估，随访频率取决于初始治疗级别、治疗的反应性和患者自我管理能力。通常起始治疗后每 2~4 周需复诊，以后每 1~3 个月随访 1 次。如发生急性发作则 1 周内需要复诊。

（二）药物不良反应监护

因支气管哮喘治疗方案中临床常用的药物与慢性阻塞性肺疾病的治疗药物类别近似，故相同类型的药物的监护仅在本章略作提示。在哮喘的药物治疗过程中，药师要帮助患者密切观察药物可能出现的不良反应，如出现不良事件，应与医师、护士共同重新评估药物的使用，采取有效措施避免不良影响。

1. β_2 受体激动剂　静脉应用 β_2 受体激动剂可出现心悸、心律失常、低钾血症、肌肉震颤等不良反应。使用时要严格掌握指征及剂量，并作必要的心电图、血气及电解质等监护，根据临床症状和不良反应及时调整剂量。甲状腺功能亢进症、高血压、心脏病患者慎用。

（1）短效 β_2 受体激动剂：口服或静脉给药应特别注意心血管系统不良反

应，如心动过速、Q-T间期延长、心律失常、高血压或低血压及低血钾等。长期应用SABA（包括吸入和口服）可引起β_2受体功能下调和气道反应性增加，药物疗效下降，不主张长期应用。

（2）长效β_2受体激动剂：鉴于临床有效性和安全性的考虑，不应单独使用LABA。目前有限的资料显示6岁以下儿童使用LABA的安全性与有效性尚待观察。

2. 糖皮质激素 糖皮质激素在哮喘的治疗中具有重要的作用，包括吸入性糖皮质激素以及全身用糖皮质激素，不仅对于哮喘的急性发作疗效确切，在哮喘的维持治疗中也具有举足轻重的作用。但在使用此类药物时要严格把握指征、剂量、使用方法和不良反应。

（1）吸入性糖皮质激素：吸入性糖皮质激素是哮喘长期治疗的首选药物，是治疗的基础，哮喘患者长期吸入临床推荐剂量范围内的ICS是安全的。ICS的全身不良反应极少，以局部不良反应为主。在口咽局部的不良反应包括声音嘶哑、咽部不适和念珠菌感染。吸药后应及时用清水含漱口咽部，选用干粉吸入剂或加用储雾器可减少上述不良反应。

（2）全身用糖皮质激素：长期口服糖皮质激素可以引起骨质疏松症、高血压、糖尿病、下丘脑-垂体-肾上腺轴抑制、肥胖症、白内障、青光眼及肌无力等。对于伴有结核病、糖尿病、真菌感染、骨质疏松、青光眼、严重抑郁或消化性溃疡的哮喘患者，应慎重给予全身糖皮质激素并密切随访。因长期口服糖皮质激素不良反应大，尤其是正在生长发育的儿童，应选择最低有效剂量，并尽量避免长期使用（指超过2周）。孕妇、哺乳期妇女全身激素慎用或禁用。

3. 茶碱 小剂量茶碱联合激素与较高剂量激素治疗哮喘的作用等效，可用于吸入ICS或ICS/LABA未控制的哮喘患者，加用茶碱作为维持治疗。但茶碱的不良反应较多，如畏食、恶心、呕吐、头痛以及中枢神经系统功能紊乱、心血管反应（心律失常、血压下降）和多尿，也可出现发热、肝病、心力衰竭等。茶碱静脉注射过快或剂量过大会引起严重的不良反应，甚至心脏停搏，应严格掌握给药方案。过量时可引起抽搐、昏迷甚至死亡。低血压、休克、急性心肌梗死患者禁用；孕妇、哺乳期妇女慎用；心、肺、肾功能不全者宜减量。

4. 抗胆碱药 患者可能出现腺体分泌减少，胃肠蠕动减慢，排便排尿困难等症状；也可能表现为心悸、心动过速等心血管系统症状。患有青光眼、前列腺肥大的患者应慎用此类药物。

5. 抗IgE单克隆抗体 该药仅用于其他治疗无法控制且血清IgE高的重症哮喘患者。使用此类药物后可能出现过敏反应，可表现为支气管痉挛、低血压、晕厥、荨麻疹和/或延迟性血管神经性水肿。过敏反应可发生于首剂使用后，也可发生于初始周期治疗一年后。此外，此类药物的不良反应还可表现为心血管系统出现心肌梗死、肺动脉高压、肺栓塞等；呼吸系统出现哮喘、上呼吸道感染、鼻窦炎等症状；肌肉骨骼系统表现为关节痛、骨折、腿部疼痛等症状；泌尿生殖系统表现为尿路感染；神经系统表现为头痛、精神焦虑；消化系统表现为上腹部疼痛等。目前此类药物在6岁以下儿童不推荐使用；妊娠期间不应使用此类药物，可能增加低出生体重婴儿的发生率。

（三）药物相互作用监护

1. β_2受体激动剂、抗胆碱药、糖皮质激素以及茶碱　药物相互作用监护详见慢性阻塞性肺疾病一章。

2. 抗IgE单克隆抗体　目前抗IgE单克隆抗体与其他药物之间的相互作用尚不明确。

（四）患者用药依从性监护

哮喘需要长期规范化治疗，但国内外调查显示哮喘患者治疗依从性普遍偏低。成人患者不遵医嘱用药的发生率在50%左右，难治性哮喘患者的依从性更差。而依从性高低与哮喘的转归密切相关，依从性提高可显著改善哮喘控制水平。

哮喘患者使用的平喘药多为雾化吸入或经口吸入，若使用方法掌握不当则可能造成疗效不佳，使患者失去治疗的信心，降低用药依从性。因此临床药师在对用药依从性进行监护，以及开展用药教育时特别要注意以下几点：①患者是否明确不同药物的作用及用法：如ICS或白三烯调节剂需长期规律使用，吸入用短效β_2受体激动剂或抗胆碱药为按需使用；②对于使用抗IgE单克隆抗体药物的患者，特别强调在开始加用该药治疗时，需要测定血清总IgE水平以确定剂量，而且在开始治疗时不得随意停用全身性或吸入性糖皮质激素，应逐渐停用；③患者是否正确掌握各种吸入剂型的使用技巧。

四、用药教育

哮喘是慢性气道炎症，治疗的目的主要是控制症状，防止气道高反应性引起哮喘的反复发作。用药以吸入制剂为主，故对患者的用药教育尤其重要。对于哮喘患者而言，全程综合的健康教育，包括吸入性糖皮质激素的使用注意事项、避免接触过敏原、饮食指导、运动指导、进行哮喘自我监测、以自我管理为目标的系统性教育等。

（一）生活方式与健康教育

由于哮喘的诱因常与环境因素密切相关，因此哮喘患者在日常生活中应避免接触刺激性气体、烟雾等。吸烟的患者需戒烟，积极寻找过敏原，避免接触如花粉、尘螨、动物毛发等过敏原；避免受凉和上呼吸道感染；避免精神紧张和剧烈运动；加强体育锻炼和深呼吸锻炼改善肺功能。

（二）正确认识疾病

哮喘的治疗是长期的过程，为避免哮喘的反复发作以及重症哮喘的发生，要告知患者不能仅在哮喘急性发作时才使用缓解药物。在哮喘的缓解期不能停止使用或者间断使用控制药物，不能滥用抗菌药物控制非细菌感染引起的哮喘发作。

（三）正确使用吸入装置

吸入疗法与口服药物相比有以下的优势：药物可以直达肺部、用量小、作用快、安全性高、疗效好。但吸入疗法的作用取决于吸入装置的正确使用，而吸入装置种类繁多，使用不当会导致哮喘控制不佳，增加哮喘急性发作的风险以及吸入药物的不良反应，甚至使患者产生抵触吸入制剂的情绪。

1. 压力定量气雾剂　压力定量气雾剂（pMDI），常见的如沙丁胺醇气雾剂、异丙托溴铵气雾剂等。此种类型的装置，需要告知患者按照以下步骤进行：①去盖，垂直握持吸入器，充分摇匀。②轻轻呼气直到不再有空气可以从肺内呼出，然后立即将喷口放在口内，并合上嘴含上喷口。在缓慢吸气同时，马上按下药罐将药物释出，并继续深吸气。③屏息 5~10 秒，或在没有不适的感觉下尽量屏息久些，然后才缓慢呼气。若需要多吸一剂，应等待至少一分钟以后再重做以上步骤。若吸入剂中含有糖皮质激素，提示患者用药后清水深部漱口。

2. 干粉吸入剂　干粉吸入剂（DPI），常见的如布地奈德 / 福莫特罗吸入剂，蝶式的如倍氯米松吸入剂，准纳器如沙美特罗 / 氟替卡松粉吸入剂，等。每一种装置的使用方法都不尽相同。

反复对患者进行吸入技术教育可提高正确使用率。医师、临床药师和护士应当以实物正确演示每一种吸入装置的使用方法，然后让患者练习，发现问题及时纠正，如此反复数次。另有研究显示，视频教育与传统的一对一教育比较，能进一步提高患者使用吸入装置的正确率。因此，推荐在吸入装置技巧培训时引入视频教育模式，并多次进行培训，以提高吸入装置的正确使用率。

案例分析

案例：

患者，女，58 岁，2 型糖尿病 4 年多，规律服用瑞格列奈（1mg，t.i.d.，p.o.），阿卡波糖（50mg，t.i.d.，p.o.）。患者于 1 天前无明显诱因出现咳嗽，呈阵发性干咳，无痰，夜间症状加重，继发出现喘憋，呼吸急促，无发热、咯血，无头痛、头晕，无腹痛、腹泻，无尿频、尿急、尿痛，无双下肢水肿，自行口服抗菌药物（具体不详），但咳嗽、喘息症状不能缓解，遂急诊入院。查体：体温 36.7℃，呼吸 25 次 /min，脉搏 107 次 /min，BP 150/80mmHg；血常规：WBC 13.86×10^9/L，N% 87.9%；血气分析：pH 7.35，$PaCO_2$ 48mmHg，PaO_2 90mmHg，SO_2 96%；胸片：双肺野纹理增粗，急诊以“支气管哮喘，2 型糖尿病”收治入院。起病以来，患者神志清楚，精神可，食欲可，睡眠可，大小便正常，体重较前无明显变化。

患者入院后，完善相关化验和检查，提示白细胞升高，中性粒细胞比例升高，其余正常。患者无发热，偶有咳嗽，无痰，喘憋明显，诊断为支气管哮喘，给予经验性抗感染治疗，糖皮质激素抗炎、祛痰，吸入 β_2 受体激动剂、M 胆碱受体拮抗剂和茶碱类药物，舒张支气管平喘。患者经治疗后病情好转，静脉应用糖皮质激素 3 天后给予减量，应用 5 天后停用，并停用硫酸沙丁胺醇及吸入用异丙托溴铵。

药物治疗经过如下：

药物名称	用量	频次	用法
硫酸沙丁胺醇气雾剂	100μg	t.i.d.	吸入
盐酸氨溴索片	30mg	t.i.d.	口服
吸入用异丙托溴铵溶液	500μg	t.i.d.	雾化吸入
吸入用布地奈德混悬液	1mg	t.i.d.	雾化吸入
注射用头孢他啶	2g	q12h.	静脉滴注
0.9% 氯化钠注射液	100ml		
注射用甲泼尼龙琥珀酸钠	40mg	q12h.	入壶
孟鲁司特钠片	10mg	q.n.	口服
多索茶碱注射液	0.3g	q.d.	静脉滴注
0.9% 氯化钠注射液	100ml		
瑞格列奈片	1mg	t.i.d.	口服
阿卡波糖片	50mg	t.i.d.	口服

分析：

1. 抗感染治疗　急性上呼吸道感染多由病毒引起，病程有自限性，一般不需要使用抗菌药物，本患者入院时体温不高，白细胞及中性粒细胞相对值增高考虑为应激性升高，故是否给予抗感染治疗需要进一步探讨，且患者无铜绿假单胞菌感染因素，选用头孢他啶的合理性也值得商榷。

2. 抗炎　全身使用激素对于哮喘急性发作是必须的，可以迅速减轻或抑制炎症过程，减轻气道炎症及气道高反应状态，缩短哮喘缓解的时间。该患者入院初期使用甲泼尼龙琥珀酸钠（40mg，b.i.d.，iv.gtt），症状改善后改为 40mg，q.d.，iv.gtt，共使用了 5 天，且在全身应用的同时给予布地奈德局部吸入，为激素的序贯治疗做好准备。布地奈德起效快，雾化吸入对患者吸气配合要求不高，用于哮喘急性发作的治疗。孟鲁司特为半胱氨酸白三烯受体拮抗剂，可减轻哮喘症状、改善肺功能并具有一定程度的抗炎作用，可作为轻度哮喘的替代治疗用药和中重度哮喘的联合治疗用药，且可提高糖皮质激素的疗效，减少糖皮质激素的用量。

3. 祛痰　患者未诉明显咳嗽咳痰，但黏液痰栓形成阻塞细支气管是急性哮喘病情难以控制的重要原因之一，给予氨溴索（30mg，t.i.d.，p.o.）联合乙酰半胱氨酸胶囊（0.2g，t.i.d.，p.o.）化痰，氨溴索可增加呼吸道黏膜浆液腺的分泌，减少黏液腺分泌，降低痰液黏度。

4. 解痉平喘　患者使用的支气管扩张剂包括：硫酸沙丁胺醇吸入剂、异丙托溴铵吸入剂及静脉用多索茶碱。沙丁胺醇为短效的 β_2 受体激动剂，舒张支气管平滑肌作用强，起效快，疗效持续约数小时；异丙托溴铵通过抗胆碱能作用舒张支气管，起效慢但持续时间较长，两药联用有协同、互补的作用。多索茶碱具有扩张支气管平滑肌、兴奋呼吸中枢的作用，较氨茶碱对胃肠道刺激小，心脏兴奋作用弱。

5. 控制血糖　患者血糖异常，给予口服瑞格列奈促进胰岛素分泌及阿卡波糖减少糖的吸收。

用药监护：

1. 血糖　患者使用糖皮质激素可能导致血糖较平时波动较大，用药期间需监测患者的血糖及时调整降糖药，必要时使用胰岛素控制血糖。

2. 血钾　β_2 受体激动剂可致一过性低血钾，联合应用茶碱类、糖皮质激素类药物可能导致低血钾更为严重，应注意监测血钾。

3. 预防糖皮质激素不良反应　长期全身应用糖皮质激素可致糖代谢紊乱、食欲增加、水钠潴留、体重增加、满月脸、精神异常、胃溃疡、股骨头无菌性坏死等不良反应，应注意观察，及时补充钙剂，保护胃黏膜，避免长期全身使用糖皮质激素。

4. 心律及血压　茶碱类药物治疗窗窄，易引起心律失常，与 β_2 受体激动剂联用，具有协同作用，但同时也增加了心血管系统不良反应，用药期间应检测患者的心律及血压，如有条件可监测其血药浓度。

5. 骨骼肌震颤　β_2 受体激动剂易引起骨骼肌震颤，常见为上肢抖动，如发现应减量或停药。

用药依从性：出院后应规律应用丙酸氟替卡松吸入气雾剂及孟鲁司特，可有效预防哮喘的急性发作。

第三节 慢性咳嗽

一、概 述

咳嗽(cough)是临床上最常见的症状之一,是人体的防御性神经反射,有利于清除呼吸道分泌物和有害因子,但频繁剧烈的咳嗽会对患者的工作、生活和社会活动造成严重影响。咳嗽按其病程可分为3类:急性咳嗽、亚急性咳嗽和慢性咳嗽。急性咳嗽＜3周,亚急性咳嗽3~8周,慢性咳嗽是指病程＞8周,以咳嗽为唯一或主要的临床症状,胸部体格检查和X线片未见明显异常的咳嗽。慢性咳嗽病因诊断不明确,很多患者反复进行各种检查,或者长期大量使用抗菌药物和止咳药,收效甚微并产生诸多不良反应,对患者的工作、学习和生活质量造成严重影响,同时也带来了严重的经济负担。我国慢性咳嗽患者好发于30~40岁,男女发病比例接近,而欧美地区以50~60岁最多,且女性发病率高于男性。

(一)病因和发病机制

慢性咳嗽原因较多,常见原因为上气道咳嗽综合征(UACS)、咳嗽变异性哮喘(CVA)、嗜酸性粒细胞性支气管炎(EB)和胃食管反流性咳嗽(GERC),这些原因占呼吸内科门诊慢性咳嗽所有病因比例的70%~95%。其他病因较少见,如变应性咳嗽(AC)、心理性咳嗽等。

1. 上气道咳嗽综合征 UACS是由于鼻部疾病引起分泌物倒流鼻后和咽喉等部位,直接或间接刺激咳嗽感受器,导致以咳嗽为主的临床综合征。UACS是引起慢性咳嗽的最常见病因之一,其基础疾病以鼻炎、鼻窦炎为主,慢性咽喉炎、慢性扁桃体炎等咽喉部疾病也可引起UACS。

2. 咳嗽变异性哮喘 CVA是哮喘的一种特殊类型,咳嗽是唯一或主要临床表现,无明显喘息等表现,但存在气道高反应性。CVA是慢性咳嗽的最常见病因,国内多中心调查结果显示约占慢性咳嗽原因的三分之一。

3. 嗜酸性粒细胞性支气管炎 近年来的研究发现,EB也是不明原因慢性咳嗽的一个重要病因,约占慢性咳嗽的15%。EB是一种以气道嗜酸性粒细胞浸润为特征的非哮喘性支气管炎,主要表现为慢性咳嗽,诱导痰检查发现嗜酸性粒细胞计数增加,但无喘息、可逆性气道阻塞及气道高反应性等哮喘的特征。

4. 胃食管反流性咳嗽 GERC因胃酸和其他胃内容物反流进入食管,导致以咳嗽为突出表现的临床综合征,是慢性咳嗽的常见原因。发病机制可能与微量误吸、食管-支气管反射、食管运动功能失调、自主神经功能失调及气道神经源性炎症等有关。

（二）病理和病理生理

非自主咳嗽反射由完整的咳嗽反射弧参与完成，咳嗽反射弧由咳嗽外周感受器、迷走传入神经、咳嗽高级中枢、传出神经及效应器（膈肌、喉、肋间肌和腹肌群等）构成。咳嗽反射可以被气道内的一些炎症和机械性改变或吸入化学性或机械性刺激物所激发，这些刺激物常来自上气道，尤其是喉、隆突和其他邻近气道分叉的部位。咳嗽受延髓咳嗽中枢控制，大脑皮层对此具有调节作用。咳嗽高敏感性是慢性咳嗽重要的病理生理机制，其机制与瞬时受体电位（TRP）通路如 TRPV1 以及 TRPA1 激活、气道炎症、神经通路及咳嗽中枢的易化有关。

二、治疗原则、药物治疗方案和药物选择

（一）上气道咳嗽综合征

1. 治疗原则

（1）非变应性鼻炎以及普通感冒引起的慢性咳嗽：治疗首选第一代抗组胺药和鼻减充血剂，大多数患者在初始治疗后数天至两周内即可产生疗效。常用抗组胺药的品种、用法用量及效用特点见表 3-5。常用的鼻减充血剂有麻黄碱滴鼻剂和羟甲唑啉滴鼻剂，麻黄碱滴鼻剂为 1% 的盐酸麻黄碱滴鼻液，滴入鼻腔，一日 3 次，一次 3~4 滴。羟甲唑啉为鼻喷雾剂，每揿定量为 0.065ml。使用时将 1/4 喷头伸入鼻孔内，揿压喷鼻。成人，一次一侧 1~3 喷，早晨和睡前各一次。

（2）变应性鼻炎引起的慢性咳嗽：首选口服第二代抗组胺药和鼻腔吸入性糖皮质激素治疗，两类药物的品种、用法用量及效用特点分别见表 3-5 及表 3-6。此外，半胱氨酸白三烯受体拮抗剂治疗过敏性鼻炎亦有效，白三烯受体拮抗剂包括孟鲁司特钠和扎鲁司特，均为口服剂型。常用孟鲁司特钠 10mg/次，每日 1 次，睡前服；或者扎鲁司特 20mg/ 次，每日 2 次，剂量可逐渐加大至最大量，一次 40mg，一日 2 次。

（3）慢性鼻窦炎引起的慢性咳嗽：细菌性鼻窦炎多为混合性感染，首先需进行抗感染治疗。抗菌谱应覆盖革兰氏阳性菌、革兰氏阴性菌和厌氧菌。抗感染药物此处不再详细介绍。同时可联合鼻吸入性糖皮质激素（表 3-6），疗程 3 个月以上。对于合并鼻息肉的慢性鼻窦炎患者，口服糖皮质激素（表 3-7）序贯局部鼻吸入激素（表 3-6），治疗效果优于单用鼻吸入激素治疗。

表 3-5　常用抗组胺药的品种、用法用量及效用特点

组胺药	药品名称	常规用法用量	效用特点
第一代抗组胺药	苯海拉明	25~50mg	明显的镇静作用
	氯苯那敏	2~4mg	轻度镇静
	曲吡那敏	25~50mg	中枢抑制作用较弱，有抗胆碱作用和明显的局部抑制作用
	异丙嗪	12.5~50mg	明显的镇静、镇吐、抗胆碱作用
	赛庚啶	2mg	中度镇静、抗 5- 羟色胺作用
	羟嗪	25mg	抗胆碱作用、止吐作用，镇静作用较弱
	去氯羟嗪	25mg	抗 5- 羟色胺作用强，镇静作用较弱
第二代抗组胺药	特非那定	60mg/ 次，b.i.d.	镇静作用较弱，有心脏毒性
	阿司咪唑	10mg/ 次，q.d.	抗组胺药中半衰期最长，达 9~11 天
	西替利嗪	10mg/ 次，q.d.	可随乳汁分泌，哺乳期妇女禁用
	氯雷他定	10mg/ 次，q.d.	无明显镇静作用，对心脏功能几乎无影响
	左卡巴斯汀	100μg/ 次，b.i.d.	通常情况下无镇静作用，对精神运动性活动亦无影响

表 3-6　鼻吸入性糖皮质激素的品种、用法用量及效用特点

药品名称	常规用法用量	效用特点
布地奈德鼻喷雾剂	推荐起始剂量为一日 256μg，此剂量可于早晨一次喷入或早晚分二次喷入。即：早晨每个鼻孔内喷入 128μg（2 × 64μg），或早晚 2 次，每次每个鼻孔内喷入 64μg	给药剂量应个体化，在获得预期的临床效果后，可减少用量至患者每天早晨每个鼻孔喷入 32μg，此剂量作为维持剂量是足够的。一日用量超过 256μg，未见疗效增加
丙酸氟替卡松鼻喷雾剂	每个鼻孔各 2 喷（每喷 50μg），一日 1 次（每日 200μg）。当症状得到控制时，维持剂量为每个鼻孔 1 喷，一日 1 次	以早晨用药为好。给药应个体化，某些患者需每个鼻孔各 2 喷，一日 2 次，早晚各 1 次直至症状改善。每日最大剂量为每个鼻孔不超过 4 喷
糠酸莫米松鼻喷雾剂	每个鼻孔 2 揿（每揿为 50μg），一日 1 次（总量为 200μg），一旦症状被控制后，剂量可减至每个鼻孔 1 揿（总量 100μg），即能维持疗效	给药应个体化，根据患者症状的缓解程度，最大每日剂量可增加至每侧鼻孔 4 揿，一日 1 次（总量 400μg），症状控制后可减小剂量

表 3-7　口服糖皮质激素的品种、用法用量及效用特点

药品名称	常规用法用量	效用特点
泼尼松	一日 20~40mg，症状减轻后减量，每隔 1~2 日减少 5mg（用于治疗过敏性哮喘）	
泼尼松龙	口服，开始每日剂量为 15~40mg，需要时可用至 60mg 或 0.5~1.0mg/kg。病情稳定后应逐渐减量至维持剂量 5~10mg，视病情而定（治疗过敏性、炎症性疾病）	中效，作用持续时间 12~36 小时
甲泼尼龙	口服，开始时一般为一日 16~40mg，分次服用。维持剂量为 4~8mg（治疗哮喘的急性发作）	
地塞米松	口服，起始剂量一次 0.75~3mg，一日 2~4 次。维持剂量一日 0.75mg，视病情而定	长效，作用持续时间 36~54 小时
倍他米松	口服，起始剂量一日 1~4mg，分次给予。维持剂量 0.5~1mg	

2. 止咳平喘治疗方案及药物选择　上气道咳嗽综合征是慢性咳嗽中最常见的病因之一，尤其在儿童患者的慢性咳嗽中比例更高，除了上述的抗组胺药等使用外，针对咳嗽频繁、影响休息和睡眠的患者可以适当使用一些止咳药对症治疗，以缓解咳嗽症状，促进疾病的恢复。一般慢性咳嗽患者可选择中成药止咳治疗，该类药物多集中在经典方药或专家经验，由多种中药按君、臣、佐、使功效组合，经过特定的生产工艺加工而成，如：苏黄止咳胶囊，口服 1 次 3 粒，一日 3 次，疗程 7~14 天；克咳胶囊，口服 1 次 3 粒，一日 2 次；肺力咳合剂，7 岁以下儿童 1 次 10ml，7~14 岁 1 次 15ml，成人 1 次 20ml，一日 3 次。也有研究指出使用复方磷酸可待因溶液对于慢性咳嗽对症治疗显效率为 72%，总有效率达 92.1%，显著高于对照组，且两组不良反应发生率无统计学差异。

上气道咳嗽综合征患者一般以慢性咳嗽为主要表现，多数患者不伴喘息、呼吸困难等，不需要常规使用平喘药。对于合并鼻息肉的慢性鼻窦炎引起的慢性咳嗽，可口服糖皮质激素后序贯局部鼻吸入性糖皮质激素，糖皮质激素的用法用量见表 3-7。

（二）咳嗽变异性哮喘

咳嗽变异性哮喘是慢性咳嗽最常见的原因之一，治疗原则与典型哮喘相同，其止咳平喘药物的使用选择主要是以支气管扩张剂、糖皮质激素、半胱氨酸白三烯受体拮抗剂为主。

（1）吸入性糖皮质激素和 β_2 受体激动剂的复方制剂：①复方制剂比单用

糖皮质激素能更快速和有效缓解哮喘。常用的药物有：布地奈德/福莫特罗吸入剂，有 160μg/4.5μg 和 320μg/9.0μg 两种规格，根据不同病情选择，每次经口吸入 1~2 吸，每日 2 次，该药起效快、维持时间长。②氟替卡松/沙美特罗吸入剂，有 50μg/100μg，50μg/250μg 和 50μg/500μg 三种规格，根据不同病情选择，每次经口吸入 1 吸，每日 2 次，该药起效较慢，作用时间长。建议治疗时间至少 8 周以上，部分患者需要长期治疗。

（2）口服糖皮质激素：如果患者临床症状或气道炎症较重，或对吸入激素治疗反应不佳时，建议短期口服糖皮质激素治疗 3~5 天。口服糖皮质激素的品种、用法用量及效用特点见表 3-7。如果口服激素治疗无效，需注意排查是否诊断错误或存在一些影响疗效的因素。

（3）半胱氨酸白三烯受体拮抗剂：白三烯受体拮抗剂治疗咳嗽变异性哮喘有效，能够减轻患者咳嗽症状，改善生活质量并减缓气道炎症。少数对吸入性糖皮质激素治疗无效的患者，使用半胱氨酸白三烯受体拮抗剂治疗可能有效，其治疗疗程及对气道炎症的抑制作用仍有待进一步研究。半胱氨酸白三烯受体拮抗剂包括孟鲁司特钠和扎鲁司特，均为口服剂型。常用孟鲁司特钠，10mg/次，每日 1 次，睡前服；或扎鲁司特，20mg/次，每日 2 次，剂量可逐渐加大至最大量，一次 40mg，一日 2 次。

（三）嗜酸性粒细胞性支气管炎

嗜酸性粒细胞性支气管炎约占慢性咳嗽病因的 13%~22%，以气道嗜酸性粒细胞浸润为特征，痰嗜酸性粒细胞增高，但气道炎症范围较局限，平滑肌内肥大细胞浸润密度低于哮喘患者，其炎症程度、氧化应激水平均不同程度低于咳嗽变异性哮喘患者，约 1/3 患者合并有变应性鼻炎。该疾病对糖皮质激素治疗反应良好，治疗后咳嗽很快消失或明显减轻。建议首选吸入性糖皮质激素治疗，持续应用 8 周以上。吸入性糖皮质激素包括吸入用布地奈德混悬液（采用专用雾化器进行雾化，起始剂量为 1 次 1~2mg，一日 2 次；维持剂量为 1 次 0.5~1mg，一日 2 次），布地奈德气雾剂（有不同的规格，5ml：20mg，200μg/喷；10ml：10mg，50μg/喷；成人常用剂量为 200~1 600μg/d，分成 2~4 次使用），丙酸氟替卡松吸入气雾剂（成人及 16 岁以上儿童，1 次 100~1 000μg，一日 2 次，通常为 1 次 2 揿，一日 2 次），丙酸氟替卡松吸入用混悬液（4~16 岁儿童及青少年雾化吸入 1 次 1mg，一日 2 次）。以上吸入制剂根据患者咳嗽的严重程度，可个体化地给予不同剂量并根据病情进行相应调整。初始治疗可联合泼尼松口服每日 10~20mg，持续 3~5 日，如果小剂量糖皮质激素无效，应注意是否存在嗜酸性粒细胞增高相关的全身性疾病。在中华医学会儿科学分会呼吸学组慢性咳嗽协作组制定的《中国儿童慢性咳嗽诊断与治疗指南（2013 年修订）》中对于嗜酸性粒细胞性支气管炎不推荐使用半胱氨酸白三烯受体拮抗剂来改善咳嗽症状。

（四）胃食管反流性咳嗽

1. 治疗原则　胃食管反流性咳嗽是指因胃酸和其他胃内容物反流进入食管，导致以咳嗽为突出表现的临床综合征，属于胃食管反流病的一种特殊类型，是慢性咳嗽的常见原因，其治疗原则主要有调整生活方式，包括超重患者减肥，避免过饱和睡前进食，避免进食酸性、辛辣和油腻食物，避免饮用咖啡、酸性饮料及吸烟，避免剧烈运动，使用制酸药，使用促胃动力药等。在积极对因治疗的基础上一般患者咳嗽症状可以得到明显改善，不需要使用止咳药。

2. 药物治疗方案和药物选择

（1）抗酸药物：对于伴有胃灼热和反流症状的患者，使用抗酸药物是作为胃食管反流性咳嗽的标准治疗方法。抗酸药物包括质子泵抑制剂（PPI），常选用奥美拉唑、兰索拉唑、雷贝拉唑及埃索美拉唑等（常用质子泵抑制剂的品种、常规用法用量及效用特点见表3-8），以及 H_2 受体拮抗剂（常用 H_2 受体拮抗剂的品种、常规用法用量及效用特点见表3-9）或者藻酸盐类药物（常用品种有海藻酸钠、海藻双酯钠、海藻酸铝镁等）。其中质子泵抑制剂效果较好，对于难治性胃食管反流性咳嗽，加大质子泵抑制剂的治疗剂量是临床常用的治疗手段，使用其中一种治疗无效时，可换用其他质子泵抑制剂；或者可在常规剂量的质子泵抑制剂基础上，加用 H_2 受体拮抗剂，能改善部分难治性胃食管反流或夜间胃酸反流的症状。而对于考虑胃食管反流性咳嗽但不伴有胃灼热和反流症状的患者，则不推荐单独使用质子泵抑制剂进行治疗。

表3-8　常用质子泵抑制剂的品种、常规用法用量及效用特点

药品名称	常规用法用量	效用特点
奥美拉唑	口服，起始治疗：20~60mg，每日1~2次，共4~8周；维持治疗：10~20mg，每日1次	选择性地聚集在胃壁细胞的酸性环境中，在壁细胞中存留24小时，作用持久，可持续作用停药后4天
兰索拉唑	口服，起始治疗：30mg，每日1次，共8周；维持治疗：15~30mg，每日1次	生物利用度较奥美拉唑提高30%，抑制胃酸是奥美拉唑的2~10倍
泮托拉唑	口服，起始治疗：20~40mg，每日1~2次，共4~8周；维持治疗：20mg，每日1次	生物利用度比奥美拉唑提高7倍左右，对壁细胞的选择性更专一
雷贝拉唑	口服，起始治疗：10~20mg，每日1次，共8周；维持治疗：10~20mg，每日1次	该药是第一个部分可逆的 H^+/K^+-ATP酶抑制剂，缓解日间和夜间疼痛的作用强于奥美拉唑，作用持续至停药后2天

续表

药品名称	常规用法用量	效用特点
埃索美拉唑	口服，起始治疗：40mg，每日 1 次，共 4~8 周；维持治疗：20mg，每日 1 次	奥美拉唑的 *S*- 异构体，抑酸能力比奥美拉唑强，持续时间更长
艾普拉唑	一次 10mg，每日 1 次	半衰期长，全天维持较高的抑酸水平，已上市的 PPI 中等效剂量最小，5mg 相当于奥美拉唑 20mg

表 3-9　常用 H_2 受体拮抗剂的品种、常规用法用量及效用特点

药品名称	常规用法用量	效用特点
西咪替丁	口服，一次 200~400mg，一日 2~4 次，餐后或睡前服用，或单次 800mg，睡前服	抑制肝药酶 CYP450 酶，降低肝血流量，减弱其他药物的代谢
雷尼替丁	口服，一次 150mg，一次 1 粒，一日 2 次，或一次 300mg，一次 2 粒，睡前 1 次	抗酸作用为西咪替丁的 4~10 倍，抑酸维持时间长，对肝药酶 CYP450 酶的影响较小
法莫替丁	口服，一次 20mg，一日 2 次，24 小时用量不得超过 40mg，于早晚餐后或睡前服用	抗酸作用为西咪替丁的 40~50 倍，为雷尼替丁的 7~10 倍，无肝药酶抑制活性和药物相互作用

（2）促胃动力药：单用抗酸药物效果不佳者，可考虑加用促胃动力药。大部分胃食管反流性咳嗽患者有食管运动功能障碍，建议联合促胃动力药如莫沙必利（常用量为每日 3 次，每次 5mg，饭前或饭后口服）等。

（3）巴氯芬：难治性胃食管反流性咳嗽的治疗常用巴氯芬，日最佳剂量为 30~75mg，分 3~5 次服用，个别病例的日剂量最高可达到 100mg。

注意在上述治疗效果欠佳时，应充分考虑治疗的剂量及疗程是否足够，或是否存在复合病因。在严格抗反流内科治疗后，咳嗽仍不能缓解，严重影响患者生活质量，24 小时食管 pH- 多通道阻抗监测结果显示仍然存在严重的反流者，可考虑手术治疗。

三、药学监护要点

（一）疗效监护

慢性咳嗽根据其具体类型给予相应的治疗后，应对其疗效进行评估，根据评估结果监护其治疗的有效性。咳嗽的评估主要包括视觉模拟评分、咳嗽

症状积分、咳嗽生活质量测评、咳嗽频率监测及咳嗽敏感性检测等。其中，咳嗽频率监测需要特定的仪器，国内尚无此类仪器，因此应用受限。咳嗽敏感性检测常用于药物的疗效判断和咳嗽机制的研究，尚不是临床常规检测项目。因此，此处主要介绍前三种咳嗽的评估方法。

1. 视觉模拟评分　视觉模拟评分（visual analogμe scale，VAS）系统对患者的咳嗽情况进行评分。VAS 系统由患者根据自己的感受在直线上划记相应刻度，从而表示咳嗽的程度，有报道采用从 0~100mm 标记。与咳嗽症状评分相比，VAS 的评分等级划分更细，有助于治疗前后的纵向比较。

2. 咳嗽症状积分　采用咳嗽症状积分表进行相对量化的症状评分，用于咳嗽程度和疗效的临床评定。咳嗽症状积分表分为日间咳嗽症状积分和夜间咳嗽症状积分两部分，见表 3-10。

表 3-10　咳嗽症状积分表

分值	日间咳嗽症状积分	夜间咳嗽症状积分
0	无咳嗽	无咳嗽
1	偶有短暂咳嗽	入睡时咳嗽或偶有夜间咳嗽
2	频繁咳嗽，轻度影响日常活动	因咳嗽轻度影响夜间睡眠
3	频繁咳嗽，严重影响日常活动	因咳嗽严重影响夜间睡眠

3. 咳嗽生活质量测评　咳嗽生活质量测评表为针对咳嗽的专用量表，主要为慢性咳嗽影响问卷，其中包括了咳嗽专用生活质量问卷和莱塞斯特咳嗽问卷（Leicester cough questionnaire，LCQ），均表现良好的信度、效度及反应度，并逐渐在系统评价咳嗽程度及疗效中发挥了重要的作用，目前应用较广的为应用中文版的 LCQ 咳嗽问卷进行评估，具体的评估内容见表 3-11。

表 3-11　莱塞斯特咳嗽问卷

<table>
<tr><td>姓名：</td><td>性别</td><td>年龄</td><td>病历号</td></tr>
<tr><td colspan="4">下列问题是为评估咳嗽对您生命质量的全方位影响而设计的。请认真阅读每一个问题，在您认为最准确的答案上画圈。请如实回答所有问题。
1. 近两周来，咳嗽会让您胸痛或肚子痛吗？
①一直都会　②大多数时间会　③时常会　④有时会　⑤很少会　⑥几乎不会　⑦一点也不会
2. 近两周来，您会因咳嗽有痰而烦恼吗？
①每次都会　②多数时间会　③不时会　④有时会　⑤偶尔会　⑥极少会　⑦从来不会</td></tr>
</table>

续表

3. 近两周来，咳嗽会让您感到疲倦吗？ ①一直都会　②大多数时间会　③时常会　④有时会　⑤很少会　⑥几乎不会 ⑦一点也不会 4. 近两周来，您觉得能控制咳嗽吗？ ①一点也不能　②几乎不能　③很少能　④有时能　⑤常常能　⑥多数时间能 ⑦一直都能 5. 近两周来，咳嗽会让您觉得尴尬吗？ ①一直都会　②大多数时间会　③时常会　④有时会　⑤很少会　⑥几乎不会 ⑦一点也不会 6. 近两周来，咳嗽会让您焦虑不安吗？ ①一直都会　②大多数时间会　③时常会　④有时会　⑤很少会　⑥几乎不会 ⑦一点也不会 7. 近两周来，咳嗽会影响您的工作或其他日常事务吗？ ①一直都会　②大多数时间会　③时常会　④有时会　⑤很少会　⑥几乎不会 ⑦一点也不会 8. 近两周来，咳嗽会影响您的整个娱乐生活吗？ ①一直都会　②大多数时间会　③时常会　④有时会　⑤很少会　⑥几乎不会 ⑦一点也不会 9. 近两周来，接触油漆油烟会让您咳嗽吗？ ①一直都会　②大多数时间会　③时常会　④有时会　⑤很少会　⑥几乎不会 ⑦一点也不会 10. 近两周来，咳嗽会影响您的睡眠吗？ ①一直都会　②大多数时间会　③时常会　④有时会　⑤很少会　⑥几乎不会 ⑦一点也不会 11. 近两周来，您每天阵发性咳嗽发作多吗？ ①持续有　②次数多　③时时有　④有一些　⑤偶尔有　⑥极少有　⑦一点也没有 12. 近两周来，您会因咳嗽而情绪低落吗？ ①一直都会　②大多数时间会　③时常会　④有时会　⑤很少会　⑥几乎不会 ⑦一点也不会 13. 近两周来，咳嗽会让您厌烦吗？ ①一直都会　②大多数时间会　③时常会　④有时会　⑤很少会　⑥几乎不会 ⑦一点也不会 14. 近两周来，咳嗽会让您声音嘶哑吗？ ①一直都会　②大多数时间会　③时常会　④有时会　⑤很少会　⑥几乎不会 ⑦一点也不会

续表

15. 近两周来，您会觉得精力充沛吗？
①一点也不会　②几乎不会　③很少会　④有时会　⑤常常会　⑥多数时间会　⑦一直都会
16. 近两周来，咳嗽会让您担心有可能得了重病吗？
①一直都会　②大多数时间会　③时常会　④有时会　⑤很少会　⑥几乎不会　⑦一点也不会
17. 近两周来，咳嗽会让您担心别人觉得您身体不对劲吗？
①一直都会　②大多数时间会　③时常会　④有时会　⑤很少会　⑥几乎不会　⑦一点也不会
18. 近两周来，您会因咳嗽中断谈话或接听电话吗？
①每次都会　②大多数时间会　③时常会　④有时会　⑤很少会　⑥几乎不会　⑦一点也不会
19. 近两周来，您会觉得咳嗽惹恼了同伴、家人或朋友？
①每次都会　②多数时间会　③不时会　④有时会　⑤偶尔会　⑥极少会　⑦从来不会

感谢您的参与！

签名：
填表日期：
调查药师：

注：莱塞斯特咳嗽生命质量问卷评分方法
1. 区域（问题）

	评定分数
①生理：包括问题 1、2、3、9、10、11、14、15	生理 =(　　　　)÷ 8=
②心理：包括问题 4、5、6、12、13、16、17	心理 =(　　　　)÷ 7=
③社会：包括问题 7、8、18、19	社会 =(　　　　)÷ 4=

2. 区域得分 = 区域各项问题总分 ÷ 问题数（分值 1~7）　总分 =
3. 总分 = 三区域得分之和（分值 3~21）
本表经 Birring 教授授权从 Leicester cough questionnaire（LCQ）翻译而来。

（二）药物不良反应监护

1. 止咳药　慢性咳嗽的患者在针对病因治疗的同时，对于咳嗽明显的患者多数合并使用中成药类止咳药，如苏黄止咳胶囊、克咳胶囊等。在使用该类止咳药时需注意监护患者是否出现恶心、呕吐、胃部不适、便秘等消化道反应。部分使用复方可待因口服液等中枢止咳成分药物的患者需要注意监护是否出现呼吸微弱、缓慢或不规则等呼吸抑制的症状，以及恶心、呕吐、流涕、寒战、打呵欠、头晕、心悸、嗜睡等不良反应情况；另外需要考虑患者是否为细胞色素 P450 酶中 CYP2D6 超快代谢者，因为可待因超快代谢患者存在遗传基因变异，与其他正常代谢患者相比较这类患者能够更快、更完全地将可待因转化为吗啡，这类患者血液中吗啡浓度较正常代谢患者高，而且容易出现严重的呼吸抑制。目前已有与可待因超快代谢吗啡相关的死亡不良事件报道。咳嗽变应性哮喘的患者可以使用半胱氨酸白三烯受体拮抗剂（孟鲁司特钠和扎鲁司特）止咳治疗，用药期间需要监护头痛、腹痛等主要不良反应的发生，偶见转氨酶、胆红素升高，皮疹，粒细胞缺乏等。半胱氨酸白三烯受体拮抗剂对哮喘急性发作无效，不可使用本品取代吸入型或口服糖皮质激素，但与支气管扩张剂及肾上腺皮质激素合用，可减少肾上腺皮质激素的用量。

2. 平喘药

（1）口服糖皮质激素：口服糖皮质激素的不良反应涉及心血管、内分泌、呼吸、肌肉、神经、消化、免疫等多系统，但大多数不良反应系在长期用药下发生。在慢性咳嗽中口服糖皮质激素主要用于症状或气道炎症较重，或对吸入激素治疗反应不佳的咳嗽变异性哮喘，建议短期口服糖皮质激素治疗。短期口服糖皮质激素不良反应发生率较低。在使用糖皮质激素时需注意，对于感染因素引起的慢性咳嗽，为防止加重感染，在无抗感染药物使用的前提下，谨慎使用口服糖皮质激素。此外，对于存在高血压、血栓性疾病、胃与十二指肠溃疡、精神病、电解质代谢异常、心肌梗死（皮质类固醇可引起心肌破裂）、内脏手术的患者，一般不宜使用口服糖皮质激素，特殊情况用药应权衡利弊，且应注意病情恶化的可能。

（2）吸入性糖皮质激素和吸入 β_2 受体激动剂：为局部用药，在常规的用法用量下进入全身血液循环的药物含量甚微，很少引起全身性的不良反应。吸入性糖皮质激素需要注意监护的主要是声音嘶哑、继发口咽部真菌感染以及吸入引起的咳嗽、咽部不适、口渴感、口周皮炎、舌肥大等。其用药监护可按以下原则①问：需经常询问患者有无口腔干燥、味觉消失、黏膜灼痛；②听：注意患者说话的声音变化，有无声音嘶哑、构音障碍等；③看：观察口腔黏膜有无充血糜烂、白斑，舌背乳突是否呈团块萎缩。预防以上症状，需采用正确的吸入技术，以及使用吸入性糖皮质激素后及时漱口。吸入 β_2 受体激动剂的不良反应少而轻微，少数患者表现为口干、鼻塞、轻度胸闷、嗜睡、心悸及手抖等。

3. 其他药物

（1）抗组胺药：抗组胺药的不良反应主要有中枢抑制、抗胆碱作用、心脏毒性及体重增加四大类。

1）中枢抑制作用：传统的抗组胺药可通过血脑屏障与中枢神经系统 H_1 受体结合，引起嗜睡的不良反应。该不良反应主要体现在第一代抗组胺药上，新型抗组胺药少有嗜睡作用，多数人无中枢抑制，少数人可产生困倦。因此服药期间应避免驾车、船及高空作业等。

2）抗胆碱作用：多数抗胆碱药都有轻重不等的不良反应，表现为口干、舌燥，对闭角型青光眼患者可引起眼压升高，对患有良性前列腺增生的老年人可能引起尿潴留。

3）心脏毒性：某些抗组胺药可引起心脏的不良反应，表现为 Q-T 间期延长，在此基础上，可发展为尖端扭转性心动过速。国外文献有特非那定及阿司咪唑引起上述心脏毒性而致死的报道，但大多在超大剂量服用时发生。患者同时患有心脏疾病（如严重的心律失常）或存在电解质紊乱（如低血钾）以及严重的肝脏疾病时，也易于发生。

4）体重增加：体重增加是某些抗组胺药的不良反应，国内以阿司咪唑的报道较多，可能与长期使用该类药物后加速胃排空，导致食欲增加有关。长期服用赛庚啶、酮替芬等抗组胺药也会使体重增加。

（2）鼻减充血剂：麻黄碱和羟甲唑啉滴鼻剂需要监护的常见不良反应如下①偶有刺痛感、灼烧感，以及鼻黏膜干燥等局部刺激反应；②偶有患者使用后出现血压升高、头痛、头晕、心率加快等不良反应，高血压、冠心病、甲状腺功能亢进、糖尿病等患者慎用；③不宜长时间使用，建议使用 5~7 天，如需继续使用，应咨询医师。

（3）质子泵抑制剂

1）对消化系统的影响：应用质子泵抑制剂的第 1 个月，消化系统的不良反应发生率高，其中以腹泻发生率最高，一般不建议停药，随访观察病情，如果症状持续进展可停药。

2）对肾脏的影响：应密切关注质子泵抑制剂导致药源性急性间质性肾炎的可能性。药师可建议患者避免同时服用肾毒性高的药物。对于首次服用质子泵抑制剂的患者，应定期检测血肌酐水平。

3）对血液系统的影响：长期、大量应用质子泵抑制剂的患者，遇到不明原因的白细胞减少应考虑可能为该药引起，应及时停药并对症治疗，以免造成严重的粒细胞缺乏症。

4）骨质疏松和肌溶解的风险：长期、大量应用质子泵抑制剂有造成骨质疏松的风险，特别是大于 50 岁的患者，可服用维生素 D 和钙剂预防。质子泵抑制剂也可引起多发性肌炎及横纹肌溶解，应注意监护患者是否同时服用其他影响骨骼肌代谢的药物，如他汀类药物合用应特别注意患者是否有肌酸激酶升高，是否发生不明原因肌酸、肌痛的症状。

（4）H_2受体拮抗剂：H_2受体拮抗剂在体内分布广泛、作用复杂，可出现多种类型的不良反应，但发生率低，且停药后大多不良反应迅速消失。H_2受体拮抗剂中以西咪替丁的不良反应多见，雷尼替丁和法莫替丁的不良反应较少。西咪替丁的不良反应可有口干、轻度腹泻、腹胀、潮红、肌痛、头晕、溢乳、一过性转氨酶升高及间质性肾炎等。长期大量服用西咪替丁的男青年可出现轻度乳房发育、阳痿、精子数量减少等不良反应。

（三）药物相互作用监护

1. 止咳药

（1）中成药止咳药：慢性咳嗽患者在使用中成药止咳药时，应忌烟、酒及辛辣、生冷、油腻的食物，且用药期间不宜服用滋补性中药，如人参、党参、西洋参、黄芪等，故含有该类成分的中成药（如人参健脾丸、生脉饮等）也应该避免联合使用。

（2）中枢性止咳药：少数使用复方可待因口服液等中枢止咳成分药物的患者，严禁与单胺氧化酶抑制剂（如异烟肼等）合用，后者可增强可待因的中枢作用，可能出现痉挛、反射亢进、昏睡等症状；含可待因的复方止咳药还不宜同时服用苯二氮䓬类镇静催眠药物，以免出现过度的中枢抑制作用。

（3）半胱氨酸白三烯受体拮抗剂：对于咳嗽变异性哮喘使用半胱氨酸白三烯受体拮抗剂孟鲁司特钠等止咳治疗的患者，若同时使用苯巴比妥，孟鲁司特钠的血药浓度 - 时间曲线下面积（AUC）可减少大约 40%，但是并不推荐调整孟鲁司特钠的用量。有体外研究表明，孟鲁司特钠是 CYP2C8、CYP2C9 和 CYP3A4 的底物，一项涉及孟鲁司特钠和吉非罗齐（CYP2C8 和 CYP2C9 的抑制剂）药物间相互作用的临床研究显示，吉非罗齐能使孟鲁司特钠的全身暴露水平增加 4.4 倍，而在临床安全性研究中，使用远远大于成人批准的 10mg/d 剂量的孟鲁司特钠（如 200mg/d，连续 22 周），没有观察到有临床意义的不良事件，基于这样的数据结果，认为吉非罗齐对孟鲁司特钠全身暴露水平的影响不具有临床意义。因此与吉非罗齐联合用药时，孟鲁司特钠不需要调整剂量。尽管孟鲁司特钠与肝药酶抑制剂联合使用至今未见有临床意义的不良反应，但在临床用药过程中还是需要注意监护患者用药后反应，如头晕、头痛等神经系统反应和腹痛等消化系统反应。

2. 平喘药

（1）口服糖皮质激素：糖皮质激素为 CYP450 酶的底物，可能产生肝药酶介导的不良反应；且口服糖皮质激素不良反应多，凡是合用会影响糖皮质激素浓度，以及合用可产生或加重不良反应的药物均应注意监护。①与非甾体抗炎药合用，可增加抗炎作用，但可能增加或加重溃疡；消化道基础疾病患者需检测大便隐血，如胃部不适，需加用预防消化道溃疡的药物。②激素可使糖尿病患者的血糖升高，与降糖药物合用时，应适当调节降糖药物的用量。③三环类抗抑郁药可加重该类药物引起的精神症状。④与强心苷合用可提高强心效应，但也增加洋地黄毒性及心律失常的发生，两者合用宜适当补钾。⑤与免疫抑制剂合用，可增加感染的风险。如存在感染或潜在感染灶，应同时服用抗菌药物。⑥ CYP450 酶诱导药，如苯巴比妥、苯妥英钠、利福平等可加快激素代谢，降低激素浓度；CYP450 酶抑制药可升高激素的血药浓度。⑦与利尿药（如噻嗪类或呋塞米）合用，可造成低钾血症。

（2）吸入性糖皮质激素和 β_2 受体激动剂：与全身糖皮质激素相比，吸入性糖皮质激素和 β_2 受体激动剂能够进入全身循环的药物浓度低，其相互作用较少。报道和文献记载的有：①氟替卡松、布地奈德入血后可经过肝脏 CYP3A4 代谢清除，氟替卡松与布地奈德和强效 P450 细胞色素 CYP3A4 抑制药（如利托那韦）合用，可能引起该药的血药浓度明显升高；②丙酸倍氯米松与胰岛素合用，可产生拮抗作用，使用胰岛素的糖尿病患者应注意调整剂量。β 受体拮抗剂能减弱或抑制吸入 β_2 受体激动剂的作用，因此，一般情况下不应与 β 受体拮抗剂（包括滴眼液）一起使用。

3. 其他药物

（1）抗组胺药：①与酒精及其他中枢神经抑制药，如巴比妥酸盐类、催眠药、阿片类镇痛药、抗焦虑镇静药、抗癫痫药合用，可增加抗组胺药的神经抑制作用，但新型抗组胺药的此相互作用较弱；②与其他抗胆碱作用的药物，如阿托品、三环类抗抑郁药、单胺氧化酶抑制剂合用，可加强抗组胺药的抗胆碱作用；③一些抗组胺药可能会掩盖某些具有耳毒性的药物，如氨基糖苷类、糖肽类抗生素的毒性症状；④抗组胺药可抑制过敏原物质的皮试反应，因此在皮试前若干天应停止使用一切抗组胺药，以免影响皮试结果。

（2）鼻减充血剂：麻黄碱和羟甲唑啉滴鼻剂在临床使用中应注意监护以下药物相互作用①与马普替林、三环类抗抑郁药合用，可增强滴鼻剂收缩血管的作用；②与单胺氧化酶抑制药合用可使血压异常升高，正使用单胺氧化酶抑制药的患者禁用本药。

（3）质子泵抑制剂：质子泵抑制剂是细胞色素 CYP450 酶的底物或抑制剂，与能和 CYP450 酶产生相互作用的药物合用时应注意监护。同时，质子泵抑制剂降低胃内酸度，与吸收依赖胃内 pH 的药物（如铁盐、地高辛、厄洛替尼、达沙替尼、吗替麦考酚酯、伊曲康唑）合用，可降低此类药物的吸收，必要时需检测此类药物的浓度。各质子泵抑制剂常见的药物相互作用主要包括以下方面：①奥美拉唑是 CYP3A4 和 CYP2C6 的抑制剂，可降低华法林、苯妥英钠、地西泮等的清除。奥美拉唑与氯吡格雷（CYP2C19 底物）合用可降低后者活性代谢产物的血药浓度，进而减弱其对血小板的抑制作用；奥美拉唑与他克莫司合用，可增加他克莫司的暴露量，尤其是 CYP2C19 中间代谢型或慢代谢型的移植患者，临床用药应避免合用。②兰索拉唑是 CYP1A2 的诱导剂，可以增加氨茶碱和咖啡因的清除。③泮托拉唑与奥美拉唑相比，对 CYP2C19 和 CYP3A4 的抑制作用较小，未观察到该酶系代谢的其他药物与泮托拉唑有明显临床意义的相互作用。④雷贝拉唑与艾普拉唑对通过 CYP450 酶途径代谢的药物没有影响，需要监护的主要为吸收依赖胃内 pH 的药物。⑤埃索美拉唑可升高 CYP2C19 底物如地西泮、丙米嗪、苯妥英钠等的血药浓度，合用时可能需要减少这些药物的剂量。

（4）H_2 受体拮抗剂：碱性抗酸药可降低 H_2 受体拮抗剂口服生物利用度，应在给予碱性抗酸药至少 1 小时后再服用 H_2 受体拮抗剂。西咪替丁对多种 CYP450 酶有抑制作用，包括 CYP1A2、CYP2C19、CYP2D6、CYP3A4 和 CYP3A5，影响多种药物代谢，可导致合用药物血药浓度升高，从而产生相应的不良反应。西咪替丁与氨基糖苷类药物具有相似的肌肉神经阻断作用，两者合用可导致呼吸抑制或停止。其他的 H_2 受体拮抗剂，由于对肝药酶的抑制作用较小，相互作用不明显。

（四）医嘱执行情况和患者依从性监护

慢性咳嗽的成因多，治疗药物品种多，涉及口服、经口吸入、经鼻吸入、滴鼻给药等多种途径。患者应遵医嘱，根据不同的给药途径和用法用量进行用药。慢性咳嗽患者大多为门诊患者，临床药师在工作中可设计用药医嘱执行情况监护记录单，采用电话随访、门诊随访、即时通信工具（如微信、QQ）等方式，与患者建立良好的关系，赢得患者的信任和合作，及时评估患者的医嘱执行情况，判断患者是否存在不按处方取药、不按医嘱用药、不当的自行用药或停药等情况，以及时指导患者按医嘱合理用药。

四、用药教育

1. 止咳药的用药教育　慢性咳嗽使用止咳中成药时，在饮食上需要注意忌食辛辣、生冷、油腻的食物，多种中成药合并使用时需要先咨询医师或药师的意见。由于中医讲究辨证施治，所以对止咳中成药应辨证选用，不宜长期用药，疗效不佳时需资质的中医师进行评估。对于含有可待因的复方制剂，由于含有中枢止咳成分，需要注意不能超量服用，不要长期使用，以免产生成瘾性。

2. 平喘药的用药教育

（1）口服糖皮质激素：全身使用糖皮质激素主要用于嗜酸性粒细胞性支气管炎和变应性咳嗽，一般均在吸入性糖皮质激素效果不理想时使用，短期用药 3~5 天不会引起因长期大量使用糖皮质激素引起的不良反应。在激素的使用过程中，应该定期监测血糖、血压、血常规和电解质等指标。及时补充钾、钙预防低血钾和骨质疏松的发生。服药者不可擅自停药，停药需要缓慢减量，逐渐减停。对于感染因素引起的慢性咳嗽，如患者合并使用抗菌药物如氟康唑、伏立康唑、克拉霉素、红霉素等，可提高糖皮质激素的浓度，引起不良反应的发生。

（2）吸入性糖皮质激素：①遵医嘱坚持用药，即使在症状缓解期也应按维持量吸入治疗，而当病情未见显著改善或更趋严重时不能自行增加吸入剂量，应及时就医，在医师的指导下，采取升阶梯治疗，使病情得到有效的控制；②每次吸入激素后，立即用清水漱口，可减轻由于吸入激素造成的声嘶和咽部不适感，预防口腔真菌感染；③糖皮质激素吸入剂量虽然较口服小，产生副作用相对较少，但如患者长期大剂量吸入激素，还是应该注意激素类药物的副作用，如肥胖、多毛、皮肤菲薄、肌无力、水肿、高血压、糖尿病、骨质疏松等症状；④建议长期接受吸入性糖皮质激素治疗的儿童定期检查身高。

（3）β_2 受体激动剂：β_2 受体激动剂在使用过程中需要提醒患者注意自我监测心率或脉搏，注意观察是否出现肌肉震颤情况，若出现以上不适需及时就医评估是否需要停用药物。其次，该类平喘药临床多使用吸入制剂，部分制剂有特殊用药装置，如沙美特罗替卡松粉吸入剂的准纳器需要详细指导患者标准的使用方法（详见《吸入制剂药物治疗的药学监护》分册）。此外，常用的 β_2 受体激动剂，如沙丁胺醇、福莫特罗等目前被国家体育总局列入兴奋剂目录，运动员需要慎用。

3. 其他药物的用药教育

（1）抗组胺药：①车船、飞机的驾驶人员，精密仪器操作者在工作前禁止服用含有中枢神经抑制的抗组胺药。②患闭角型青光眼、尿潴留、前列腺增生、幽门十二指肠梗阻、癫痫的患者慎用抗组胺药，特别是第一代抗组胺药。新型抗组胺药的抗胆碱不良反应较轻。③有肝功能损害的患者，服用异丙嗪（吩噻嗪类抗组胺药）时应注意。④孕妇及哺乳期妇女慎用。⑤新生儿和早产儿对抗组胺药的抗胆碱作用敏感性较高，不宜使用。⑥老年人对抗组胺药的不良反应较敏感，应用本品时易发生低血压、精神错乱、痴呆和头晕等不良反应。

（2）鼻减充血剂：①滴鼻时应采取立式或坐式，可适当吸气。②麻黄素滴鼻剂连续使用不得超过 3 日，否则，可产生“反跳”现象，出现更为严重的鼻塞。③羟甲唑啉连续使用不得超过 7 天，如需继续使用，应咨询医师。④高血压、冠心病、甲状腺功能亢进症、糖尿病等患者慎用。⑤使用后应拧紧瓶盖，以防污染。⑥儿童、孕妇、哺乳期妇女慎用。

（3）质子泵抑制剂：① PPI 一般在餐前服用，因其为肠溶剂，必须整片吞服，不得将其压碎或嚼碎，至少用 50ml 液体送服，可以用水或微酸性液体；

②如错过服药时间，请立即补服；如已接近下次用药时间，则不宜补服，不得一次服用双倍剂量；③遵医嘱用药，不宜自行增加或减少用量或缩短用药疗程；④ PPI 过量服用的表现可能有：视物模糊、意识模糊、嗜睡、头痛、口干、颜面潮红、恶心、出汗、心律失常等。若出现以上症状，怀疑用药过量，请及时咨询医师或药师。

（4）H_2 受体拮抗剂：①遵医嘱用药，不同的消化系统疾病类型给药方法不同；②可通过胎盘屏障，可随乳汁排泄，孕妇、哺乳期妇女禁用；③需注意药物相互作用，主要是该类药物可使其他药物的血药浓度增加，如氨茶碱、卡马西平、维拉帕米、阿司匹林、华法林、地西泮、咪达唑仑等，使用时应注意监测是否发生以上药物中毒的临床表现；④该类药物可使血液学异常，如白细胞减少、中性粒细胞缺乏、血小板减少等，长期使用本类药物建议进行血常规检查，如出现血液学不良反应，应立即停药。

案例分析

案例：

患者，男，62 岁，反复咳嗽 4 个月余，呈阵发性串咳。曾自行服用抗感颗粒、川贝枇杷膏、苏黄止咳胶囊，咳嗽症状未好转，于 ×× 医院就诊后，先后服用头孢克洛缓释胶囊、罗红霉素胶囊、西替利嗪糖浆、布地奈德/福莫特罗吸入剂治疗后，仍有咳嗽。行胸部 X 片检查示：未见明显异常。患者既往有冠心病病史，长期服用氯吡格雷、阿托伐他汀治疗。患者 5 年前因胃痛曾自行服用维 U 颠茄铝胶囊，胃痛症状缓解，未就医检查并规律治疗。患者平素睡眠较差，每天睡眠时间约 5 小时，本次咳嗽影响睡眠，导致夜醒次数增多。

本次就诊的辅助检查及治疗：患者行胃镜检查，结果示浅表性胃炎、轻度胆汁反流。考虑胃食管反流性咳嗽可能性大，给予奥美拉唑肠溶片（20mg，b.i.d.，p.o.）、西沙必利片（10mg，b.i.d.，p.o.）、胶体果胶铋胶囊（0.2mg，t.i.d.，p.o.）治疗 2 周。患者复诊，诉咳嗽症状较前明显好转，睡眠改善，但患者偶感胸闷心慌，考虑为西沙必利不良反应，即将西沙必利更换为莫沙必利（5mg，t.i.d.，p.o.），继续口服奥美拉唑肠溶片与胶体果胶铋胶囊，继续该方案治疗 6 周复查。

分析：

患者病史长，主要临床表现为咳嗽，予止咳、化痰、抗感染、抗过敏、减轻气道炎症和扩张支气管等治疗后，症状均未见好转。患者有消化道疾病史，复查胃镜后显示浅表性胃炎、轻度胆汁反流，予抑酸和促胃动力药物治疗2周后咳嗽症状明显减轻，患者胃食管反流性咳嗽诊断明确。在治疗药物的选择方面，患者有冠心病病史，长期服用氯吡格雷和阿托伐他汀，与医师首诊处方的药物存在两方面的药物相互作用：①阿托伐他汀和西沙必利均主要通过肝细胞微粒体P450酶CYP3A4代谢，两药合用可相互抑制药物的体内代谢，从而增加药物的血药浓度。该患者为中老年患者，用药两周后偶感胸闷心慌，心律失常，为西沙必利的不良反应，原则上建议用药前行心电图检查，排除心律失常风险后再用药。患者的该不良反应不排除为合用阿托伐他汀导致西沙必利浓度过高所致。复诊后患者改用莫沙必利，莫沙必利罕见心律失常的不良反应，但该药仍然主要经CYP3A4代谢，治疗中需监测患者的肝功能。②患者在服用氯吡格雷，该药和奥美拉唑均通过CYP2C19代谢，两药合用可相互抑制体内代谢，从而增加药物的血药浓度。因此，患者的质子泵抑制剂宜选用较少经过肝细胞微粒体P450酶代谢的泮托拉唑。在用药教育方面，需嘱患者西沙必利、莫沙必利、奥美拉唑、胶体果胶铋需在饭前服用；如服用西沙必利，禁止服用西柚汁，以免引起血药浓度增高；应规律饮食，减少食用降低食管下段括约肌压力的食物，如巧克力、薄荷、大蒜、胡椒粉等，不食用咖啡、浓茶等，睡前3小时不再进食，睡觉时适当抬高床头，保持充足的睡眠。

第四节　急性上呼吸道感染

一、概　　述

急性上呼吸道感染（acute upper respiratory tract infection），简称上呼吸道感染，是外鼻孔至环状软骨下缘包括鼻腔、咽部或喉部急性炎症的总称。通常病情较轻、病程短、绝大多数具有自限性，预后良好。但其发病率高，免疫功能低下者易感，不仅影响工作和生活，还会出现严重并发症，甚至威胁生命，并有一定的传染性，应积极防治。急性上呼吸道感染的主要病原体是病毒，少数为细菌，机体对病毒感染后产生的免疫力较弱、短暂，病毒间无交叉免疫，故可反复发病。本病全年均可发生，好发于冬春季节，多为散发，但在气候突变时可发生小规模流行。

（一）病因和发病机制

本病约70%~80%由病毒引起，包括鼻病毒、冠状病毒、腺病毒、流感和副流感病毒以及呼吸道合胞病毒、埃可病毒和柯萨奇病毒等。20%~30%为细菌引起，单纯发生或继发于病毒感染之后，以口腔定植菌如溶血性链球菌为多见，其次为流感嗜血杆菌、肺炎链球菌和葡萄球菌等。本病通过含病毒的飞沫空气传播，或被污染的手和用具接触传播，淋雨、受凉、气候突变、过度劳累等多种因素降低呼吸道局部防御功能而诱发。老幼体弱、免疫功能低下或有慢性呼吸道疾病者更易发病。

（二）病理和病理生理

急性上呼吸道感染期间组织学上可无明显病理改变，可出现上皮细胞损伤。由于炎症因子参与，使上呼吸道黏膜血管充血、分泌物增多、单核细胞浸润、浆液性或黏液性炎性渗出。继发细菌感染者可有中性粒细胞浸润及大量脓性分泌物。

二、治疗原则、药物治疗方案和药物选择

（一）治疗原则

急性上呼吸道感染的发病不分年龄、性别、职业和地区，免疫功能低下者易感。通常情况病情较轻、病程短、可自愈、预后良好，但由于其发病率高，仍然需要对其进行相关的对症支持治疗。

大多数急性上呼吸道感染，如普通感冒为病毒所致。由于目前没有特效的抗病毒药，多以对症处理为主。同时需要告知患者生活方式需改善，如戒烟，多饮水，多休息等。发热、病情较重或年老体弱的患者应卧床休息，保持室内空气流通，防止受寒。一般来说不需要使用抗菌药物，除非明确为细菌感染时方可使用抗菌药物。

（二）药物治疗方案和药物选择

1. 抗病毒治疗

（1）抗病毒治疗的对象：对于一般无发热、免疫功能正常、发病超过 2 天者一般无须使用抗病毒药物，以防止抗病毒药物的滥用导致的流感病毒耐药。高龄、免疫低下 / 缺陷患者可早期常规使用抗病毒药物。

（2）常见抗病毒药物的种类及应用

1）M_2 通道阻滞剂：M_2 蛋白为甲型流感病毒及亚洲 A 型流感病毒所特有的蛋白位点，因此 M_2 通道阻滞可以影响病毒在早期的复制。已知流感病毒复制需蛋白水解酶并将血凝素酶裂开后酸化，使得血凝素被打开导致病毒基质蛋白分化变异释放 RNA 加速感染，而 M_2 通道阻滞剂可以阻滞此酸化过程，从而抑制流感病毒的复制。根据这一机制，该药可以用于甲型流感的早期治疗和预防。但是流感病毒对这一类型的药物的耐药率较高，因此 WHO 并未将该药推荐用于治疗甲型流感和禽流感的治疗，M_2 通道阻滞剂常见药物及用法用量见表 3-12。

表 3-12　M_2 通道阻滞剂常见药物及用法用量

药物	用法用量
金刚烷胺（amantadine）	1~9 岁：1.5~3mg/kg，一天 3 次；＞9 岁及成人，100mg/ 次，一天 2 次
金刚乙胺（rimantadine）	1~10 岁：5mg/kg，一天 1 次；＞10 岁及成人，100mg/ 次，一天 2 次

2）神经氨酸酶抑制剂：目前的研究证实无论何种类型的流感病毒，其病毒表面均存在神经氨酸酶。神经氨酸酶又称唾液酸酶，是分布于流感病毒被膜上的一种糖蛋白，它具有抗原性，可以催化唾液酸水解，协助成熟流感病毒脱离宿主细胞感染新的细胞，在流感病毒的生活周期中扮演了重要的角色。神经氨酸酶抑制剂可以选择性地抑制呼吸道病毒表面神经氨酸酶的活性，阻止子代病毒颗粒在人体细胞的复制和释放。其代表药物主要为奥司他韦、扎那米韦与帕拉米韦，可以用于由 H_5N_1、H_9N_2 等亚型流感病毒引起的呼吸道感染的治疗和预防。神经氨酸酶抑制剂常见药物及用法用量见表 3-13。

表 3-13　神经氨酸酶抑制剂常见药物及用法用量

药物	用法用量
奥司他韦胶囊 / 颗粒（oseltamivir）	儿童：对 1 岁以上的儿童推荐按照下列体重 - 剂量表服用。推荐剂量：体重≤ 15kg，30mg/ 次；体重 15~23kg，45mg/ 次；体重 23~40kg，60mg/ 次；体重≥ 40kg 及 13 岁以上青少年、成人，75mg/ 次，每日 2 次；服 5 日
扎那米韦吸入粉雾剂（zanamivir）	成人、7 岁及 7 岁以上儿童的甲型和乙型流行性感冒治疗，常用吸入制剂扎那米韦吸入粉雾剂，每日 2 次，每次 2 吸（10mg），连续 5 日，每天的总吸入剂量为 20mg
帕拉米韦氯化钠注射液（peramivir）	普通患者 300~600mg，静脉滴注，一次给药；重症患者 300~600mg，静脉滴注，每日 1 次，可连用 1~5 日。儿童通常情况下建议 10mg/kg，一次给药；也可以根据病情，给药 1~5 日；单次最大剂量为 600mg

3）广谱抗病毒药物

利巴韦林：其主要的作用机制为通过利巴韦林的磷酸化产物竞争性抑制病毒的合成酶，包括病毒 RNA 聚合酶，mRNA 鸟苷转移酶，从而阻断病毒 RNA 和蛋白质的合成，达到抑制病毒复制和传播的目的。该药所批准的适应证仅为呼吸道合胞病毒感染，但其临床疗效目前存在较大争议，同时该药具有较大的不良反应，因此在目前的上呼吸道感染中并不推荐使用利巴韦林。

膦甲酸钠：主要通过抑制病毒 DNA 和 RNA 聚合酶从而阻断了病毒的复制与传播，目前主要用于免疫抑制患者或者器官移植后患者的巨细胞病毒或疱疹病毒感染，对于一般的上呼吸道感染的病毒作用不明显，也不推荐使用。

阿比多尔：该药目前上市的国家仅为俄罗斯与中国，作为一种广谱抗病毒药物，主要可增加流感病毒构象转换的稳定性，从而抑制病毒外壳与宿主细胞膜的融合，抑制病毒 RNA 和 DNA 的合成，阻断病毒的复制与传播。该药主要用于治疗流感病毒、呼吸道合胞病毒、鼻病毒以及柯萨奇病毒感染等。常见用法用量为口服，200mg/ 次，一日 3 次给药。

2. 抗菌药物　在上呼吸道感染的治疗中，对症治疗是恰当的处理原则，目前的临床指南均不建议开具抗菌药物用于初始的上呼吸道感染的治疗。但在美国 2016 年成人急性呼吸道感染的相关指南中的治疗建议是：一般的上呼吸道感染的症状可持续 2 周，如果症状加重或者超过预期恢复时间应及时随访。同时应告知患者抗菌药物是不需要的，且可能增加细菌耐药或过敏等不良反应。而一旦获得细菌感染证据时应及时使用，抗菌药物可以首选青霉素类或大环内酯类，亦可选用头孢菌素类药物。多数患者口服抗菌药物即可，症状较重者可经肌内注射或静脉滴注给药，少数患者需要根据病原体培养结果指导用药。但因抗菌药物治疗不是上呼吸道感染治疗中的主要用药，故在本章节不对抗菌药物的应用进行赘述。

3. 对症治疗药物

（1）解热镇痛药：有头痛、发热、周身肌肉酸痛症状者，可酌情应用解热镇痛药如对乙酰氨基酚、布洛芬等。此类药物通过抑制前列腺素合成酶 - 环氧化酶，使下丘脑体温调节中枢的前列腺素合成减少，导致外周血管扩张和出汗而达到解热的作用；同时，通过抑制前列腺素的合成和释放，提高患者的痛阈值而达到镇痛的作用。此类药物除了可以单独应用于解热镇痛之外，还常与其他药物一起组成复方制剂用于上呼吸道感染的对症治疗。解热镇痛药常见药物及用法用量见表 3-14。

表 3-14　解热镇痛药常见药物及用法用量

药物	用法用量
对乙酰氨基酚	儿童 10mg/(m^2 · d)，或按年龄给药：2~3 岁 80mg/ 次；4~6 岁 160mg/ 次；7~9 岁 160~240mg/ 次；10~12 岁 240~360mg/ 次 成人：500mg/ 次，以上剂量均按需每 4~6 小时 1 次，最大剂量 2g/d
布洛芬	6 个月 ~12 岁：20mg/(kg · d)，分 3~4 次用药。 或按年龄给药：2~3 岁 60mg/ 次；4~6 岁 100mg/ 次；7~9 岁 160mg/ 次；

续表

药物	用法用量
	10~12 岁 200mg/ 次；成人 300~400mg/ 次；以上剂量均按需每 4~12 小时 1 次。最大剂量：1.2g/d
阿司匹林	成人：300~650mg/ 次，如发热或疼痛持续存在，可按需重复用药，每日最多 4 次。避免用于儿童

（2）缩血管药：有鼻塞、鼻黏膜充血、水肿、咽痛等症状者，可应用盐酸伪麻黄碱等选择性收缩上呼吸道黏膜血管的药物，也可用 1% 麻黄碱滴鼻。

（3）抗组胺药：有喷嚏频繁、流涕量多等症状的患者，可酌情选用马来酸氯苯那敏或苯海拉明等抗组胺药，从而减少喷嚏和流涕等现象。同时为了减轻这类药物引起的头晕、嗜睡等不良反应，宜在临睡前服用。

（4）止咳药：对于咳嗽症状较为明显者，可给予中枢性止咳药如右美沙芬、喷托维林和可待因等。

（5）复方感冒制剂：鉴于上呼吸道感染的患者常常同时存在上述多种症状，可用上述药物组成的复方制剂。常见的急性上呼吸道感染 / 感冒复方制剂的组成成分见表 3-15。

表 3-15 常见的急性上呼吸道感染 / 感冒复方制剂的组成成分

药品名称	组方成分					
	解热镇痛药	缩血管药	止咳药	抗组胺药	抗病毒药	其他
新康泰克（红装）	对乙酰氨基酚	伪麻黄碱	右美沙芬	氯苯那敏		
新康泰克（蓝装）		伪麻黄碱		氯苯那敏		
泰诺	对乙酰氨基酚	伪麻黄碱	右美沙芬	氯苯那敏		
快克	对乙酰氨基酚			氯苯那敏	金刚烷胺	人工牛黄 咖啡因
白加黑	对乙酰氨基酚	伪麻黄碱	右美沙芬	苯海拉明（仅夜片）		
速效伤风胶囊	对乙酰氨基酚			氯苯那敏	金刚烷胺	人工牛黄 咖啡因
散列通	对乙酰氨基酚 异丙安替比林					咖啡因

三、药学监护要点

(一)治疗前的药学评估

急性上呼吸道感染的高危因素有以下几种情况：流行性感冒高危人群，孕妇，伴有严重基础疾病或体重指数(BMI)> 30 的肥胖者，年龄< 2 岁的儿童(更易发生严重并发症)，以及年龄≥ 65 岁的老年人等。医师和药师在患者治疗开始前应该充分了解患者的病史、流行情况、鼻咽部的卡他症状和炎症体征，通过影像学和实验室检查对病因进行分析，做出临床诊断。同时了解患者以下情况：①吸烟史；②饮酒史；③职业暴露史及有害粉尘物质接触史；④急性加重病史；⑤有无合并其他肺部疾病；⑥是否存在基础疾病，如糖尿病、冠心病、心力衰竭等；⑦是否服用过支气管扩张剂、糖皮质激素，有无出现不良反应；⑧是否正在使用其他药物、中草药或营养补充剂；⑨是否有食物、药物或其他物质过敏史。此外，应重视对于重症患者的筛查，因为重症患者可能出现呼吸和/或循环衰竭，危及生命。

(二)治疗过程中的药学监护

1. 疗效监护

(1)实验室检查：对于上呼吸道感染而言，了解病原菌有助于选择药物进行对症治疗，特别是流感病毒的治疗。一般来说，流行性感冒的全身症状比普通感冒重，追踪流行病学史有助于鉴别诊断，而且普通感冒的流感病原学检测阴性。

(2)疗程及注意事项：急性上呼吸道感染通常具有一定的自限性，轻症患者大多不需就诊也能自愈。症状严重者多到医院就诊进行对症治疗。少数出现严重并发症者，如细菌感染、急性呼吸窘迫综合征或者心肌炎等情况下需住院治疗。特别需要关注的是：①患者持续高热，体温大于 39℃，且经过常规抗病毒抗感染治疗 3 天无效者；②患者在短时间内出现呼吸或循环系统衰竭症状及体征者；③出现风湿病、肾小球肾炎和病毒性心肌炎等严重并发症者；④一般情况差、患有严重基础疾病，如慢性心力衰竭、糖尿病等，或长期使用免疫抑制剂者需要及时就诊。

2. 不良反应监护　因上呼吸道感染治疗过程中，大多数的药物均为非处方药(OTC)，因此在患者自行采取药物治疗过程中，应密切观察药物可能出现的不良反应，如出现不良事件后，应及时咨询或者就诊，听取医师或者药师的建议，共同重新评估药物的使用，采取有效措施避免不良影响。但针对一些特殊的用药，不建议患者自行服用，必须凭医师的处方或医嘱用药，并且在使用过程中需要药师进行药学监护，如出现不良事件后，应与医师、护士共同重新评估药物的使用，及时调整治疗方案。

(1)抗病毒药物

1)M_2 通道阻滞剂:金刚烷胺和金刚乙胺均慎用于癫痫或者肝肾功能不全的患者,金刚烷胺禁用于孕妇和哺乳期妇女,慎用于1岁以下的婴儿;金刚乙胺应用于孕妇及哺乳期妇女,建议应充分权衡利弊后使用,同时该药在1岁以下的婴儿的有效性及安全性不详,不建议使用。以上两种药物不良反应主要表现在:①用量过大可导致中枢神经系统不良反应,特别是与中枢神经兴奋药以及乙醇等合用时可能导致神经兴奋,严重者可能致惊厥等现象,因此在用药时建议不要驾车,不要进行高空作业以及操作机器;②可能导致抗胆碱作用,因此与抗胆碱药合用时可以加强胆碱能样不良反应,导致心律失常等不良反应;③金刚烷胺与复方磺胺甲噁唑、奎宁合用清除率降低,导致体内血药浓度增高;与氢氯噻嗪或氨苯蝶啶同服也会导致血药浓度的增加。

2)神经氨酸酶抑制剂:①奥司他韦,应在出现流行性感冒症状后48小时内服用。因奥司他韦经肾脏排泄,因此老年患者及肝功能减退者不需要调整剂量,肾功能不全者(肌酐清除率< 30ml/min)需根据肾功能情况调整剂量,肌酐清除率< 10ml/min 者禁用。1岁以下的婴儿不建议使用,哺乳期妇女服用该药时需暂停哺乳,孕妇需权衡利弊后使用。常见的不良反应有:胃肠道不良反应,表现为恶心、呕吐、消化不良、腹痛等,发生率为6%~15%,大多症状较轻,停药后可消失;少数人可能发生过敏反应,表现为皮疹;神经精神样症状,表现为头晕、头痛、幻觉、行为异常、嗜睡、谵妄和焦虑等,严重者可发展为抑郁甚至自杀。②扎那米韦,常用剂型为粉吸入剂,已经在国内上市。有报道称该药与奥司他韦一致,不良反应主要集中在神经精神样反应,表现为谵妄、行为异常,因此在使用该药期间应当密切监护。该药的给药途径为吸入方式,因此慎用于哮喘及COPD等呼吸系统疾病患者。而且对于老年患者、患有慢性代谢性疾病(包括糖尿病)的患者、除高血压之外的心血管疾病患者及免疫抑制患者,扎那米韦的用药经验尚有限,应用时应慎重考虑并密切监测患者的情况。本药慎用于妊娠期及哺乳期妇女,5岁以下婴幼儿不建议使用。③帕拉米韦,主要剂型为注射液,不良反应与奥司他韦相似,主要表现为支气管炎、咳嗽等;还有中枢神经系统的不良反应,如眩晕、头痛、失眠、疲劳等;消化系统不良反应较小;肾功能障碍患者慎用,肌酐清除率在10~30ml/min的患者,治疗剂量应做调整;某些特殊个体在高剂量用药时应注意监测心功能指标。

目前已经开发的神经氨酸酶抑制剂均不能代替流感疫苗用于流感病毒所致的上呼吸道感染的预防。另外,在应用以上药物48小时内不应接种活流感疫苗,以免导致疫苗失效。

3)广谱抗病毒药物:①利巴韦林与膦甲酸钠,均不建议用于急性上呼吸道感染的治疗。②阿比多尔，不良反应较少，主要表现为恶心、腹泻、头晕和血清氨基转移酶升高。在俄罗斯，阿比多尔可以应用于2岁以上儿童的上呼吸道感染的治疗，但在我国尚缺乏以上人群的临床研究数据。因此在针对儿童的治疗中，应慎用此药。

（2）解热镇痛药

1）阿司匹林：阿司匹林用于解热镇痛时常用中等剂量300mg/d。该药口服吸收快，吸收完全，可以迅速分布到各组织，包括关节腔和脑脊液，同时还能够穿过胎盘屏障。阿司匹林禁用于12岁以下的儿童，因其可以导致儿童发生瑞夷综合征，也禁用于消化道溃疡、出血、哮喘、心功能不全以及高血压患者。

2）对乙酰氨基酚：对乙酰氨基酚口服吸收迅速、完全，生物利用度高。临床常用剂型有口服制剂和直肠栓剂。该药与阿司匹林相比，解热作用相似但较为持久，镇痛作用较弱，禁用于肝肾功能不全患者和溶血性贫血患者。该药与抗凝药物合用可以增加抗凝作用，可能引发出血风险。严禁空腹时服用，以防引起消化道出血，严禁酒后服用。

3）布洛芬：布洛芬口服易吸收，吸收率高，关节腔中的药物浓度较高；该药与阿司匹林相比解热镇痛作用类似，镇痛作用比对乙酰氨基酚强。该药禁用于消化道溃疡患者、哺乳期妇女、支气管哮喘患者、心功能不全患者和出血性疾病患者。

（3）缩血管药物：此类药物如麻黄碱类制剂常为复方感冒制剂的组方成分，通过激动肾上腺素α受体，引起鼻黏膜血管收缩，从而减轻炎症所引起的充血和水肿。但也因为激动肾上腺素受体，可能会引起血压的波动，特别是正在接受单胺氧化酶抑制剂治疗的患者可能引起血压升高。因此冠心病和高血压，心绞痛及甲状腺功能亢进症患者禁用。此类药物在短期反复使用可导致快速耐受现象，停药后可恢复。本类药物禁用于妊娠期和哺乳期妇女以及3岁以下儿童。

（4）抗组胺药：抗组胺药具有抑制分泌、扩张支气管的作用，能够较快地改善或者减轻上呼吸道感染的卡他症状，因此也常作为组分之一用于复方感冒制剂中。抗组胺药的不良反应主要有中枢抑制、抗胆碱作用等。传统的抗组胺药可通过血-脑屏障与中枢神经系统H_1受体结合，引起嗜睡的不良反应。因此，服药期间应避免驾车、船及高空作业等。抗胆碱作用主要表现为口干、舌燥；对闭角型青光眼患者可引起眼压升高，对患有良性前列腺增生的老年人，可能引起尿潴留；体重增加是某些抗组胺药的不良反应，以阿司咪唑的报道较多，可能与长期运用该类药物后加速胃排空，使患者食欲增加有关。

（5）止咳药：临床常用的止咳药口服吸收良好，偶有恶心、呕吐、口干、便秘或者精神样症状的不良反应；也可能会表现为心律失常、低血压等不良反应。其中可待因长期使用可能产生耐受性或者成瘾性，该药可以通过胎盘屏障，禁用于孕妇；右美沙芬为中枢性止咳药，与其他中枢神经系统抑制剂合用可能会增加中枢的抑制作用，因此用药后应避免驾车 / 船、高空作业或精密仪器操作，禁用于孕妇。

3. 药物相互作用监护

(1)抗病毒治疗药物

1)神经氨酸酶抑制剂：需要注意的是与丙磺舒合用可以使奥司他韦的活性代谢产物羧基奥司他韦血药浓度提升约 2 倍；此类药物还可以减弱流感减毒活疫苗的作用，因此除非临床需要，在开始使用此类药物的前 2 周内或停用此类药物后 48 小时应避免接种流感减毒活疫苗。但对于灭活流感疫苗则无影响。

2)M_2 通道阻滞剂：常用的金刚烷胺与复方磺胺甲噁唑、奎宁合用可以减少金刚烷胺在体内的清除，使血药浓度增加。该药与氢氯噻嗪和氨苯蝶啶等利尿药合用时可能导致体内血药浓度增加。

3)广谱抗病毒药物：利巴韦林与核苷类似物或者去羟肌苷合用，引发致命的或非致命的乳酸性酸中毒；与抗酸药如铝碳酸镁、二甲硅油等药物合用使利巴韦林的 AUC 下降，影响药物治疗效果。膦甲酸钠与氨基糖苷类抗菌药、万古霉素以及两性霉素 B 等药物合用可能加重肾功能损伤，与齐多夫定合用可能加重贫血并引起低钙血症、低镁血症等。

(2)解热镇痛药

1)阿司匹林：阿司匹林与口服降糖药联用可以使降糖作用增加，与利尿药合用可以使体内血药浓度增加，与巴比妥类药物合用可以加速阿司匹林代谢，疗效降低；与抗凝药、溶栓药合用可引起低凝血酶原血症，并减少血小板，导致出血风险的增加。

2)对乙酰氨基酚：与氯霉素合用可以增加对乙酰氨基酚的肝毒性；与抗凝药、溶栓药合用增加出血倾向；与齐多夫定合用增加肝毒性。

3)布洛芬：与地高辛、甲氨蝶呤以及口服降糖药合用能增加这些药物的血药浓度；与利尿药合用可以减弱利尿药的排钠作用，并增加布洛芬体内血药浓度；与抗高血压药合用降低后者的降压效果；与抗凝药及溶栓药等合用可以增加出血风险。

此外，由于解热镇痛药常用于复方制剂的组成中，因此在对症治疗急性上呼吸道感染时，需注意药物中的成分。如同类药物合用则可能增加肝毒性，引起胃肠道出血或产生溃疡的风险。

(3)缩血管药物

1)麻黄碱：与巴比妥类药物合用，可以缩短巴比妥类药物的镇静催眠时间；与利血平等药物合用可能影响此类药物的降压效果，引起血压过高。

2）羟甲唑啉：与单胺氧化酶抑制剂同时应用可以使得血压升高；与三环类抗抑郁药使用也可以升高血压。

（4）抗组胺药

1）氯苯那敏：与中枢神经系统抑制药合用可以增加抗组胺药的中枢抑制作用；与奎尼丁药物合用可以增加抗胆碱作用；与苯妥英钠合用，可以引起苯妥英钠的蓄积中毒；与普萘洛尔合用产生拮抗作用。

2）苯海拉明：与 H_2 受体拮抗剂联用可以增强抗过敏疗效；与单胺氧化酶抑制剂联用可以降低后者的代谢，增加不良反应；与中枢神经系统抑制药合用可以增加抗组胺药的中枢抑制作用；与对氨基水杨酸钠合用可以降低后者的肠道吸收，降低后者的血药浓度。

（5）止咳药

1）可待因：与抗胆碱药合用可加重便秘或尿潴留等不良反应；与其他吗啡类药物、肌松药、巴比妥类药物合用加重呼吸中枢抑制作用；与阿片受体激动药合用可出现戒断综合征；与尼古丁合用可以降低可待因的止痛作用。

2）右美沙芬：胺碘酮、奎尼丁可以提高右美沙芬的血药浓度；与氟西汀和帕罗西汀等合用可以加重右美沙芬不良反应；与其他中枢神经系统抑制药合用可以增加中枢抑制作用。

3）喷托维林：喷托维林与抗组胺药、巴比妥类药物合用可以使喷托维林的中枢神经系统和呼吸系统抑制作用增强。

4. 用药依从性监护

（1）抗病毒药物：急性上呼吸道感染无发热，免疫功能正常、发病超过 2 天者一般无须应用抗病毒药物；但高危人群，有基础疾病患者以及儿童可以早期常规使用。抗病毒药物需要保证规律用药，特别是服用奥司他韦等神经氨酸酶抑制剂时。目前已经证实对于儿童、孕妇安全性较高，但不可随意停药或增减剂量。

（2）解热镇痛药：解热镇痛药的选择应根据患者的病理生理学状态选择合适的药物。但因目前的对症治疗复方制剂中组方相同或相近，无论是口服制剂还是直肠给药，只选用一种感冒药物即可，不可同时服用两种以上。在服用解热镇痛药时，每日不得超过 4 次，且需要定时测量体温，如服药后体温没有下降不可自行加用。

（3）缩血管药：缩血管药一般采用滴鼻或喷鼻的方式给药。滴鼻剂的使用需要将头部后仰，露出鼻孔滴入药物，一般 1~2 滴，滴入后可按几下鼻翼使得药物分布到鼻腔内。滴鼻液在开封使用后最多使用 4 周，该药可能导致短期的快速耐受现象，表现为鼻塞加重，因此连续使用此类药物特别是麻黄碱不要超过3天；鼻喷剂需清洁鼻孔后将鼻喷剂的喷头插入鼻孔，按压喷头使药液进入鼻腔内，在开封使用后最多使用4周，羟甲唑啉鼻喷剂连续使用不得超过7天。

（4）抗组胺药：由于抗组胺药易导致困倦、瞌睡、中枢抑制等作用，建议用药时间为晚上睡前，并在用药期间避免驾驶车辆或操作精密仪器。同时为避免抗组胺药成分过量，用药期间不要重复服用其他含有抗组胺药的感冒药。

四、用药教育

（一）生活方式与健康教育

大多数急性上呼吸道感染为病毒所致，由于目前没有特效的抗病毒药，主要以对症处理为主。需要告知患者改善生活方式，如戒烟、多饮水、多休息等，发热、病情较重或年老体弱的患者应卧床休息，保持室内空气流通，防止受寒。一般来说不需要使用抗菌药物，除非明确为细菌感染时方能使用抗菌药物。加强预防及健康教育。

1. 疫苗接种　对于流感病毒所导致的上呼吸道感染而言，接种流感疫苗是预防流行性感冒最有效的手段，流感疫苗可以显著降低接种者罹患流行性感冒和发生严重并发症的风险。推荐老年人、儿童、孕妇、慢性病患者和医务人员等流行性感冒高危人群，每年优先接种流感疫苗，接种时间在每年流行性感冒高峰期之前2~4周进行接种。

2. 药物预防　不建议药物用于预防流行性感冒或者普通上呼吸道感染。只能作为没有接种疫苗或接种疫苗后尚未获得免疫能力的重症流行性感冒高危人群的紧急临时预防措施。可使用奥司他韦、扎那米韦等。

3. 一般预防措施　保持良好的个人卫生习惯是预防流行性感冒等呼吸道传染病的重要手段，主要措施包括：增强体质和免疫力、勤洗手、保持环境清洁和通风、尽量减少到人群密集场所活动、避免接触呼吸道感染患者、保持良好的呼吸道卫生习惯。咳嗽或打喷嚏时，用纸巾、毛巾等遮住口鼻，咳嗽或打喷嚏后洗手，尽量避免触摸眼睛、鼻或口；出现呼吸道感染症状应居家休息，及早就医。

（二）用药教育

1. 患者用药依从性教育　上呼吸道感染用药绝大部分采用口服给药方式，除流行性感冒治疗相关的神经氨酸酶抑制剂外，其余药物均以改善症状为主，且多为复方制剂。须告知患者严格按照医师医嘱或药师的交代进行定时定量服药，且不可自行增加剂量或者频次，以免导致药物过量引起的不良反应。

2. 用药教育

（1）抗病毒药物：抗病毒药物中的绝大多数均为处方药，因此，建议患者在明确诊断后方用药，用药期间应注意观察症状有无明显改善，注意有无胃肠道不良反应以及神经精神样症状，如出现严重不良反应时立即停药并咨询医师或药师。

（2）解热镇痛药：解热镇痛药如阿司匹林、对乙酰氨基酚等多为复方制剂当中的成分。因复方感冒制剂的组方相同或相近，因此，在选择感冒制剂时仅需对症选择一种复方感冒制剂即可。若同时使用两种或者两种以上的复方感冒制剂可能导致重复用药，特别是解热镇痛药物的重复使用易导致肝功能损伤，消化道出血等多种不良反应。特别提示注意的是：阿司匹林12岁以下儿童禁用。

（3）缩血管药物：缩血管药物常用滴鼻剂或者鼻喷剂，可以使患者在上呼吸道感染期间肿胀的鼻黏膜和鼻窦血管收缩，有助于缓解鼻塞、流涕、打喷嚏等症状。但该药若连续使用则可能会引起血压升高，长期使用则会导致鼻黏膜损伤。因此禁用于萎缩性鼻炎和干燥性鼻炎患者；禁用于高血压、甲状腺功能亢进患者，并且在使用时要监测血压情况；如采用该类药物进行滴鼻或者喷鼻，连续使用不得超过7天。

（4）抗组胺药：抗组胺药禁用于青光眼、前列腺增生及肠梗阻患者；同时因该类药物能够透过血脑屏障，可能导致嗜睡、头晕等不良反应，因此禁用于精密仪器操作者或者驾车/船等驾驶人员，并尽量在临睡前服用；妊娠期及哺乳期妇女及老年人慎用，不建议用于新生儿和早产儿。

（5）止咳药：在止咳药中磷酸可待因属于麻醉药品管理品种，需要有资质的医师使用特殊处方开具，长期使用可引起药物依赖，故不推荐长期用药。福尔可定有吸湿性，遇光易变质，应密封在干燥处避光保存。喷托维林有微弱的阿托品样作用，故青光眼和心功能不全伴有肺淤血的咳嗽患者慎用。该类药物均具有中枢抑制作用，故用药期间应避免驾驶、操作机器、高空作业以及操作精密仪器等，避免饮用酒精类或含咖啡因的饮料。

案例分析

案例：

患者，男，55岁，平日喜好钓鱼，近日在河边垂钓回家后出现发热，伴头痛、咽痛、鼻塞、流鼻涕，自行到药店购买复方氨酚烷胺片（一次2片，一日3次）服用。次日患者仍感症状缓解不理想，到医院就诊，患者未告知医师自行用药情况。患者高血压病史10余年，平日不规律服用硝苯地平控释片(30mg, q.d., p.o.),血压控制欠佳,前列腺增生史5年。诊断:急性上呼吸道感染。医嘱开具:磷酸奥司他韦胶囊(75mg, b.i.d., p.o.),复方盐酸伪麻黄碱缓释胶囊(1粒, b.i.d., p.o.)。用药2日后患者体温正常,鼻塞、流涕情况改善,但头痛加剧,同时出现排尿困难。停药后逐渐改善。

分析:

1. 结合患者起病特点和临床表现考虑急性上呼吸道感染诊断明确。急性上呼吸道感染绝大多数是由呼吸道病毒引起的,目前除流感病毒所致疾病可使用神经氨酸酶抑制剂外,并无明确有效的抗病毒药物,因此不建议常规使用抗病毒药物。急性上呼吸道感染有多种类型,结合患者情况考虑为普通感冒(主要病原体为鼻病毒、腺病毒、呼吸道合胞病毒而并非流感病毒),无须使用抗病毒药物。医嘱开具的磷酸奥司他韦胶囊是针对流感病毒的特效药物,另外患者并非流感高危人群,故此处用药欠妥。

2. 患者未告知医师自我药疗情况,因患者同时服用复方氨酚烷胺片和复方盐酸伪麻黄碱缓释胶囊。这两种药中均含有氯苯那敏成分,属于重复用药,联用可增加不良反应发生率。氯苯那敏为H_1受体拮抗剂,兼具抗胆碱作用,对合并前列腺增生患者可导致尿潴留、排尿困难的不良反应,患者用药后出现排尿困难与该作用密切相关。

3. 患者高血压病史多年,平日用药依从性不佳,血压控制差,而复方盐酸伪麻黄碱缓释胶囊中的伪麻黄碱成分为肾上腺素能受体激动剂,可出现升高血压、心动过速等拟交感症状。患者用药后出现头痛可能与该药引起血压升高所致。

综上,急性上呼吸道感染的治疗多为对症治疗,该病多有自限性,预后良好。但如不了解患者病史及药物特点极可能出现该病例患者的情况。因此用药前应获悉患者病史。目前对症治疗药物多为复方制剂,每种药物都含有1~2种相同的组分,尽量选用一种药物即可。

第五节　急性气管-支气管炎

一、概　　述

急性气管-支气管炎(acute trachea-bronchitis)是由微生物感染、物理刺激、化学性刺激或过敏因素等引起的气管-支气管黏膜的急性炎症。症状多为咳嗽和咳痰,常发生于寒冷季节或气候突变时,也可由急性上呼吸道感染迁延而来，多为散发，年老体弱者易感。

（一）病因和发病机制

急性气管 - 支气管炎主要是由微生物、理化因素或过敏反应等因素引起。病毒和细菌感染是本病最常见病因，在病毒感染的基础上继发细菌感染较多见，过度劳累和受凉是常见诱因。病毒常为腺病毒、流感病毒、冠状病毒、鼻病毒、单纯疱疹病毒、呼吸道合胞病毒和副流感病毒。细菌常为流感嗜血杆菌、肺炎链球菌、卡他莫拉菌等。近年来衣原体和支原体感染明显增加。理化因素包括冷空气、粉尘、刺激性气体或烟雾的吸入。常见过敏因素为吸入花粉、有机粉尘、真菌孢子、动物皮毛及排泄物等。

（二）病理和病理生理

急性气管 - 支气管炎在发病时会导致气管、支气管黏膜充血水肿，淋巴细胞和中性粒细胞浸润，同时伴纤毛上皮细胞损伤、脱落和黏液腺体肥大增生。合并细菌感染时，可伴有脓性分泌物。

二、治疗原则、药物治疗方案和药物选择

（一）治疗原则

除非由细菌感染所引起的支气管炎，绝大多数急性气管 - 支气管炎患者的症状具有自限性，可在 1~3 周内消退，其治疗原则主要以患者教育为主的非药物治疗和对症支持治疗为主，且不推荐常规使用抗菌药物。

1. 非药物治疗　即为一般的处理措施，如卧床休息，改善生活环境，注意避免加重病情的诱因（避免去可能加重咳嗽的环境，如灰尘、粉尘和汽车废气排放过多的地方），加强营养以及加强隔离防护等措施。

2. 药物治疗　以对症治疗药物为主，抗菌药物应在有细菌感染证据时方可使用。对症治疗药物主要分为解热镇痛药、祛痰药和止咳药三种类型。

（二）急性气管 - 支气管炎止咳平喘药物治疗方案和药物选择

1. 解热镇痛药　代表药物：对乙酰氨基酚、阿司匹林、布洛芬等。此类药物通过抑制前列腺素合成酶 - 环氧化酶，使下丘脑体温调节中枢的前列腺素合成减少，导致外周血管扩张和出汗而达到解热的作用；同时，通过抑制前列腺素的合成和释放，提高患者的痛阈值而达到镇痛的作用。同急性上呼吸道感染一样，很多急性气管 - 支气管炎患者均有普通感冒的症状，尤其是在病程的早期。对于有感冒症状或者高热的患者予以解热镇痛药，可以改善患者全身疼痛、发热、头痛和肌肉疼痛等症状，但不可常规使用退热药以免影响对病情和治疗效果的观察。解热镇痛药常见药物及用法用量见本章第四节“急性上呼吸道感染”。

2. 祛痰药　因急性支气管炎患者常伴有痰液黏稠不易咳出，因此，使用

祛痰药有利于患者症状改善，并通过增加痰液的排除，或降低痰液黏稠度，增加气道纤毛的清除功能，提高咳嗽反应对于气道分泌物的清除率。祛痰药常见药物及用法用量见表3-16。

（1）恶心性或刺激性祛痰药：代表药物愈创甘油醚、氯化铵。此类型的药物是通过刺激胃黏膜反射性引起气道分泌物的分泌增加，同时舒张支气管并降低分泌物的黏稠度，达到增加痰液排出的效果。

（2）黏液分解剂：代表药物氨溴索、溴己新和乙酰半胱氨酸，可以作用于黏液中的黏多糖和黏蛋白，使得痰液的黏液得以分解，容易咳出。

（3）黏液调节剂：代表药物羧甲司坦、福多司坦，主要作用于支气管腺体的分泌，使得低黏度的唾液黏蛋白分泌增加而高黏度的岩藻黏蛋白分泌减少，从而降低痰液黏稠度易于咳出。

表3-16　祛痰药常见药物及用法用量

药物	用法用量
氨溴索（ambroxol）	1~2岁儿童：7.5~15mg，每日2次；2~6岁儿童：7.5~15mg，每日3次；6~12岁儿童：15~30mg，每日2~3次；成人：30mg，每日3次；60mg，每日2次；75mg（长效剂型），每日1次
厄多司坦（erdosteine）	成人：300mg/次，每日2次
羧甲司坦（carbocisteine）	婴儿：20~30mg/（kg·d），每日1次或分2次口服（单次最大剂量100mg）；2~5岁儿童：62.5~125mg，每日2次；5岁以上儿童：100~250mg，每日3次；成人：500mg，每日3次
溴己新（bromhexine）	2岁以下儿童：1mg，每日3次；2~6岁儿童：4mg，每日2次，或2mg，每日3次；6~12岁儿童：4mg，每日3次；成人：8~16mg，每日3次
乙酰半胱氨酸（acetylcysteine）	2岁以下儿童：200mg/d，分2~4次服用；2~6岁：200~400mg/d，分2~4次服用；成人：200mg，每日2~3次，或600mg（泡腾片），每日1次
愈创甘油醚（guaifenesin）	成人：100~120mg/次，每天3~4次

3. 止咳药　止咳药常与抗组胺药合用或与解热镇痛药联合组成复方制剂，用于急性气管-支气管炎导致咳嗽或者剧烈干咳的患者。剧烈干咳的患者可用可待因或者右美沙芬，但是应避免将止咳药单独用于痰多的患者，因为会导致痰液不易咳出而支气管症状加重。止咳药主要分为中枢性止咳药和外周性止咳药。止咳药常见药物及用法用量见表3-17。

（1）中枢性止咳药：直接作用于大脑延髓咳嗽中枢，从而达到抑制咳嗽反射的作用。其中根据人体对药物的依赖性分为依赖性止咳药和非依赖性止咳药。

1）依赖性止咳药：此类药物一般止咳作用较为强大，同时具有止咳和镇静的作用，代表药物为吗啡类及其衍生物可待因和福尔可定。可待因常用于感冒药或止咳药的复方制剂中，长期服用有成瘾性，仅在其他止咳药治疗无效的时候短期使用。

2）非依赖性止咳药：主要为人工合成止咳药。代表药物右美沙芬，中枢性止咳作用强大，但与依赖性止咳药相比，没有镇痛和镇静作用，也没有成瘾性。常与抗组胺药、非甾体解热镇痛药组成复方制剂使用。

（2）外周性止咳药：外周性止咳药作用机制主要依靠抑制传入 / 传出神经，感受器咳嗽反射弧中的感受器或效应器中一个或者多个环节而发生止咳作用。目前已较少在临床使用，代表药物苯丙哌林。

表 3-17　止咳药常见药物及用法用量

药物	用法用量
苯丙哌林（benproperine）	成人：20~40mg/ 次，需要时每日服用 3 次
福尔可定（pholcodine）	2~5 岁儿童：1mg/（1 岁 · 次），每日 3 次；5~14 岁儿童：5~7.5mg，每日 3 次；成人：5~10mg，需要时每日 3 次，最大剂量 60mg/d
可待因（codeine）	儿童：0.2~0.5mg/（kg · 次），每日口服 3 次；成人：15~30mg/ 次，需要时每日 3~4 次服用；极量 100mg/ 次，250mg/d
喷托维林（pentoxyverine）	5 岁以上儿童：12.5mg，每日 2~3 次；成人：25mg，每日 3 次
右美沙芬（dextromethorphan）	2~6 岁儿童：7.5mg，每日 3~4 次，最大剂量 30mg/d；6~12 岁儿童：15mg，每日 3~4 次，最大剂量 60mg/d；成人：15~30mg，需要时每日服用 3~4 次，最大剂量 120mg/d

4. 吸入性支气管扩张剂　在急性气管 - 支气管炎的治疗中，常用支气管扩张剂治疗伴有呼吸困难的急性发作。主要的治疗药物为吸入性短效选择性 β_2 肾上腺素受体激动剂，代表药物沙丁胺醇和特布他林。推荐用于部分伴有喘息的患者，从而减轻咳嗽和气促的持续时间和严重程度，改善咳嗽症状。吸入性支气管扩张剂常见药物及用法用量见表 3-18。

表 3-18　吸入性支气管扩张剂常见药物及用法用量

药物	剂型及规格	用法用量
沙丁胺醇（salbutamol）	定量吸入剂 100μg/ 喷	1~2 喷 / 次，按需每 4~6 小时 1 次
特布他林（terbutaline）	定量吸入剂 250μg/ 喷	1~2 喷 / 次，按需每 4~6 小时 1 次 最大剂量：8 喷 /d

5. 抗菌药物　在目前的治疗原则中，同急性上呼吸道感染一致，对于急性气管 - 支气管炎而言，对症治疗是恰当的处理原则，目前的临床指南均不建议将抗菌药物用于初始的急性上呼吸道感染治疗，也就是急性气管 - 支气管炎原则上不使用抗菌药物。但如果患者出现咳脓性痰或外周血白细胞升高等提示细菌感染的征象，或存在严重的基础疾病，可酌情进行病原体检查并进行细菌药敏试验，在未得到病原学依据之前可以口服抗菌药物进行经验性治疗，一旦获得病原学依据后，则需根据检查结果和患者对治疗的反应调整抗感染治疗方案。具体的抗菌药物相关信息及药学监护内容不在本章进行阐述。常用药物① β- 内酰胺类：青霉素类、头孢菌素类，对肺炎球菌、链球菌属、葡萄球菌、流感嗜血杆菌等常见病菌感染有效；②氟喹诺酮类：如左氧氟沙星、莫西沙星、加替沙星等对肺炎球菌、化脓性链球菌等革兰氏阳性菌和肺炎支原体、肺炎衣原体及嗜肺军团菌等病原微生物有效；③大环内酯类：如克拉霉素、阿奇霉素或红霉素，特别适用于对 β- 内酰胺类药物过敏，或疑诊为肺炎支原体或百日咳博德特菌感染者。

6. 抗病毒药　因病毒感染是本病的主要病因之一，对于流感病毒引起的急性支气管炎早期，可酌情给予抗病毒药物治疗。具体的药物选择及用法用量详见本章第四节“急性上呼吸道感染”。

三、药学监护要点

在患者的药物治疗过程中加强药学监护及与患者的信息沟通有助于及时掌握患者的药物治疗情况，评估治疗效果，以发现潜在的药物不良反应等问题，尽量保证患者的药物治疗获益。

1. 疗效监护

（1）临床表现：咳嗽、咳痰症状是急性气管 - 支气管炎最为直观的疗效评估手段。治疗后观察患者咳嗽、咳痰症状是否缓解，鼻塞、流涕、声音嘶哑、咽痛等上呼吸道症状及发热、畏寒、头痛和全身酸痛等全身症状是否得到有效缓解。

（2）实验室检查：急性气管 - 支气管炎常由病毒、支原体和细菌感染所致，涉及细菌感染时，应监测血浆中的白细胞总数、中性粒细胞百分比、白介素 -6、C 反应蛋白和降钙素原等指标，评估治疗有效性。

（3）影像学检查：对初诊时肺部纹理改变明显患者，可复查胸片观察是否出现新的变化。

2. 药物不良反应监护 因急性气管 - 支气管炎的发病机制和药物治疗方案与急性上呼吸道感染接近，因此，部分药物的不良反应监护详见急性上呼吸道感染一节。急性气管 - 支气管炎治疗过程中，大多数的药物为非处方药（OTC），因此在患者自行采购药物治疗过程中，密切观察药物可能出现的不良反应很重要，并及时评估药物的治疗方案是否需要更变。

（1）解热镇痛药：该类药物短期应用不良反应较小，偶尔会出现消化道不良反应、药物热、皮疹、荨麻疹及粒细胞减少等，但长期用药会导致肝肾功能异常。阿司匹林消化道不良反应较重，常可导致胃肠道不适，如胃肠道和腹部疼痛、消化不良等，罕见胃十二指肠溃疡、胃肠道出血和穿孔，需警惕。

（2）祛痰药：①愈创甘油醚大剂量应用时可引起明显的恶心、呕吐，部分患者会出现胃肠道不适、嗜睡和过敏等不良反应；氨溴索可能会导致红斑、胃肠道反应、流涕和排尿困难等不良反应，但发生率很低（$< 1/100$）；②吸入用乙酰半胱氨酸偶尔会导致荨麻疹和支气管痉挛等过敏反应，喷雾药液对鼻咽和胃肠道有微弱刺激；羧甲司坦偶可见恶心、胃部不适、腹泻、轻度头痛以及皮疹等；③福多司坦常见的不良反应为消化道系统不适、头昏、尿素氮升高、蛋白尿和肝功能损伤等，需注意监测。

（3）止咳药

1）中枢性止咳药：①可待因偶有恶心、呕吐、便秘及眩晕等，大剂量会明显抑制呼吸中枢，引起烦躁不安等中枢神经兴奋症状。当剂量过大可用纳洛酮对抗，连续使用可导致成瘾性，需警惕；②福尔可定成瘾性比可待因小，呼吸抑制较吗啡弱，偶有胃肠不适、便秘、呕吐、口干和嗜睡等，有严重高血压、冠心病患者禁用。非依赖性药物右美沙芬，对呼吸中枢的抑制作用较弱，且不产生依赖性和耐受性，偶有发生抑制呼吸现象，有时出现头痛、头晕、失眠。

2）外周性止咳药：外周性止咳药由于其无中枢系统不良反应，不引起呼吸中枢抑制，止咳作用较为温和。服药后可出现一过性口咽发麻，此外，尚有乏力、头晕、上腹不适、食欲缺乏、皮疹等不良反应。

（4）吸入性支气管扩张剂：吸入性支气管扩张剂为 β_2 受体激动剂，选择性较强，对心脏 β_1 受体作用弱，不良反应发生率低，但也有患者会出现心动过速、心悸、头痛和心律失常等心血管系统和神经系统不良反应，应注意监测；

另外 β_2 受体激动的作用，使子宫、骨骼肌及血管平滑肌松弛，可出现肌肉震颤的表现，双手是受影响最明显的部位，该作用常呈现剂量依赖性，是由骨骼肌直接作用导致的。有极少数患者会出现口咽部刺激等不良反应，需注意监护。

四、用 药 教 育

1. 生活方式和健康宣教　需要向患者解释在急性气管 - 支气管炎患病期间，如果存在明显的乏力和发热时，应尽量卧床休息，避免去可能加重咳嗽的场地，如灰尘、粉尘和汽车尾气的环境；如为吸烟患者建议戒烟；告知患者对于无细菌感染征象的单纯性急性支气管炎，抗菌药物对急性支气管炎的治疗无益处或收益较少，而不必要的抗菌药物治疗存在诱发耐药菌产生的不良反应风险；需告知患者急性气管 - 支气管炎一般不使用抗菌药物可以痊愈；如气候或环境干燥，在允许的条件下，可采用湿化器增加室内湿度，并适当增加液体摄入，以稀释痰液、有利于痰液排出。

2. 用药教育　抗病毒药、解热镇痛药、止咳药的用药教育详见本章第四节“急性上呼吸道感染”，支气管扩张药用药教育详见本章第二节“支气管哮喘”，祛痰药的用药教育详见本章第三节“慢性咳嗽”。

案例分析

案例：

患者，女性，58 岁，3 天前受凉后出现咳嗽、咳痰，呈阵发性，夜间加重，咳出白色黏液痰，无发热、头晕，无胸闷、胸痛，自行服用药物不详。1 天前咳嗽症状加重，咳嗽呈持续性发作，咳出少量黄脓痰。体查：T 36.5℃，P 75 次 /min，R 18 次 /min，BP 120/75mmHg，双肺呼吸音稍粗，未闻及干湿性啰音。血常规无异常，血生化提示 C 反应蛋白略高。胸片提示：肺纹理稍增粗。诊断：急性气管 - 支气管炎。医嘱开具：注射用头孢噻肟（2.0g，iv.gtt，q12h.）、溴己新注射液（8mg，iv.gtt，q12h.）、沙丁胺醇（2.5mg）+ 布地奈德（2mg）雾化吸入，q8h.。

分析：

1. 结合患者起病特点和临床表现考虑急性气管 - 支气管炎诊断。急性上呼吸道感染后出现急性气管 - 支气管炎绝大多数是由呼吸道病毒引起，该患者血常规正常，呼吸音稍粗，未闻及干湿啰音，提示该患者细菌感染的可能性小，无须使用抗菌药物进行抗感染治疗，医嘱开具的头孢噻肟为第三代头孢菌素，针对流感嗜血杆菌、大肠埃希菌、产枸橼酸菌属、沙雷菌属、

克雷伯杆菌属及产 β- 内酰胺酶的耐药大肠埃希菌的作用等所导致的社区获得性肺炎的作用较强，而在非细菌感染的急性气管 - 支气管炎时使用欠妥当。

2. 溴己新注射液为祛痰药，该患者具有典型的咳嗽咳痰症状，且痰不易咳出，可以考虑使用祛痰药改善该患者的临床症状，药物选择正确，但由于该患者一般情况尚可，没有发热或乏力现象，也无须卧床，且没有静脉输液治疗的指征，建议可以将此药物调整为溴己新片（8mg，p.o.，t.i.d.）。

3. 沙丁胺醇和布地奈德雾化吸入，该患者咳嗽咳痰明显，痰液不易咳出，使用沙丁胺醇及布地奈德雾化吸入可以扩张支气管并减轻小气道炎症反应，减轻气道黏膜水肿。因此，选择以上两种药物进行雾化吸入治疗，有助于该患者咳嗽咳痰症状的减轻，改善临床症状。但需要注意的是，雾化吸入前 1 小时不应进食，需要清洁口腔分泌物和食物残渣，防止雾化过程中气流刺激引起的呕吐；洗脸无须使用油性面霜，以免药物吸附在皮肤上；雾化吸入过程中采用坐位或半卧位，用嘴深吸气，鼻呼气的方式进行深呼吸，切勿用力过猛，速度过快以避免不适；雾化吸入后应及时清洁面部或口腔，以防止药液残留面部或口腔内引起不适并防止二重感染的发生。

第六节　支气管扩张症

一、概　　述

支气管扩张症（bronchiectasis）是由支气管及其周围肺组织的慢性炎症所导致的支气管壁肌肉和弹性组织破坏，管腔形成不可逆性扩张、变形。临床表现主要为慢性咳嗽、咯大量脓痰和 / 或反复咯血。本病多见于儿童和青年，近年来由于呼吸道感染的恰当治疗，本病发病率已明显减少。

（一）病因和发病机制

1. 支气管 - 肺组织感染和阻塞　婴幼儿期支气管 - 肺组织感染是支气管扩张症最常见的原因，患者多有童年麻疹、百日咳或支气管肺炎等病史。由于儿童支气管管腔细、管壁薄、易阻塞，反复感染导致支气管壁各层组织破坏，削弱了对管壁的支撑作用。支气管炎使支气管黏膜充血、水肿，支气管壁变厚，分泌物阻塞管腔，引流不畅而加重感染。引起气道感染的致病菌可以是细菌、真菌、非结核分枝杆菌或者病毒，反复感染可使充满炎症介质和病原菌黏稠液体的气道逐渐扩大，形成瘢痕和扭曲。感染引起支气管阻塞，阻塞又加重感染，两者互为因果，使支气管扩张症发生和发展。

2. 支气管先天性发育障碍和遗传因素 支气管先天发育障碍及遗传因素可导致支气管扩张，如巨大气管 - 支气管症、先天性软骨缺失症、支气管肺隔离症、肺囊性纤维化、遗传性 α_1- 抗胰蛋白酶缺乏症等。

3. 全身性疾病 如系统性红斑狼疮、类风湿关节炎、人免疫缺陷病毒（HIV）感染、长期服用免疫抑制药物、移植物慢性排斥等，可伴有支气管扩张。

（二）病理和病理生理

支气管扩张多是位于段或亚段支气管管壁的破坏和炎性改变，可形成柱状扩张、囊状扩张或不规则扩张。显微镜下可见支气管炎症和纤维化、支气管壁溃疡、鳞状上皮化生和黏液腺增生，炎症也可导致支气管壁血管增多、支气管动脉扩张及支气管动脉和肺动脉吻合。病变支气管相邻肺实质可有支气管肺炎、纤维化、肺气肿、肺萎陷。

二、治疗原则、药物治疗方案和药物选择

（一）支气管扩张症的治疗原则

支气管扩张症典型的临床症状包括慢性咳嗽、咳大量脓痰和反复咯血。在我国支气管肺部感染所致的支气管扩张（感染后支气管扩张）和肺结核病所致支气管扩张（结核性支气管扩张）是支气管扩张中的最常见情况。气道炎症是支气管扩张发病过程中最重要的一环，多种原因均可导致气道防御功能受损，引起反复感染、细菌定植，继发气道炎症反应，因而抗菌药物治疗是支气管扩张症治疗的关键环节，而对于咳嗽、脓痰、咯血则需要采取相应的对症治疗。

（二）支气管扩张症的止咳平喘药物治疗方案和药物选择

1. 止咳药 咳嗽是支气管扩张症最常见的症状（> 90%），且多伴有咳痰（75%~100%），气道黏液高分泌是支气管扩张症的基础病理生理与临床特征之一。支气管扩张症患者的气道黏膜纤毛的活动性下降，排痰能力也随之下降，同时其分泌的黏液理化性质也发生改变，黏稠度增加，导致患者排痰能力进一步降低。黏液长期蓄积在气道中，导致细菌定植，出现反复咳嗽、咳痰症状。支气管扩张症患者由于气道结构的改变，容易反复感染且痰量多，需要加强痰液引流，故一般不推荐使用强效止咳药治疗，以免抑制咳嗽反射，阻碍痰液的顺利排出而加重病情。咳嗽剧烈而频繁的患者，严重影响休息及日常生活的情况，可以考虑适当使用部分止咳药，并配合祛痰药物，在保证痰液充分引流的基础上进行止咳的治疗。支气管扩张症患者可用的止咳药品种及常规用法用量，见表 3-19。

表 3-19　常用止咳药品种及常规用法用量

分类	药品名称	常规用法用量	作用特点
中枢性止咳药	磷酸可待因	口服 15~30mg/ 次，每日 3 次；极量 90mg/ 次，240mg/d；止咳剂量为上述剂量的 1/3~1/2	镇痛作用为吗啡的 1/12~1/7，止咳作用为吗啡的 1/4
	福尔可定	口服：5~15mg/ 次，每日 3 次；酒石酸盐口服：10~30mg/ 次，每日 3 次；极量 60mg/d	与可待因相似，具有止咳、镇痛作用，口服效果比可待因好，对干咳特别有效
	右美沙芬	口服：10~30mg/ 次，每日 3~4 次	止咳作用与可待因相仿，但无镇痛作用。治疗剂量不抑制呼吸，长期服用无耐药性，无成瘾性，毒性较低
	喷托维林	口服：成人 25mg/ 次，每日 3~4 次；5 岁以上儿童 6.25~12.5mg/ 次，每日 2~3 次	非成瘾性中枢性止咳药，对咳嗽中枢有选择性抑制作用，兼有较强的局麻作用和微弱的阿托品样解痉作用，止咳强度为可待因的 1/3，无成瘾性，1 次给药作用可持续 4~6 小时
外周性止咳药	那可丁	口服：15~30mg/ 次，每日 3~4 次；剧烈咳嗽时剂量可增加至 60mg/ 次	止咳作用与可待因相当，特点是无镇痛镇静作用，无欣快感，无成瘾性和耐受性，不抑制呼吸和肠蠕动，相反有一定的呼吸中枢兴奋作用
	苯佐那酯	口服：50~100mg/ 次，每日 3 次；个别患者可增至 150~200mg/ 次	丁卡因的衍生物，属于局麻性末梢止咳药，其止咳强度略低于可待因
	甘草流浸膏	口服：2~5ml/ 次，每日 6~15ml	减轻咽部黏膜刺激，止咳作用缓和
其他类止咳药	复方磷酸可待因片	口服：成人及 12 岁以上儿童 1~2 片 / 次，每日 3~4 次；每日最多不超过 8 片	每片含对乙酰氨基酚 400mg，磷酸可待因 10mg，咖啡因 50mg，盐酸苯海拉明 5mg
	复方樟脑阿片酊	口服：2~5ml/ 次，每日 3 次	每瓶 5ml 含樟脑 0.015g、阿片酊 0.25ml；每瓶 500ml 含樟脑 1.5g、阿片酊 25ml

（1）中枢性止咳药：该类药物直接抑制延髓咳嗽中枢而产生止咳作用，其中吗啡类生物碱及其衍生物如可待因、福尔可定等因具有明显成瘾性，被称为成瘾性或依赖性止咳药，此类药物往往还具有较强的呼吸抑制作用。而右美沙芬、喷托维林等则属于非成瘾性或非依赖性中枢性止咳药，且在正常的治疗剂量下对呼吸中枢的抑制作用不明显。中枢性止咳药由于止咳效果明显，多用于无痰的剧烈干咳，故对于支气管扩张症患者有大量呼吸道黏液排出，不推荐使用中枢性止咳药。

（2）外周性止咳药：外周性止咳药也称末梢性止咳药，凡抑制咳嗽反射弧中感受器、传入神经、传出神经以及效应器中任何一环节而止咳者，均属于此类药物。如甘草流浸膏、甘草糖浆可保护呼吸道黏膜减轻咳嗽；那可丁、苯佐那酯的局麻作用可麻醉呼吸道黏膜上的牵张感受器而发挥止咳作用。对于支气管扩张症咳嗽剧烈者可以酌情选择使用。

（3）其他止咳药：临床上使用的部分复方止咳药，如复方磷酸可待因、复方樟脑阿片酊、可待因桔梗片、愈创维林那敏等，该类药物均为复方制剂，其中大多含有中枢性止咳药成分（阿片类）、祛痰药物和抗过敏药物等，联合用药可以提高止咳祛痰的效果。但对于支气管扩张症患者仍不推荐使用含中枢性止咳药成分的复方制剂，而祛痰药物则可以考虑单独选用。

2. 平喘药　支气管扩张症的患者中有 72%~83% 的患者伴有呼吸困难，这与支气管扩张的严重程度相关，且与 FEV_1 下降及高分辨率 CT 显示的支气管扩张程度及痰量相关，故临床上也针对呼吸困难者使用平喘药治疗，主要是通过支气管舒张试验评价气道对 β_2 受体激动剂和抗胆碱药物的反应性来指导用药，但不推荐常规应用甲基黄嘌呤类药物。

（1）支气管扩张剂：由于支气管扩张症患者常常合并气流阻塞及气道高反应性，因此经常使用支气管扩张剂，但目前尚无大规模的随机对照实验证实支气管扩张剂在稳定期或急性加重期的作用。支气管扩张剂可在舒张支气管的同时减少黏液的分泌。研究发现支气管扩张剂噻托溴铵能有效抑制中性粒细胞弹性蛋白酶诱导的杯状细胞化增生和黏蛋白的分泌，提示其对气道黏液高分泌的抑制作用可能在支气管扩张症的治疗中发挥重要的作用。β_2 受体激动剂福莫特罗与噻托溴铵联用能够增加患者气道黏液的清除率，可在舒张支气管、缓解患者气道狭窄的同时抑制黏蛋白合成、促进纤毛摆动和黏液排出，进而治疗患者气道黏液高分泌症状。国内采用复方异丙托溴铵雾化吸入联合氨溴索静脉滴注治疗，既有利于痰液排出，又可明显改善患者缺氧及呼吸困难等气道阻塞症状，提高临床疗效。临床用于治疗支气管扩张症的支气管扩张剂主要有 β_2 受体激动剂和抗胆碱药，常用药物品种及常规用法用量见表 3-20。

表 3-20　常用支气管扩张剂品种及常规用法用量

分类		药品名称	常规用法用量
$β_2$受体激动剂	短效	沙丁胺醇	吸入气雾剂：发作时喷雾吸入，每次 100~200μg（1~2 喷）；吸入用溶液：每次 2.5~5mg 雾化吸入，每日 3~4 次
	中短效	特布他林	注射液：静脉滴注每次 0.25mg，每日 2~3 次；雾化液：雾化吸入每次 5mg，每日 3 次
	长效	沙美特罗	沙美特罗替卡松粉吸入剂：有 50μg/100μg、50μg/250μg 和 50μg/500μg 三种规格，根据不同病情选择，每次经口吸入 1 揿，每日 2 次
		福莫特罗	布地奈德福莫特罗粉吸入剂：有 80μg/4.5μg 和 160μg/4.5μg 两种规格，根据不同病情选择，每次经口吸入 1~2 吸，每日 2 次
抗胆碱药	短效	异丙托溴铵	吸入用溶液：雾化吸入每次 500μg，每日 3~4 次
	长效	噻托溴铵	噻托溴铵粉吸入剂：经口吸入每次一粒胶囊（18μg），每日 1 次

（2）吸入性糖皮质激素：虽然目前尚未明确长期吸入性糖皮质激素的治疗作用，但在支气管扩张症患者治疗中使用，目的在于减少炎症细胞的聚集与激活，进而减轻炎症反应对支气管壁的破坏。近年来有研究显示，规律吸入大剂量糖皮质激素可明显减少 24 小时排痰量，改善生活质量，但对肺功能及急性加重次数改善不明显。临床常用吸入性糖皮质激素品种及常规用法用量见表 3-21。

表 3-21　常用吸入性糖皮质激素品种及常规用法用量

药品名称	常规用法用量	效用特点
氟替卡松	丙酸氟替卡松吸入气雾剂：50μg/ 揿，成人及 16 岁以上患者一次 100~1 000μg，一日 2 次	起效较慢，作用时间长
	沙美特罗替卡松粉吸入剂：有 50μg/100μg、50μg/250μg、50μg/500μg 三种规格，根据不同病情选择，每次经口吸入 1 揿，每日 2 次	
布地奈德	布地奈德粉吸入剂：0.1mg/ 吸，根据病情不同成人每日 100~1 600μg，每日 2 次	起效快，作用时间长
	布地奈德气雾剂：0.1mg/ 揿，成人每日 200~1 600μg，分 2~4 次使用	

续表

药品名称	常规用法用量	效用特点
	布地奈德福莫特罗粉吸入剂：有 160μg/4.5μg、320μg/9.0μg 两种规格，据不同病情选择，每次经口吸入 1~2 吸，每日 2 次	
丙酸倍氯米松	气雾剂：每次经口吸入 1~2 揿（50~100μg），每日 3~4 次	起效快，作用时间短

三、药学监护要点

在支气管扩张症患者的药物治疗过程中加强药学监护以及与患者的信息沟通有助于及时掌握患者的药物治疗情况，评估治疗效果，以及发现潜在的药物不良反应，尽量保证患者的药物治疗获益。

（一）疗效监护

1. 观察症状和体征　支气管扩张症患者在治疗期间，需要观察咳嗽程度是否有减轻，咳嗽频率是否降低，痰液颜色、气味以及痰量的变化，咯血情况的变化等。体征观察肺部听诊湿性啰音的变化。合并重症感染者治疗给予抗菌药物静脉给药，症状明显改善且临床稳定者，能接受口服药物治疗患者，建议口服抗菌药物序贯治疗。若经验治疗症状持续或无改善，或一度改善又恶化，出现并发症等初始治疗失败的患者，应详细分析寻找治疗无反应原因如宿主因素、病原因素和药物治疗因素，针对性调整抗感染治疗方案。

2. 实验室检查　支气管扩张症患者多伴有细菌感染，由于气道结构性改变，常见的致病菌为铜绿假单胞菌（常见定植菌）。因此，在积极抗感染治疗的同时，实验室检查需要注意监测白细胞数目、中性粒细胞百分比、C 反应蛋白、降钙素原（PCT）、白介素 -6 等炎症指标，特别是 PCT 水平的变化，可以及时评估抗感染治疗效果。

3. 影像学检查　支气管扩张症的本质特征是不可逆的解剖学改变，胸部高分辨率 CT 能对其进行明确诊断，但在急性发作治疗后复查胸部 CT 能够了解支气管扩张症伴发的肺部感染性病灶的吸收情况。

4. 其他检查

（1）纤维支气管镜：对支气管扩张症伴咯血的部分患者，进行纤维支气管镜检查可发现出血部位及支气管阻塞的原因，并经纤维支气管镜取培养标本对于明确导致感染的病原菌有一定价值。

（2）肺功能检查：支气管扩张症的肺功能改变与病变的范围及性质有密切关系。病变局限者，由于肺脏具有极大的贮备力，肺功能一般无明显改变；病变严重者肺功能损害多表现为阻塞性通气障碍；随着病情的进展，功能性损害加重，出现通气与血流比例失调以及弥散功能的障碍等。

微生物检查：痰涂片可以在镜下找到病原菌并初步判断是革兰氏阳性菌或者革兰氏阴性菌；而痰培养可检出致病菌，如铜绿假单胞菌、流感嗜血杆菌等，药敏试验可以协助临床选择适宜的抗菌药物。但由于痰培养污染概率大，需要教会患者留取痰标本前的注意事项：留取痰标本前清洁口腔，清水漱口，减少污染，尽量咳深部痰液送检，留取的痰液标本最好在 2 小时内送微生物室检查。若初始经验治疗有效，临床症状明显改善者可不参考病原学检查结果，继续原有抗感染治疗方案；若初始经验治疗无效，可根据病原学检查结果选择合适的抗菌药物进行后续的治疗。

（二）药物不良反应监护

1. 止咳药

（1）中枢性止咳药：支气管扩张症患者存在大量痰液需要由气道排出，一般不推荐使用止咳作用强的中枢性止咳药。

（2）外周性止咳药：外周性止咳药由于其无中枢系统不良反应，不易引起呼吸中枢抑制，止咳作用较为温和，比较适宜支气管扩张症患者的止咳治疗。①苯佐那酯可有轻度眩晕、嗜睡、头痛、口干、胸闷等症状，偶有麻木感、皮疹、鼻塞；②那可丁则偶有轻微的嗜睡、眩晕、头痛、恶心、过敏性鼻炎、结膜炎、皮疹等表现，大剂量使用则可能兴奋呼吸，引起支气管痉挛；③连续服用较大剂量的甘草流浸膏时可出现水肿、高血压等症状。

因此，在患者使用外周性止咳药期间需要注意监护患者睡眠情况，是否有头痛、皮疹等的发生，该类药物的 ADR 程度一般较为轻微，在停药后症状可逐渐消失。

（3）其他类止咳药：此类止咳药基本都是复方制剂，主要含有中枢性止咳药成分以及抗组胺药、解热镇痛药等药物成分，主要的 ADR 表现为中枢系统反应、胃肠道反应、嗜睡、皮疹等，用药期间需要注意监护患者的反应。

2. 支气管扩张剂

（1）β_2 受体激动剂：针对支气管扩张症使用的平喘药 β_2 受体激动剂选择性较强，对心脏 β_1 受体的作用很弱，没有明显的心脏兴奋作用，但在用药过程中也需要注意监测心电图，可能会出现心律失常，包括房颤、室上性心动过速及期前收缩等，患者可出现心悸、头痛等症状。此外，由于 β_2 受体激动的作用，可能会使子宫、骨骼肌及血管平滑肌松弛，可出现肌肉震颤的表现，需注意监护。

（2）抗胆碱药：针对支气管扩张症使用的抗胆碱药物主要是异丙托溴铵与噻托溴铵，均为非选择性的 M 受体拮抗剂，对 M_1~M_5 受体都有相似的亲和力，

故而在拮抗 M_3 受体舒张支气管平滑肌的同时，也需要监护可能会出现头晕、头痛等神经系统反应；或出现口干、恶心、便秘等消化系统反应；此外，老年男性还需要注意排尿困难、尿潴留等泌尿系统反应；由于这类药物的用药途径是雾化或吸入用药，需特别注意眼痛、视物模糊等眼部并发症的发生。

3. 吸入性糖皮质激素　吸入性糖皮质激素由于是局部用药，在常规的用法用量下进入全身血液循环的药物含量甚微，很少引起全身性的 ADR，但需要注意监护的主要是声音嘶哑、继发口咽部真菌感染以及青光眼患者的眼痛、眼内压升高等症状。以上症状通过用药后及时漱口和用药时加强眼部防护能够得到有效的预防。

（三）药物相互作用监护

1. 止咳药

（1）中枢性止咳药：如磷酸可待因、福尔可定等。①与抗胆碱药物（如异丙托溴铵）合用时，可加重便秘或者尿潴留的不良反应；②与美沙酮或其他吗啡类药物合用时，可加重中枢性呼吸抑制作用；与肌肉松弛药物（如维库溴铵）合用时，呼吸抑制作用会更为显著，因此应尽量避免上述药物的合用；③不宜与乙醇及含乙醇的药物联合使用，以避免增强对中枢的抑制作用；④对正在接受单胺氧化酶抑制剂和三环类抗抑郁药治疗的患者，不推荐联合使用右美沙芬，可增加右美沙芬的血药浓度，增加不良反应发生及中枢神经系统的毒性反应。

（2）外周性止咳药：如那可丁在大剂量使用时易发生呼吸兴奋作用，故用药期间不宜与其他中枢兴奋药物或呼吸兴奋药物（如尼可刹米、洛贝林）联合使用，以免发生支气管痉挛。

（3）其他类止咳药：①由于复方磷酸可待因片含有咖啡因、苯海拉明等成分，需注意避免与具有肝药酶 CYP1A2 抑制作用（如左氧氟沙星）的药物合并使用，以免引起咖啡因体内蓄积，过度兴奋呼吸导致支气管痉挛；②使用巴比妥类药物期间也不宜合并使用含有苯海拉明成分的药物，以免影响巴比妥类药物的吸收；③复方樟脑阿片酊，由于其制备过程中为乙醇提取制剂，则用药期间需注意避免与头孢类抗菌药物、甲硝唑等合并使用，以免发生“双硫仑”反应。

2. 支气管扩张剂

（1）β_2 受体激动剂：如沙丁胺醇、特布他林、福莫特罗等，在使用过程中需注意避免同时使用其他肾上腺受体激动剂（如间羟胺、右美托咪定、多巴胺等），以免引起心血管系统的不良反应；不宜与 β 受体拮抗剂（如普萘洛尔、美托洛尔等）联合使用，可对药效造成影响，降低疗效；此外，正在接受单胺氧化酶抑制剂和三环类抗抑郁药治疗的患者使用 β 受体激动剂时应特别谨慎，可加重对心血管系统的作用。

（2）抗胆碱药：此类药物与β受体激动剂或黄嘌呤类制剂合用时，能增强支气管的扩张作用；有窄角型青光眼病史的患者可能增加急性青光眼发作的危险，需要注意监护。

3. 吸入性糖皮质激素　由于吸入性糖皮质激素的特殊给药途径，一般情况下能够进入血液循环的药物浓度很低，较少出现因吸入性糖皮质激素引起的药物相互作用。但糖皮质激素（如氟替卡松、布地奈德）入血后可经过肝脏CYP3A4代谢清除，有研究报道，利托那韦（一种CYP3A4强抑制剂）可使氟替卡松血药浓度大幅度增加，导致血清皮质醇浓度明显降低，研究结果还显示合并使用其他CYP3A4抑制剂如红霉素仅使体内氟替卡松浓度轻微增加，但是血清皮质醇浓度未显著减少。还有上市后用药报告显示，曾有同时接受丙酸氟替卡松和利托那韦治疗的患者出现具有临床意义的药物相互作用，导致全身糖皮质激素不良反应，包括库欣综合征及肾上腺功能抑制，故用药期间需注意监护吸入性糖皮质激素与CYP3A4强抑制剂合并使用的潜在风险。此外，吸入用倍氯米松能与胰岛素产生拮抗作用，糖尿病患者用药期间可能出现血糖升高，需要监护患者的血糖水平，注意调整胰岛素的用量。

（四）医嘱执行情况监护

止咳药基本均是口服给药，每日给药3~4次，给药次数较为频繁，为保证每日药效的均衡性，给药时间建议为q8h.~q6h.。而支气管扩张剂和吸入性糖皮质激素根据起效时间和作用维持时间分为短效和长效两种制剂，短效制剂（如沙丁胺醇、异丙托溴铵、倍氯米松）由于起效快，药理作用维持时间短，需要每日3~4次给药，为保证每日药效的均衡性，给药时间也建议为q8h.~q6h.；而长效制剂（如福莫特罗、噻托溴铵、布地奈德）由于药物半衰期长，药理作用维持时间长，每日给药1次或2次即可，但也需要注意监护患者用药时间间隔尽量在q12h.或q24h.为宜。临床药师在工作中可设计用药医嘱执行情况监护记录单，填写患者每次的用药时间，及时评估患者的医嘱执行情况，以便于综合分析药物疗效。

（五）患者用药依从性监护

止咳药几乎全部是口服给药，且每日用药频次较多，患者容易遗漏服药，导致用药依从性差和治疗效果不佳，故需要向患者强调按时用药的重要性，帮助患者学会使用分次药盒以及设定提醒等方法，以提高患者用药依从性。

支气管扩张症患者使用的平喘药除少数静脉制剂（如特布他林注射液）外，更多的使用方法是雾化吸入或经口吸入。这种特殊的给药途径（含特殊给药装置）就对患者能够正确使用药品的方法提出一定的要求，若使用方法不当则可能造成疗效不佳，使患者失去治疗的信心，降低用药依从性。因此，在支气管扩张症患者使用吸入用平喘药时，需要积极对患者进行用药方法、用药装置的教育，帮助患者反复练习以确保用药方法的正确性，监护患者按时、正确地使用吸入制剂，特别是某些吸入制剂可根据病情调整每次用量的情况，需要向患者详细解释说明，以提高患者用药依从性。

四、用药教育

（一）止咳药

1. 中枢性止咳药　中枢性止咳药中磷酸可待因属于麻醉药品管理品种，需要有资质的医师使用特殊处方开具药品，长期使用可引起药物依赖，故不推荐长期用药。福尔可定有吸湿性，遇光易变质，应密封在干燥处避光保存。喷托维林有微弱的阿托品样作用，故青光眼和心功能不全伴有肺淤血的咳嗽患者不应使用。该类药物均具有中枢抑制作用，故用药期间应避免驾驶、操作机器、高空作业以及操作精密仪器等，并且避免饮用酒精类或含咖啡因的饮料。

2. 外周性止咳药　苯佐那酯属于局麻性末梢止咳药，吸收后分布于呼吸道，对肺脏的牵张感受器及感觉神经反射有明显抑制作用，通过抑制肺迷走神经反射，阻断咳嗽反射的传入冲动，而产生止咳作用，故口服药物时勿嚼碎，以免引起口腔麻木感。

3. 其他类止咳药　复方磷酸可待因片为复方制剂，含有多种药物成分，胃肠道不良反应比较明显，可以采取进餐后用药以减少胃肠道刺激。复方樟脑阿片酊，由于其制备过程中为乙醇提取制剂，则用药期间需注意避免与头孢类抗菌药物、甲硝唑等合并使用，以免发生“双硫仑”样反应。

（二）支气管扩张剂

1. β_2 受体激动剂　β_2 受体激动剂在使用过程中主要需要提醒患者注意自我监测心率或脉搏，注意观察是否出现肌肉震颤情况，如出现以上不适需及时就医并评估是否需要停用药物。其次，该类平喘药临床多使用吸入制剂，部分制剂有特殊用药装置（如沙美特罗替卡松粉吸入剂的准纳器），需要详细指导患者标准的使用方法（详见《吸入制剂药物治疗的药学监护》分册）。此外，常用的 β_2 受体激动剂（如沙丁胺醇、福莫特罗等）目前被国家体育总局列入兴奋剂目录，运动员需要慎用。

2. 抗胆碱药　抗胆碱药在使用过程中主要需要提醒患者注意监测是否出现口干、头痛、咽喉刺激等症状，可以适当多饮水以缓解口干症状。由于临床使用也主要是吸入制剂，除了保证正确的使用吸入装置外，在用药过程中需特别注意避免药物接触眼睛（如雾化、喷射使用时），以免引起视物模糊、眼痛等症状，特别是有窄角型青光眼病史的患者需要特别谨慎使用该药品。其次，对于有尿道阻塞性疾病（如前列腺增生或膀胱颈梗阻）的患者也应慎用抗胆碱药物，以免发生排尿困难、尿潴留等情况，若用药出现不适应及时就医。此外，尽管该类药物目前尚无对驾驶车辆和操作机械能力影响的研究，但需要提醒患者使用该类药物治疗期间可能会出现头晕、视物模糊等情况，可能会影响驾驶和操作机械的能力。

3. 吸入性糖皮质激素　吸入性糖皮质激素全部为经口吸入制剂，需要详细指导患者正确的吸入装置使用方法(详见《吸入制剂药物治疗的药学监护》分册)，特别需要强调在使用吸入药物后需及时用清水漱口，特别是咽喉部位，以免诱发口腔真菌感染。此外部分糖皮质激素(如氟替卡松、布地奈德)目前也被国家体育总局列入兴奋剂目录，运动员需要慎用。

案例分析

案例：

患者，女，55岁，体重62kg。因“反复咳嗽咳痰、气促十余年，再发加重伴痰中带血3天”入院。患者于十余年前开始出现咳嗽，伴黄白色黏痰，量多，并逐渐出现气促，曾多次在当地医院诊断“支气管扩张并感染”，予以抗感染、祛痰等对症治疗后症状好转，但仍反复发作。3天前患者因受凉后再发咳嗽咳痰加重，咳黄白色黏痰，量多，伴少量痰中带血，颜色暗红，无发热、寒战、胸闷、胸痛。自服阿莫西林胶囊(0.5g，p.o.，b.i.d.)治疗后无明显好转，故入院治疗。查体：生命体征平稳，意识清楚，双肺呼吸音粗，双下肺可闻及明显湿啰音，余阴性。血常规提示：WBC 12.5×10^9/L，N% 84%；CRP 65mg/L。门诊胸部CT提示：双肺支气管扩张并感染。临床诊断：双侧支气管扩张症。入院后临床予以头孢哌酮舒巴坦(2g，iv.gtt，q8h.)抗感染，盐酸氨溴索注射液(30mg，iv.gtt，b.i.d.)祛痰对症治疗。经上述治疗2天后患者痰量有所减少，未见痰中带血，但咳嗽仍然明显，影响夜间休息，故加用复方樟脑阿片酊(5ml，p.o.，t.i.d.)继续治疗。治疗第3天下午患者诉头晕、头痛、心慌、胸闷，伴恶心，无呕吐。临床药师查看患者后，建议患者吸氧休息，适当多饮水，停用复方樟脑阿片酊，改为复方甘草片(2片，p.o.，t.i.d.)继续治疗，患者上述症状逐渐好转。继续治疗7天后患者咳嗽咳痰明显好转，复查血常规基本正常，CRP 9.8mg/L，复查胸部CT提示：双肺支气管扩张，双肺感染较前吸收。患者临床症状明显改善，达到出院标准，予以办理出院。

分析：

1. 治疗药物　患者明确诊断支气管扩张，长期反复感染发作，最常见的病原体需考虑铜绿假单胞菌，入院前患者自服阿莫西林胶囊抗铜绿假单胞菌的活性差，抗菌药物选择不适宜，并且阿莫西林为时间依赖性抗菌药物，半衰期短，每日 2 次给药无法满足 PK/PD 的疗效参数要求，故治疗效果差。入院后患者使用的头孢哌酮舒巴坦能覆盖铜绿假单胞菌，并且对部分产 β- 内酰胺酶耐药菌也有效，故后期抗感染治疗取得了预期的疗效。该患者由于咳嗽明显影响夜间睡眠，加用的复方樟脑阿片酊制剂中含有乙醇成分，合并使用头孢哌酮舒巴坦含有甲硫四氮唑侧链，抑制了肝细胞内乙醛脱氢酶的活性，使乙醇代谢而成的乙醛不能进一步氧化排出体外，体内乙醛聚集出现了“双硫仑反应”。因此在除外疾病本身进展的情况下，需要注意甄别判断药物相互作用对患者的影响，及时停药，可考虑换用不含乙醇的止咳祛痰药复方甘草片，或者考虑更换其他不含甲硫四氮唑侧链且抗菌谱适宜的抗菌药物（如哌拉西林他唑巴坦）。

2. 药物监护计划　本例患者治疗期间用药需要注意药物引起的过敏反应，观察患者是否出现皮肤瘙痒、皮疹等症状；头孢哌酮舒巴坦可引起的凝血机制异常和菌群失调，注意监护患者是否出现牙龈出血、皮下出血等表现，是否发生腹泻情况等；止咳药可能引起中枢抑制作用，监护患者有无嗜睡、呼吸变浅变慢等临床表现。

第七节　肺　　炎

一、概　　述

肺炎是指终末气道、肺泡、肺间质的炎症，可由病原微生物、理化因素、免疫损伤、过敏和药物所致，其中细菌学肺炎是最常见肺炎。根据罹患地点的不同分为社区获得性肺炎（community acquired pneumonia，CAP）和医院获得性肺炎（hospital acquired pneumonia，HAP）。CAP 是指在医院外罹患感染性肺实质性炎症，包括具有明确潜伏期的病原菌感染而入院后发病的肺炎；HAP 是指入院≥ 48 小时后在医院内发生肺炎，包括医院内获得出院后 48 小时内发病的肺炎。

（一）流行病学

肺炎是威胁人类健康的最常见感染性疾病之一，我国目前仅有 CAP 年龄构成比的研究，尚无成人 CAP 的发病率数据。欧洲及北美国家 CAP 的发病率 5~11 人 /（1 000 人 · 年），并随着年龄增加而逐渐升高，CAP 的病死率也随患者年龄增加而升高，亦与患者病情严重程度相关。最近一次的流行病学调研显示：2012 年我国肺炎的死亡率平均为 17.46/10 万，85 岁年龄以上人群的死亡率高达 846.17/10 万。HAP 在我国是位居第一位的医院感染性疾病，近年来发病率有增加趋势，发病率 2.33%。我国 13 所大学教学医院进行的 HAP 调查显示，在呼吸与危重症病房中 HAP 的平均发病率为 1.4%，重症监护病房发病率 15.3%。发生 HAP 后平均住院时间较非 HAP 患者延长 10 天，HAP 全因死亡率 22.3%，其中接受机械通气的 HAP 死亡率 34.5%。

（二）病因和发病机制

正常的呼吸道免疫防御机制使气管隆突以下呼吸道保持无菌。是否发生肺炎取决于两个因素：病原体和宿主因素。如果病原体数量多、毒力强或宿主呼吸道局部或全身免疫功能低下，即可以发生肺炎。

病原体通过空气吸入、血行播散、临近部位感染蔓延、误吸等引起肺炎。病原体直接到达下呼吸道后，滋生繁殖，引起肺泡毛细血管充血水肿，肺泡内纤维蛋白渗出和细胞浸润。患者可出现发热、咳嗽、胸痛、咯血、气促等症状。肺炎引起的咳嗽绝大部分由呼吸道病毒、肺炎链球菌、肺炎克雷伯菌、铜绿假单胞菌、大肠埃希菌、支原体、衣原体等病原微生物感染后引起，又统称为感染后咳嗽（PIC）。目前国内多项成人流行病学调查显示：肺炎支原体和肺炎链球菌是我国成人 CAP 的重要致病原，病毒检出率为 15.0%~34.9%，流感病毒占首位。支原体肺炎的临床症状以高热、咳嗽为主，咳嗽多为刺激性咳嗽，肺炎支原体感染能引起气道高反应性和一定程度的呼吸道慢性炎症反应，患者体温恢复正常后，咳嗽持续时间较长，甚至可诱发哮喘。

（三）社区获得性肺炎的诊断标准

1. 社区发病。

2. 临床表现　CAP 大多呈急性病程，可因病原体、宿主免疫状态和并发症、年龄等不同而有差异。①新近出现的咳嗽、咳痰或原有呼吸道疾病症状加重，伴或不伴脓痰、胸痛、呼吸困难及咯血；②发热；③肺实变体征和 / 或闻及湿性啰音；④外周血白细胞 $> 10 \times 10^9/L$ 或 $< 4 \times 10^9/L$，伴或不伴细胞核左移。

3. 影像学检查　胸部影像学显示新出现的斑片状浸润影、叶或段实变影、磨玻璃影或间质性改变，伴或不伴胸腔积液。符合 1、2 及 3 中任何 1 项，并除外其他肺部疾病如肺结核、肺部肿瘤、肺水肿、肺栓塞和肺血管炎后可诊断。

CAP 常见诱因有上呼吸道感染、疲劳、醉酒等，一些慢性疾病如癌症、慢性阻塞性肺疾病、心力衰竭、高血压、糖尿病、肾病等也是常见诱因。

4. 肺炎的感染途径

（1）空气传播：患者咳嗽、打喷嚏、说话时口鼻溅出飞沫，将呼吸道中病原体播散到空气中，携带病原体的空气、飞沫、尘粒，经呼吸进入呼吸道中可引起感染。

（2）误吸：患者无自主排痰能力如昏迷、休克、多痰、气管插管甚至雾化吸入治疗等因素，误吸咽喉部或胃肠道定植菌（胃食管反流）使病原体进入下呼吸道。

（3）血行播散：若机体其他部位感染病原体，可通过血行播散方式而侵入肺部。

（4）临近感染部位蔓延：病原菌抵达下呼吸道后，滋生繁殖，引起肺泡毛细血管充血水肿、肺泡内纤维蛋白渗出及细胞浸润，导致肺炎发生。

二、治疗原则、药物治疗方案和药物选择

因 HAP 是为院内获得性感染，其发病原因及病原菌类型较 CAP 复杂。故在本章节中仅对 CAP 的治疗原则以及药物选择方案进行介绍。

（一）治疗原则

在肺炎的治疗原则中，对于病原菌以及患者高危因素的判断尤为重要，肺炎的严重程度取决于三个要素：肺部炎症程度、肺部炎症的播散速度以及全身炎症反应程度。并且在明确抗感染治疗指征的情况下，合理应用抗菌药物，选择适当的、针对性强的抗菌药物，使用合理的剂量、途径及疗程，以达到控制肺部感染和或杀灭致病菌的目的。

（二）药物治疗方案和药物选择

1. 抗感染治疗　CAP 治疗的关键在于抗感染治疗，包括经验性治疗和抗病原体的目标治疗。由于病原学检查滞后，通常需要一定时间（3 天左右），因此肺炎初始治疗通常是经验性治疗，即根据患者的临床表现，本地区 / 医疗机构的流行病学资料、患者的年龄、病情严重程度、肝肾功能状态等因素综合分析而采取的治疗措施。经验性抗感染治疗要求所选药物对可能的病原体有一定的覆盖面，同时应尽量减少或避免抗菌药物的不良反应，避免诱导耐药及诱发二重感染。

一般情况下，CAP 最常分离出的病原体是肺炎链球菌、肺炎支原体、肺炎衣原体以及呼吸道病毒；金黄色葡萄球菌、肠杆菌科和铜绿假单胞菌所致 CAP 的患者多见于有基础疾病的患者，此类患者通常病情较重，常需要入院治疗，这类患者更需要重视微生物检验。

对于轻度的 CAP，可在门诊治疗的患者，年轻而无基础疾病患者推荐使用青霉素、大环内酯类、一代或二代头孢菌素或氟喹诺酮也称呼吸喹诺酮，如考虑支原体 / 衣原体感染可口服多西环素、米诺环素；对于中重度的 CAP，含酶抑制剂的青霉素类、二代或三代头孢菌素联合大环内酯类是标准抗菌治疗

方案，也可以单独应用呼吸喹诺酮类，一般不推荐盲目使用β-内酰胺类联合呼吸喹诺酮类；对于重症或合并感染性休克的CAP，结合患者的病理生理学状态以及社区获得性肺炎的流行病学数据，经验性判断病原学类型选择合适的抗菌药物，不推荐初始治疗时选择碳青霉烯类抗菌药物。除非高度怀疑致病菌是耐甲氧西林的金黄色葡萄球菌，否则一般情况下不首选万古霉素治疗。对怀疑流感病毒感染的患者，可应用神经氨酸酶抑制剂抗病毒治疗。

2. 支持治疗　除了针对病原体的抗感染治疗之外，对于大部分的患者，支持治疗也是必要的，其中包括：

（1）生活方式：注意休息、多饮水、戒烟、保持室内空气流通。

（2）氧疗：氧疗是综合治疗的重要有效措施。慢性阻塞性肺疾病合并肺炎的给氧浓度一般控制在25%~33%；无基础肺病或间质和肺血管病可给予较高浓度，以尽快纠正缺氧，还可以根据患者具体情况使用面罩给氧或呼吸机治疗。

（3）雾化、湿化治疗：可选用适当全身补充液体和局部雾化吸入，也可加用祛痰促排的药物，对于改善肺炎所引起的咳嗽、喘息等症状有较好的辅助治疗作用。

（4）体位痰液引流：对于无禁忌证（如血流动力学不稳定、颅内压低、颈椎或骨盆不稳定等）的患者，建议均适宜采用半卧位（即床头抬高至与水平线成45°），可显著减少发生胃内容物的误吸。应加强翻身及拍打患者的背部，促进分泌物或痰栓排出。

（5）咳嗽、咳痰的对症处理：对于肺炎所导致的严重咳嗽可能易诱发患者出现咳嗽晕厥、气道痉挛等并发症，需要对症处理。如果以干咳为主，可酌情考虑使用止咳药，包括复方制剂中的中枢性止咳药和外周性止咳药，可以暂时缓解咳嗽症状。如果有痰量过多或者脓痰的时候，或年老体弱咳嗽无力者，患者可能会发生咳痰不畅，此时可加用祛痰药物，并可联合雾化治疗等降低痰液黏稠度促进排痰，有助于缓解咳嗽症状。

（6）退热：体温过高时可采用物理降温或使用非甾体解热镇痛药，但使用该药期间可能会导致患者大量出汗，导致水电解质紊乱并增加消化道出血的风险。

三、药学监护要点

（一）疗效监护

1. 实验室及影像学检查　肺炎患者进行病原菌的检查有助于抗菌药物选择，因此在用药前采集病原学标本并及时送检进行细菌培养及药敏试验，有助于在经验性治疗后根据合格的药敏试验结果采取目标治疗。此外，还需要密切关注患者的血常规和炎症指标(如C反应蛋白、降钙素原)的变化。在治疗期间,需要定期复查肺部X线或CT,以明确感染的程度及治疗效果,某些时候影像学检查也可以协助判断病原菌的类型。

2. 临床表现　CAP患者在进行积极抗感染治疗后,需观察患者咳嗽的频率,咳痰量及痰液颜色、气味的变化,是否伴有呼吸困难,低氧血症等。重症感染者治疗初期应考虑予以静脉抗菌药物,待患者临床症状缓解,实验室检查好转,可以接受口服药物治疗患者可考虑换用口服抗菌药物序贯治疗。抗菌药物使用疗程因感染不同而不同,一般的疗程可用至症状消退,体温正常后的72~96小时。

(二)药物不良反应监护

1. 抗菌药物　CAP主要治疗药物为抗菌药物,本节主要介绍常见的抗菌药物不良反应:①药物过敏表现为皮疹、发热,甚至过敏性休克;②胃肠道不良反应表现为胃部不适,恶心呕吐;③心血管系统不良反应表现为Q-T间期延长、心悸、心慌等症状;④肝肾功能异常;⑤血液系统不良反应表现为粒细胞减少;⑥神经精神样症状表现为头痛、晕厥、视物障碍以及精神样症状等。

2. 止咳药　咳嗽是肺炎常见的伴发症状,常见的止咳药的不良反应及注意事项见第三节“慢性咳嗽”。但是需要注意的是,肺炎所导致的咳嗽是由于感染所导致,如果盲目止咳,没有针对性进行抗感染的治疗,将不能解决咳嗽症状,反而延误治疗。

(1)中枢性止咳药:①中枢依赖性止咳药代表药物为可待因,一般用于剧烈干咳,但要避免反复使用,以免成瘾;不宜用于多痰黏稠者,以免影响痰液排出;该药应用期间,注意监测患者呼吸、心率、神志变化等;②中枢非依赖性止咳药代表药物为右美沙芬,该药经过结构优化,对呼吸中枢的抑制作用较弱,且不产生依赖性和耐受性。该药应用期间,若患者出现头晕、头痛、嗜睡、恶心、便秘等症状,应及时停药观察。

(2)外周性止咳药:代表药物是那可丁,不良反应少,无依赖性,临床应用较为安全,但止咳强度相对较低。

(3)外周和中枢性止咳药:代表药物是喷托维林,有中枢抑制和呼吸抑制的作用,用药期间需注意头痛、头晕、口干、恶心和腹泻等不良反应。

3. 祛痰药　在CAP的发病期间,由于炎症浸润导致气道毛细血管壁通透性增加,浆液渗出,含红细胞、巨噬细胞、纤维蛋白等的渗出物,与黏液、吸入的尘埃和某些组织破坏物质等混合而形成痰液,随咳嗽动作排出体外。若患者痰液黏稠或咳嗽无力导致痰液不易排出,则可能诱发或加重感染,因此,对于此类患者需要使用祛痰药。祛痰药主要包括刺激性祛痰药和黏液溶解剂两类。

（1）刺激性祛痰药：代表药物有氯化铵、愈创甘油醚。其能刺激胃黏膜感受器，通过胃 - 肺迷走反射促进支气管腺体分泌增加而稀释痰液。大剂量应用此类药物可引起明显的恶心和呕吐，多限于与其他止咳祛痰药、抗组胺药联合制成复方制剂使用。

（2）黏液溶解剂：此类药物主要通过不同的作用机制降低痰液黏稠度，恢复呼吸道分泌物的流变性，是临床应用广泛的一类药物。代表药物有：氨溴索、溴己新、乙酰半胱氨酸、羧甲司坦、舍雷肽酶。常见不良反应有支气管痉挛、遗尿、直立性低血压，也可偶见上腹部隐痛、腹泻、胃肠出血、口干等，氨溴索在试用期间还需要注意过敏反应。

4. 平喘药　在 CAP 的发病期间，因为机体受到炎症刺激引发气道高反应性，有部分患者可出现呼吸困难、喘息等症状。平喘药主要通过抗炎、扩张支气管等手段减轻气道高反应性炎症损伤。主要治疗药物有：磷酸二酯酶抑制剂、肾上腺素 β_2 受体激动剂、抗胆碱药等支气管扩张药、糖皮质激素，白三烯调节剂、肥大细胞稳定剂等。此类药物的作用机制及不良反应在第二节“支气管哮喘”等章节中已经进行详细阐述，此处不再进行详细阐述。但需要注意的是由于肺炎所导致的哮喘，平喘的治疗仅为对症治疗，用以改善患者的临床表现，而根本的目的是需要控制感染去除导致哮喘的原因。

（三）药物相互作用监护

1. 抗菌药物

（1）青霉素类：在近中性溶液中较为稳定，最好在注射用水或等渗氯化钠注射液中溶解；严禁配伍碱性药物，如碳酸氢钠、氨茶碱等；丙磺舒可阻滞青霉素类药物的排泄，使其血药浓度上升；广谱青霉素与口服避孕药合用，刺激雌激素代谢或减少其肝肠循环，降低口服避孕药效果。

（2）头孢菌素类：抑制肠道菌群产生维生素 K，和抗凝血药、抗血小板药合用时，应非常谨慎，并注意监测凝血酶原时间；和其他有肝、肾毒性的药物（如氨基糖苷类、强利尿剂）合用需谨慎；与乙醇联合应用易产生“双硫仑”反应；丙磺舒也可阻滞头孢菌素类药物的排泄，可使其血药浓度上升。

（3）氨基糖苷类：与袢利尿剂（如呋塞米）、红霉素联用可增加耳毒性；与头孢菌素类、两性霉素 B、万古霉素、环孢素、非甾体抗炎药、放射影像造影剂等联用可增加肾毒性；与肌肉松弛药或者有此作用的药物（如地西泮）联用可致神经肌肉阻滞作用增强、呼吸暂停或呼吸麻痹增加；与碱性药物（如碳酸氢钠、氨茶碱等）联用，抗菌效能可增加，但毒性也相应增加，必须慎重。

（4）大环内酯类：大环内酯类经过肝代谢，合用其他有肝毒性的药物需注意对肝功能的影响；与茶碱合用，可抑制其代谢，可致茶碱血药浓度异常升高而致中毒，甚至死亡，联合应用时应监测茶碱血药浓度；与钙拮抗剂、环孢素、地高辛、洋地黄毒苷合用时，可使后者血清水平升高；红霉素可升高卡马西平血清水平，出现眼球震颤、恶心、呕吐、共济失调，应避免合用；克拉霉素可升高秋水仙碱血清水平，有潜在致死风险，避免与其合用。

（5）喹诺酮类：碱性药物、抗胆碱药物、H_2受体拮抗剂以及含铝、钙、铁等多价阳离子的制剂可升高胃内pH，降低酸度从而减少此类药物的吸收，应避免同服；喹诺酮类药物也可抑制茶碱的代谢，与茶碱合用时，使茶碱血药浓度升高，可出现毒性反应；与口服抗凝药合用增加出血危险。

（6）其他：甲硝唑、替硝唑与乙醇合用时，可能出现双硫仑样反应；可升高环孢素、苯巴比妥血清浓度；与口服抗凝剂合用，可增强抗凝作用，引起出血；碳青霉烯类降低丙戊酸钠血清浓度等。

2. 止咳药、平喘药　止咳药与平喘药的药物相互作用监护可详见"慢性咳嗽""慢性阻塞性肺疾病"以及"支气管哮喘"等相关章节，此处不再赘述。

3. 祛痰药

（1）黏液溶解剂：氨溴索可以增加抗菌药物在呼吸道的疗效，但是与中枢性止咳药合用有导致稀释的痰液阻塞气道的风险，应尽量避免合用；乙酰半胱氨酸则可降低青霉素、头孢菌素的药效，必要时可间隔4小时交替使用。舍雷肽酶与抗凝药合用时可能增加抗凝药的作用，需慎用和严密观察。

（2）刺激性祛痰药：含氯化铵的刺激性祛痰药与抗菌药物磺胺嘧啶，呋喃妥因存在配伍禁忌，避免合用；此类药物还可以增强四环素和青霉素的抗菌作用。

四、用药教育

（一）预防及健康教育

肺炎的治疗中预防、健康教育和治疗同等重要，所以需要对患者及家属进行下列健康教育。

1. 对疾病的认识　肺炎是一种肺部感染，常由细菌引起，但也可能由病毒或其他病原体引起。常见症状有咳嗽（患者有时会咳出黏液，即痰液）、发热、胸痛（尤其是深呼吸时）、心跳加快、寒战等。

2. 肺炎治疗与预防　肺炎的药物治疗主要是抗菌药物，辅以止咳平喘药物，一些患者还需采用氧疗等辅助治疗手段。大多数患者会在用药3~5日内开始好转，但肺炎引起的咳嗽有时可在治疗后持续数周或数月。生病期间，建议尽可能充分休息、多喝水，如果出现发热（体温＞38.5℃）时可以考虑使用退热药物，用以改善临床症状。高龄患者、幼儿或经常罹患肺炎的患者，可以通过接种疫苗来预防。

3. 生活注意事项　告知患者戒烟戒酒。因为吸烟可增加肺炎的患病率，饮酒易导致肝脏损伤影响药物治疗效果。注意保持休息、饮水、保持室内空气流通、加强呼吸锻炼等。

4. 氧疗和雾化治疗 氧疗是重症肺炎患者综合治疗的有效措施之一，要严格根据氧饱和度以及血气分析结果设定吸氧方式以及氧流量，必要时可以予以无创或者有创通气辅助。而雾化治疗是提高抗感染治疗效果的重要措施之一，可以适当选用支气管扩张剂、糖皮质激素、黏液溶解剂等对症辅助治疗。

(二)用药教育

1. 用药依从性教育 由于肺炎治疗需要经验性及目标性的统一，因此需要制定个体化的用药方案。患者依从性对保证其全程、规律服药非常重要，而且直接影响治疗效果。所以需要对患者的依从性进行很好的教育，教育患者严格按照医师医嘱或药师的交代进行定时定量服药，且不可自行增加剂量或者频次，也不可因为惧怕药物不良反应擅自停药。

2. 用药教育 用药教育中需要告知患者所用药物的相关情况，并且对于门诊治疗或口服药物治疗的患者应重点告知可能的治疗反应以及疗程，尤其是当患者的症状改善不明显或者稍作好转时不可自行停药或者换药。而对于一些特殊需要交代的药物如雾化治疗，建议按以下方式进行用药教育。

(1)雾化药物治疗：雾化吸入疗法是治疗呼吸系统相关疾病较为理想的常用给药方法，适应人群广泛(包括婴幼儿、重症患者等)，雾化吸入疗法的规范应用将有效改善临床疗效。

建议做雾化前应清除口鼻腔分泌物，因为分泌物堵塞呼吸道，可影响雾化药物的吸收。雾化时间不宜过长，以10~15分钟为宜。雾化时若发现有频繁刺激性咳嗽，呼吸困难等不适症状时，应暂停雾化。雾化时应处于坐位、半坐位或侧卧位，尽量避免仰卧位，手持雾化器时，应保持其垂直向上以确保有雾气出来。吸气时用口深吸气，呼气时用鼻子出气。憋喘、呼吸道不通畅和缺氧严重，以及肺炎合并心力衰竭的患者，应先改善上述症状后再予以雾化吸入，且吸入时间宜短不宜长。雾化时，应防止药液喷向患者的眼部，以免损伤眼结膜，在每次雾化完后要及时抹干净口鼻部留下的雾珠，并用温开水漱口。

(2)止咳平喘药：患者罹患肺炎后，气道分泌物增加，导致气道阻塞，正常通气受限，这也是引发咳嗽、喘息、呼吸困难的病因，临床上常用支气管扩张药物、糖皮质激素等，支气管扩张药物可以通过扩张支气管平滑肌，逆转气道阻塞症状，糖皮质激素的抗炎作用可以同时减少微血管渗漏，减少炎症细胞释放的支气管收缩介质，从而缓解气道的狭窄，两者协同可以对肺炎所致的咳嗽、喘息临床症状及时进行对症治疗。但对于肺炎而言，止咳平喘药物治疗需要依托于处理原发因素，如抗感染治疗。在对症止咳平喘过程中，需要动态地进行抗感染的疗效评估，这一点是非常重要的。

案例分析

案例：

患者，女，56岁。因咳嗽、咳痰1周，发热3天入院。既往有慢性鼻窦炎病史。该患者近期因受凉后出现了咳嗽、咳痰症状，痰液黏稠不易咳出，院外诊所开具了多西环素、磷酸可待因糖浆口服，咳嗽逐渐加重，自行前往医院就诊，门诊胸片检查提示肺炎，血常规提示WBC 15×10^9/L，N% 81%，超敏CRP 36mg/L，行痰涂片中发现革兰氏阴性球杆菌4+，随后的痰培养为流感嗜血杆菌，根据体外药敏试验结果选择了头孢呋辛治疗后，患者咳嗽、咳痰缓解，病情逐渐转归出院。

分析：

1. 病原学分析　流感嗜血杆菌是一种氧化酶阳性的革兰氏阴性杆菌。流感嗜血杆菌是条件致病菌，常在口腔和上呼吸道定植，其临床意义需要结合临床判断。结合该患者伴有咳嗽、咳痰症状，胸片提示肺炎，既往鼻窦炎病史及近期受凉的诱发因素。经感染评估，患者临床症状、影像学、实验室检查均为阳性结果，经微生物鉴定流感嗜血杆菌出现优势生长，痰培养结果与涂片一致，考虑流感嗜血杆菌致病的临床意义较大，初始用药中多西环素虽具有广谱抗菌活性，对葡萄球菌属、链球菌属、肠杆菌科（大肠埃希菌、克雷伯菌属）、不动杆菌属、嗜麦芽窄食单胞菌、布鲁氏菌等具有抗菌活性，但对流感嗜血杆菌没有治疗优势。患者随后经微生物诊断调整治疗方案后，患者病情出现明显转归，充分证实了感染评估的推断是正确的。

2. 案例思考　针对微生物诊断的检测对于肺炎的抗感染治疗十分重要，利用诊断管理的思路来合理使用抗菌药物，可以尽可能缩短疗程，避免抗菌药物的滥用，使抗感染治疗显得有章可循，有证可依。另外，在初始对症的药物治疗方面，该案例存在了不适宜的用药问题，患者在诊所开具的磷酸可待因糖浆属于中枢性止咳药，一般用于剧烈干咳，从患者随后咳嗽逐渐加重可以看出，中枢性止咳药阻碍了痰液的有效排出，建议痰液量较多可合并使用祛痰药。

第八节　肺　脓　肿

一、概　　述

肺脓肿(lung abscess)是由于多种病原菌引起的肺组织坏死形成的脓腔，早期为肺组织的感染性炎症，继而坏死、液化、外周有肉芽组织包围形成脓肿。临床表现为高热、咳嗽、有大量脓臭痰。影像学可见空洞伴液平。肺脓肿可发生在存在误吸危险因素或者免疫功能低下的患者，病原菌可为化脓性细菌、真菌和寄生虫等，常为上呼吸道、口腔定植菌，90% 肺脓肿患者合并有厌氧菌感染，其他常见的病原体包括金黄色葡萄球菌、化脓性链球菌、肺炎克雷伯菌等。

(一)病因和发病机制

肺脓肿是由病原菌经口、鼻、咽腔吸入致病的。正常情况下，吸入物经过气道黏液 - 纤毛运载系统、咳嗽反射和肺泡巨噬细胞清除。当有麻醉、酗酒、手术等诱因时，全身免疫功能与气道局部防御功能降低，吸入病原菌可致病，也可继发于皮肤软组织感染。根据感染途径，肺脓肿可分为吸入性肺脓肿、继发性肺脓肿、血源性肺脓肿。大约 60% 的肺脓肿是吸入口腔或上呼吸道分泌物、呕吐物或异物所致。意识障碍如昏迷、醉酒、麻醉等使咳嗽反射减弱或消失，导致吸入污染分泌物致病。血源性肺脓肿多由于身体其他部位感染灶如痈、疖、皮肤感染、骨髓炎、心内膜炎等引起菌血症，菌栓脱落播散到肺，导致小血管栓塞，肺组织化脓、坏死形成脓肿。

(二)病理和病理生理

肺脓肿是由于感染物阻塞细支气管，小血管炎性栓塞、炎症和坏死形成脓肿。致病菌繁殖引起肺组织化脓性炎症、坏死，形成肺脓肿，继而坏死组织液化破溃到支气管，脓液部分排除，形成有气液平的脓腔，空洞壁表明常见残留坏死组织。脓肿破溃到胸膜腔，可形成脓胸，或支气管胸膜瘘。病理改变早期为肺组织的化脓性炎症，继而发生坏死、液化，最后形成脓腔。自抗菌药物广泛使用以来，本病发病率明显降低。如果急性期治疗不彻底或支气管引流不通畅，病程迁延 3 个月以上不愈合，则转变为慢性肺脓肿。

(三)临床表现

患者多有诱因如口齿感染灶、拔牙、手术、醉酒、受凉等，急性起病，畏寒、高热、咳嗽、咯大量脓臭痰，可伴有不同程度咯血、胸痛、气促等，还可伴有乏力、纳差、精神不振等全身中毒症状，发病 10~14 天，可咯出大量脓臭痰及坏死组织，每日痰量可达 300~500ml，静置后可分三层，约 1/3 的患者有不同程度咯血。肺脓肿破溃至胸膜腔时可引起胸痛、气急，出现脓气胸。肺脓肿痰可含有坏死的肺组织，腐败气味（强烈的恶臭味）是厌氧菌病因具诊断价值的特点，痰培养、胸腔积液培养、血培养有助于确定病原菌及选择有效的抗生素。慢性肺脓肿患者常反复咳嗽、咯脓痰、反复发热及咯血，可伴有贫血及消瘦。

二、治疗原则、药物治疗方案和药物选择

（一）治疗原则

肺脓肿是由多种病原菌引起的肺实质坏死的肺部化脓性疾病，不同病因和感染途径所致肺脓肿的病原菌和临床表现不尽相同。根据不同病因和感染途径可将肺脓肿分为吸入性、血源性和继发性。急性肺脓肿的治疗原则是有效抗菌和痰液引流，在积极进行抗感染和痰液引流治疗的同时，针对伴有咳嗽、咳痰、喘息症状的患者采取对症治疗措施可减轻患者的症状，改善气道通气功能，减轻呼吸困难，防止合并症的发生。一般初始治疗 48~72 小时后疗程病情有改善，体温大约 1 周左右恢复正常；抗感染疗程 8~12 周或临床症状完全消失。痰液引流可给予雾化祛痰、体位引流、经支气管镜吸痰、经皮肺穿刺引流等。病程超过 3 个月的慢性肺脓肿可行手术治疗。

（二）肺脓肿的止咳平喘药物治疗方案和药物选择

肺脓肿的治疗药物选择中重要的一类药物为抗菌药物，应结合患者的基本情况、临床表现、本地区 / 医疗机构细菌流行病学资料、疾病严重程度、实验室检查指标和影像学检查指标等在经验性选择抗菌药物的基础上，根据患者肺脓肿引流液或者痰液的细菌培养及药敏试验结果进行目标性治疗。本节不再对抗菌药物的选择进行赘述，仅对肺脓肿治疗中涉及的止咳平喘药进行详细阐述。

1. 止咳药　急性肺脓肿起病急骤，患者有畏寒、高热，伴有咳嗽、咳黏液痰或黏液脓痰；如感染不能及时控制，约 1~2 周后咳嗽加剧，咳出大量脓臭痰及坏死组织。咳嗽实质上是一种上呼吸道保护性反射，根据诱发因素可分为有益和无益两种。有益的咳嗽可以促进呼吸道内的痰液和异物排除，保持呼吸道通畅，因此痰液较多、痰液黏稠情况一般不宜使用止咳药，以免痰液滞留造成支气管阻塞，甚至窒息；因此肺脓肿患者若咳嗽症状轻微不推荐使用止咳药，但若出现频繁而剧烈的咳嗽，则可以适当使用止咳药。对肺脓肿患者在使用止咳药之前临床药师可以考虑采用问卷形式对患者进行咳嗽咳痰程度评估，再协助医师决定是否为患者使用止咳药，咳嗽咳痰评估问卷见表 3-22。对于痰液黏稠，不易咳出的患者需要配合使用祛痰药物，祛痰治疗有助于气

道炎症性疾病患者减轻气道狭窄，避免反复感染，延缓肺功能下降。可使用祛痰药物种类及可能作用机制见表3-23。

表3-22　咳嗽、咳痰评估问卷

条目	内容	评分
咳嗽症状	清晨	
	全天	
	阵发性	
咳嗽影响	咳嗽后感到劳累	
	咳嗽导致呼吸困难	
	咳嗽使我感到烦恼	
	不想去公共场所	
	影响到日常活动	
	和他人的交谈受到影响	
	睡眠受到影响	
	打扰到其他人	
咳痰症状	浓稠度	
	频率	
	难以咳出	
咳痰影响	呼吸困难	
	看到痰液感到恶心	
	不想去公共场所	
	影响到日常活动	
	说话的能力受到影响	
	打扰到其他人	

注：根据患者的各项指标严重程度给予0~4分的评分，最后根据统计学方法进行换算，得到最终评分。

表3-23　祛痰药及其可能作用机制

药物分类	可能作用机制
祛痰药	
高渗盐水	促进黏液分泌与水化

续表

药物分类	可能作用机制
愈创甘油醚	促进黏液分泌，降低黏液的黏稠度
黏液调节剂	
羧甲司坦	抗炎抗氧化，调节黏液生成
抗胆碱药	减少黏液分泌
糖皮质激素	抗炎，降低黏蛋白合成
黏液溶解剂	
N-乙酰半胱氨酸	抗炎抗氧化，使痰液中糖蛋白多肽链中的二硫键断裂
厄多司坦	调节黏液生成，促进黏液排出
阿法链道酶	溶解黏液中的DNA，降低黏液的黏稠度
凝溶胶蛋白	切断蛋白纤维交联
右旋糖酐	打断氢键，促进分泌水化
肝素	打断氢键及离子键
黏液动力药	
氨溴索	刺激表面活性剂产生，抑制神经钠通道
桃金娘油	增强纤毛清除功能
支气管扩张剂	改善痰液清除率
表面活性剂	降低黏液的黏附度

（1）中枢性止咳药：中枢性止咳药是指直接抑制延髓咳嗽中枢而产生止咳作用的一类药物，中枢性止咳药由于止咳效果明显，多用于无痰的频繁、剧烈干咳，故对于肺脓肿患者有大量脓臭痰排出，不推荐使用中枢性止咳药。

（2）外周性止咳药：该类药物的止咳作用方式主要有以下几个方面①局部麻醉，如那可丁、苯佐那酯的局麻作用可麻醉呼吸道黏膜上的牵张感受器而发挥止咳作用。②缓和性止咳，如甘草流浸膏、甘草糖浆口服后部分残留覆盖在咽部黏膜上，减弱对咽部黏膜的刺激，从而保护呼吸道黏膜减轻咳嗽。③解除支气管痉挛，支气管痉挛时增加呼吸道呼气的阻力，使肺泡过度充气，从而刺激肺牵张感受器，引起咳嗽反射，一旦支气管痉挛解除则咳嗽即可缓解，如普诺地嗪止咳作用可能与其局麻作用和解除支气管平滑肌痉挛作用有关。④消除呼吸道炎症，如左羟丙哌嗪兼有抗过敏性炎症和抑制支气管收缩作用，通过对气管、支气管 C- 纤维外周选择性抑制作用而发挥止咳作用。该类药物没有呼吸中枢抑制作用，对于肺脓肿患者咳嗽剧烈者可以酌情选择使用。

（3）其他止咳药：在临床治疗过程中还有部分复方止咳药，如复方磷酸可待因、复方樟脑阿片、可待因桔梗片、愈创维林那敏糖浆等，此类药物均为复方制剂，其中大多含有中枢性止咳药成分（含阿片类）及祛痰药、抗组胺药等，联合用药可提高止咳祛痰的效果。但对肺脓肿患者仍不推荐使用含中枢性止咳药成分的复方制剂，而祛痰药物则可以考虑单独选用，且使用祛痰药可促进肺脓肿患者的治愈。

2. 平喘药　肺脓肿患者由于局部肺组织化脓性炎症反应，气道黏膜水肿，气道黏液高分泌，若气管引流不畅则会有大量痰液堵塞气道，使气流受限，加快肺功能下降；同时，炎症反应使纤毛清除功能下降、肺泡表面活性物质丧失、黏液生物物理性质改变，导致气道的反复感染、阻塞和重塑，形成恶性循环。在合并严重感染时，肺脓肿患者可能会出现明显的喘累、气促，必要时可考虑选择使用适宜的平喘药，改善呼吸困难症状，有利于疾病治疗。单纯的肺脓肿为急性感染性疾病，以抗感染和促排痰治疗为主要手段，一般不推荐使用平喘药治疗，而对于伴有慢性阻塞性肺疾病、支气管扩张、支气管哮喘等疾病的患者则可考虑长期使用平喘药。

（1）支气管扩张剂：肺脓肿患者使用支气管扩张剂，可在扩张支气管的同时减少黏液的分泌。有研究显示支气管扩张剂噻托溴铵能有效抑制中心粒细胞弹性蛋白酶诱导的杯状细胞化增生和黏蛋白的分泌，提示其对气道黏液高分泌的抑制作用并在呼吸道黏液阻塞性疾病的治疗中发挥重要作用。β_2 受体激动剂福莫特罗与噻托溴铵联用能够增加患者气道黏液清除率，可在舒张支气管、缓解气道狭窄的同时抑制黏蛋白合成、促进纤毛摆动及黏液排出，进而治疗患者的气道黏液高分泌症状。国内治疗方案中常采用复方异丙托溴铵雾化吸入联合盐酸氨溴索静脉滴注治疗，既有利于痰液排出，又可明显改善患者缺氧及呼吸困难等气道阻塞症状，提高临床疗效。肺脓肿患者可用的支气管扩张剂品种及常规用法用量见表 3-24。

表 3-24　肺脓肿患者可用的支气管扩张剂品种及常规用法用量

分类		药品名称	常规用法用量
β_2 受体激动剂	短效	沙丁胺醇	①吸入气雾剂：发作时喷雾吸入，每次 100~200μg（1~2 喷）；②吸入用溶液：每次 2.5~5mg 雾化吸入，每日 3~4 次

续表

分类		药品名称	常规用法用量
	中短效	特布他林	①注射液：静脉滴注每次 0.25mg，每日 2~3 次；②雾化液：每次 5mg 雾化吸入，每日 3 次
	长效	沙美特罗	沙美特罗替卡松粉吸入剂：有 50μg/100μg、50μg/250μg、50μg/500μg 三种规格，根据不同病情选择，每次经口吸入 1 揿，每日 2 次
		福莫特罗	布地奈德福莫特罗粉吸入剂：有 80μg/4.5μg、160μg/4.5μg 两种规格，根据不同病情选择，每次经口吸入 1~2 吸，每日 2 次
抗胆碱药	短效	异丙托溴铵	吸入用溶液：雾化吸入每次 500μg，每日 3~4 次
	长效	噻托溴铵	噻托溴铵粉吸入剂：每次经口吸入 1 粒胶囊（18μg），每日 1 次
茶碱类药物		氨茶碱	①片剂（含缓释片）：口服 0.1~0.2g/ 次，每日 3 次，极量 0.5g/ 次，1.0g/d；②注射液：静脉注射 0.125~0.25g/ 次，0.5~1.0g/d，以 50% 葡萄糖注射液稀释至 20~40ml，注射时间不得少于 10 分钟；静脉滴注 0.25~0.5g/ 次，0.5~1.0g/d，极量 0.5g/ 次，1.0g/d
		二羟丙茶碱	①片剂：口服 0.1~0.2g/ 次，每日 3 次，一次极量 0.5g ②注射液：肌内注射 0.25~0.5g/ 次，静脉滴注 0.5~1.0g/ 次
		多索茶碱	①片剂：0.2~0.4g/ 次，每日 2 次 ②注射液：静脉注射 0.2g/ 次，每日 2 次，以 25% 葡萄糖注射液稀释至 40ml 后缓慢注射，时间在 20 分钟以上；或者静脉滴注 0.3g/ 次，每日 1 次

（2）糖皮质激素：肺脓肿患者以细菌感染为主要病因，一般不推荐使用糖皮质激素，以免诱导感染扩散。但对于重症感染患者，合并全身炎症反应综合征（SIRS）表现的患者，则可以考虑短期静脉使用糖皮质激素，有助于减少体内过多的炎症介质对组织器官的损伤，帮助患者渡过急性炎症风暴期。而吸入性糖皮质激素则未见推荐使用的相关报道。

三、药学监护要点

在肺脓肿患者的药物治疗过程中加强药学监护以及与患者的信息沟通有

助于及时掌握患者的药物治疗情况，评估治疗效果以及发现潜在的药物不良反应等，提高患者用药依从性，尽可能保证患者的药物治疗获益。

（一）疗效监护

1. 观察症状和体征　肺脓肿患者在进行积极抗感染治疗期间，可配合有效的痰液引流，需要注意观察咳嗽程度是否有减轻，咳嗽频率是否降低，痰液颜色、气味以及痰量的变化，是否有咯血及咯血量变化，是否伴有胸痛以及胸痛程度的变化等。体征观察注意肺部听诊湿性啰音的变化，并注意合并有肺炎时可出现叩诊浊音和呼吸音减弱等体征。合并重症感染者在治疗初期应予以抗菌药物静脉给药，经过治疗后临床症状明显改善且病情稳定者，能接受口服药物治疗患者，可考虑口服抗菌药物序贯治疗。若经验治疗症状持续或无改善，或一度改善又恶化，出现并发症等初始治疗失败的患者，应详细分析治疗失败原因，有针对性调整抗感染治疗方案。

2. 实验室检查　肺脓肿患者均伴发感染，常见的病原菌主要有金黄色葡萄球菌、溶血性链球菌、肺炎克雷伯菌、大肠埃希菌等，近年来的文献报道，嗜肺军团菌也可形成肺脓肿。在积极针对病原菌进行抗感染治疗的同时，需要注意监测患者白细胞、中性粒细胞百分比，C 反应蛋白、降钙素原（PCT）、白介素 -6 等炎症指标，特别是 PCT 水平的变化，以及时评估抗感染治疗效果。

3. 影像学检查　肺脓肿的肺部 X 线表现可因肺脓肿类型、病期、支气管引流是否通畅以及有无胸膜并发症等而有所不同。吸入性肺脓肿在早期化脓性炎症阶段，典型肺部 X 线表现为大片浓密、边缘模糊的浸润阴影，分布于一个或者数个肺段。脓肿形成后，若脓液经支气管咳出，可出现圆形透亮区或气 - 液平面的脓腔，其四周为浓密炎症浸润阴影，脓肿壁光滑或略有不规则。若支气管引流不畅时，可形成张力性空洞，肺部 X 线显示薄壁囊性空洞。经抗菌药物治疗和脓液引流后，肺脓肿周围炎症吸收、脓腔缩小甚至消失，最后残留少许纤维条索阴影。慢性肺脓肿以厚壁空洞为主要表现，脓腔壁增厚、内壁不规则，周围炎症吸收不完全，伴有纤维组织增生及邻近胸膜增厚，并有程度不等的肺叶萎缩，纵隔可向患侧移位。血源性肺脓肿的肺部 X 线表现为在单侧肺或双肺周边分布有多发的散在小片状炎性阴影，或边缘整齐的球形和椭圆形结节状致密阴影，大小不一，其中可见小脓腔及液平。炎症吸收后可现局灶性纤维化或小气囊。并发脓胸者，患侧胸部呈大片浓密阴影，若伴发气胸则可见气液平面。肺部 CT 检查能更准确地定位和发现体积较小的脓肿，对肺脓肿的诊断、确定治疗原则以及治疗效果评估具有重要意义。

4. 其他检查

（1）气管镜：对于肺脓肿行气管镜检查有助于明确病原、病原学诊断和治疗。气管镜检查如见异物可取出以解除阻塞，使气道引流恢复通畅；如疑为肿瘤，可通过组织活检做病理明确诊断；经气管镜用保护性支气管针刺和保护性防感染毛刷采样，做需氧和厌氧培养可明确病原；借助气管镜吸引脓痰和病变部位注入抗菌药物，可促进脓液引流和脓腔愈合。

（2）微生物检查：痰涂片可尽早发现病原菌的大致分类是革兰氏阳性菌或者革兰氏阴性菌，痰培养可检出致病菌，药敏试验则可以协助临床选择适宜的抗菌药物进行治疗。由于痰培养污染概率大，需要注意教育患者留取痰液标本前用清水漱口，减少污染，尽量咳深部痰液送检，留取的痰液标本最好在2小时内送微生物室检查。对于血源性肺脓肿患者行血培养可有助于发现致病菌。

（二）药物不良反应监护

1. 止咳药

（1）中枢性止咳药：肺脓肿患者咳大量脓痰，需积极引流痰液，一般不推荐使用止咳作用强的中枢性止咳药，以免痰液黏稠阻塞。

（2）外周性止咳药：外周性止咳药不引起呼吸中枢抑制，止咳作用较为温和，适宜肺脓肿患者的止咳治疗。①苯佐那酯可有轻度眩晕、嗜睡、头痛、口干、胸闷等症状，偶有麻木感、皮疹、鼻塞；②甘草糖浆可升高患者血糖水平，糖尿病患者不推荐使用。临床药师在使用外周性止咳药期间需要注意监护患者睡眠情况，是否有头痛、口干等症状的发生，该类药物的不良反应发生程度较为轻微，一般及时停药后症状可逐渐消失。

2. 支气管扩张剂

（1）β_2受体激动剂：肺脓肿以咳嗽及咯大量脓痰为主，较少出现胸闷喘息，部分患者可出现胸闷气促症状，可使用平喘药β_2受体激动剂，该药选择性较强，对心脏β_1受体的作用很弱，偶有心律失常，包括房颤、室上性心动过速及期外收缩等，患者可出现心悸、头痛等症状。用药过程中需要注意监测心电图。此外，由于β_2受体激动后可使骨骼肌慢收缩纤维的β_2受体兴奋，使之收缩加快，干扰快慢收缩纤维之间的融合，可出现肌肉震颤的表现，需注意监护。

（2）抗胆碱药：肺脓肿患者如胸闷气促症状明显，特别是合并有COPD、支气管扩张等基础疾病的患者，可使用抗胆碱药物缓解症状，主要是异丙托溴铵与噻托溴铵，均为非选择性的M受体拮抗剂，患者可能出现头晕、头痛等神经系统反应，出现口干、恶心、便秘等消化系统反应；老年男性可出现排尿困难、尿潴留等反应，用药期间需加强监护。

（3）茶碱类药物：肺胀肿患者如伴发喘息严重者可使用的茶碱类平喘药，临床上主要为茶碱缓释片、氨茶碱、多索茶碱。茶碱类药物使用期间常见的不良反应主要为胃肠道刺激症状和中枢神经系统兴奋症状，如恶心、呕吐、胃痛、头痛、烦躁不安、睡眠障碍等，少见的有腹泻、眩晕、脸色潮红、呼吸增快等。药物过量中毒时可出现激动、反复呕吐、心肌中毒表现、惊厥、精神错乱、躁狂等，血药浓度多在 20μg/ml 以上，可采用洗胃、灌肠等处理，维持血液的电解质平衡，也可采用血液透析疗法进行处理。故用药期间需要注意监护患者的神经系统反应、心电图等，必要时可行血药浓度监测。

（三）药物相互作用监护

1. 止咳药　外周性止咳药如那可丁在大剂量使用时易发生呼吸兴奋作用，故用药剂量不应过大，不宜与其他中枢兴奋药物联合使用，以免引起支气管痉挛。

2. 支气管扩张剂

（1）β_2受体激动剂：β_2受体激动剂使用时需注意①避免同时使用其他肾上腺受体激动剂，如感冒药酚麻美敏（含有麻黄碱）可能引起血压升高、头痛、心动过速等；②避免同时使用单胺氧化酶抑制剂和三环类抗抑郁药等，以免引起心血管系统的不利影响；③避免与β受体拮抗剂（如普萘洛尔、美托洛尔等）联合使用，可对药效造成影响，降低疗效。

（2）茶碱类药物：茶碱类药物主要经肝药酶 CYP1A2 代谢，对肝药酶有诱导或抑制作用的药物均可引起茶碱血药浓度的降低或升高。由于茶碱治疗窗窄，个体间差异大，有条件者应进行血药浓度监测，并根据血药浓度调整用药量。与茶碱类药物存在相互作用的常见药物见表 3-25。

表 3-25　与茶碱类药物存在相互作用的常见药物及其药学监护要点

药物名称	与茶碱相互作用结果	药学监护要点
异丙肾上腺素	增加茶碱清除率和生物利用度	茶碱药效降低
沙丁胺醇、特布他林	低血钾、心律失常	心电图、电解质变化
卡马西平	降低茶碱血药浓度	茶碱药效降低
苯巴比妥、苯妥英钠、利福平	CYP1A2 酶强诱导剂，降低茶碱血药浓度	茶碱药效降低
两性霉素 B	降低茶碱血药浓度	茶碱药效降低
钙通道阻滞剂（硝苯地平、维拉帕米等）	茶碱清除率增加，血药浓度降低	茶碱药效降低

续表

药物名称	与茶碱相互作用结果	药学监护要点
卡介苗	茶碱清除率下降，血药浓度升高	心律失常、头痛、恶心等
H_2受体拮抗剂（西咪替丁等）	抑制 CYP1A2 酶活性，茶碱血药浓度升高	心电图变化、头痛、恶心呕吐等
大环内酯类、喹诺酮类（左氧氟沙星等）、异烟肼	抑制 CYP1A2 酶活性，茶碱血药浓度升高	心电图变化、头痛、恶心呕吐等

（四）患者用药依从性监护

与其他疾病对患者的用药依从性监护类似。止咳药主要是口服给药，每日用药频次较多，患者容易漏服，用药依从性差，故需要向患者强调按时用药的重要性，住院患者可以通过单剂量发药进行标识，门诊患者建议使用分次药盒，以提高患者用药依从性。

肺脓肿患者使用的平喘药主要以雾化或吸入制剂为主，患者需要学会正确使用药品方法，若使用方法不当则可影响疗效，影响患者用药依从性。因此，患者使用吸入用平喘药时，应对患者进行用药方法、用药装置的教育，帮助患者按时、正确地使用吸入制剂，获得最佳治疗效果，提高用药依从性。

四、用药教育

（一）止咳药

1. 外周性止咳药　那可丁无镇痛、镇静作用，无欣快感，无成瘾性和耐受性，不抑制呼吸和肠蠕动，相反，有一定的呼吸兴奋作用，不可大剂量使用，以免引起支气管痉挛。

2. 其他类或复方止咳药　其他类止咳药主要是含中枢性止咳药的复方制剂，同样具有成瘾性，不宜长期用药，其中含有的抗组胺药成分还容易造成嗜睡，用药期间应避免驾驶、精密操作。另外，还有部分患者使用中成药（如苏黄止咳胶囊、克咳胶囊等）止咳治疗，应注意忌食辛辣、生冷、油腻食物，并避免同时服用滋补性中药（如西洋参、党参、黄芪等）。

（二）支气管扩张剂

1. β_2受体激动剂　β_2受体激动剂在使用期间可引起心悸，需提醒患者自我监测心率或脉搏，若出现手抖等肌肉震颤情况，及时就医评估是否需要停用药物，一般吸入制剂发生率相对较低。该类β_2受体激动剂吸入制剂，多有特殊用药装置（如准纳器），需要详细指导学会正确使用方法（详见吸入制剂药学监护分册）。常用的 β_2 受体激动剂（如沙丁胺醇、克仑特罗等）被国家体育总局列入兴奋剂目录，运动员需要慎用。

2. 抗胆碱药　抗胆碱药在使用中可出现口干、头痛、咽喉刺激等症状，多饮水以缓解口干症状。临床以吸入制剂为主，需教会患者正确的使用吸入装置，雾化、喷射使用时避免接触眼部以免引起视物模糊、眼痛等症状，有窄角型青光眼病史的患者谨慎使用。有前列腺增生或膀胱颈梗阻的患者也应慎用抗胆碱药物，以免发生排尿困难、尿潴留等情况。

3. 茶碱类药物　茶碱类药物在使用过程中需要监测心率、有无胃肠道反应等，有条件的患者可定期监测茶碱血药浓度。老年患者，肝肾功能不全、酒精中毒、充血性心力衰竭患者的茶碱清除率低，应适当减少用量；吸烟者能加快茶碱的体内代谢，建议患者戒烟。氨茶碱避免静脉注射速度太快或浓度太高，以免引起心悸、心律失常、惊厥和血压剧降等严重不良反应。氨茶碱可通过胎盘屏障，并能随乳汁排出，孕妇或哺乳期妇女用药后可能引起胎儿或婴儿中枢兴奋、心律失常等表现，故孕妇及哺乳期妇女应避免使用。

案例分析

案例：

患者，男，58 岁，体重 58kg。因“反复咳嗽咳痰 8 年多，伴喘累气促 3 年多，再发加重 3 天”入院。患者 8 年多以前开始出现反复咳嗽咳痰，于冬春季节好发，咳痰多为白色泡沫痰，在此基础上 3 年多以前伴发活动后胸闷、气促，休息后可缓解，近 1 年来上述症状急性发作已有 2 次。本次入院 3 天前患者因受凉后再发咳嗽、咳痰，咳中等量黄色脓痰，伴发热、喘累、气促，最高体温 38.7℃，于当地医院予以阿莫西林克拉维酸钾等静脉输液治疗后体温降至正常，咳嗽咳痰有所缓解，但喘累、气促无明显改善，为进一步治疗入院。查体：生命体征平稳，神清合作，桶状胸，听诊双肺呼吸音低，右下肺可闻及湿性啰音，余阴性。血常规提示：WBC 11.5×10^9/L，N% 79%，CRP 42mg/L。门诊胸部 CT 提示：肺气肿，双肺感染，右下肺脓肿？肺功能检查提示：使用支气管扩张剂后 FEV_1/FVC 59%，FEV_1 占预计值的 48%。临床诊断：①慢性阻塞性肺疾病急性加重期（D 组）；②右下肺脓肿。患者既往有前列腺增生症病史 5 年多，长期规律服用非那雄胺片（5mg，p.o.，q.d.）。入院后予以哌拉西林他唑巴坦（8∶1）（4.5g，iv.gtt，q8h.）抗感染治疗；多索茶碱注射液（0.3g，iv.gtt，q.d.）；噻托溴铵粉吸入剂 18μg，每天吸入 1 次，平喘治疗；氨溴索注射液（30mg，iv.gtt，b.i.d.）祛痰治疗；继续非那雄胺片针对前列腺增生治疗。经上述治疗 7 天后，患者咳嗽咳痰减轻，喘累、气促较前有较明显缓解，但患者诉近日出现排尿困难，小便次数增多。临床药师查看患者后，建议停用噻托溴铵粉吸入剂，改为沙美特罗氟替卡松粉吸入剂50μg/500μg吸入二次继续治疗，加用盐酸坦索罗辛胶囊（0.2mg，p.o.，q.d.）治疗。接受药师建议，调整药物治疗方案后3天，患者排尿困难、小便次数增多症状明显缓解，咳嗽咳痰、喘累气促减轻，患者临床症状明显好转，达到出院标准，予以办理出院。

分析：

1. 药物治疗　根据本例患者的临床症状及肺功能状况，临床诊断：慢性阻塞性肺疾病急性加重期（D组），右下肺脓肿，指南建议吸入用ICS/LABA或者抗胆碱药。本例患者有前列腺增生症病史，使用抗胆碱药在起到舒张支气管作用的同时可收缩膀胱括约肌，加重前列腺增生症患者尿频、排尿困难等症状，因此抗胆碱药不推荐用于有尿道阻塞性疾病的患者。故调整为沙美特罗氟替卡松粉吸入剂后，可改善上述不良反应，并达到治疗效果。

2. 药物监护计划　本例患者治疗期间用药需要注意哌拉西林他唑巴坦引起的过敏反应、凝血机制异常以及菌群失调，多索茶碱引起的心悸、失眠等症状。换用沙美特罗氟替卡松粉吸入剂后警惕心慌、四肢肌肉震颤，以及吸入激素引起的口腔真菌感染，应注意对患者做好用药教育。

（胡鳞方　张家兴　白　雪　陈　琦　熊世娟
钱　鑫　夏　婧　万自芬　谢　娟）

参考文献

[1] 中华医学会呼吸病学分会哮喘学组．咳嗽的诊断与治疗指南（2015）．中华结核和呼吸杂志，2016，39（5）：323-354．

[2] 沈华浩，杜旭菲，应颂敏．新版中国支气管哮喘防治指南与全球支气管哮喘防治创议的异同．中华结核和呼吸杂志，2018，41（3）：166-168．

[3] 中华医学会，中华医学会杂志社，中华医学会全科医学分会，等．慢性阻塞性肺疾病基层诊疗指南（2018年）．中华全科医师杂志，2018，17（11）：856-870．

[4] 中国医师协会急诊医师分会，中国人民解放军急救医学专业委员会，北京急诊医学学会，等．雾化吸入疗法急诊临床应用专家共识（2018）．中国急救医学，2018，38（7）：565-574．

[5] 慢性阻塞性肺疾病急性加重(AECOPD)诊治专家组. 慢性阻塞性肺疾病急性加重(AECOPD)诊治中国专家共识(2017年更新版). 国际呼吸杂志,2017,37(14):1041-1057.

[6] 慢性阻塞性肺疾病诊治专家组. 祛痰/抗氧化药治疗慢性阻塞性肺疾病中国专家共识. 国际呼吸杂志,2015,35(16):1201-1209.

[7] 中华医学会呼吸病学分会哮喘学组. 支气管哮喘防治指南(2016年版). 中华结核和呼吸杂志,2016,39(9):675-697.

第四章　其他疾病止咳平喘药物治疗的药学监护

第一节　支气管肺癌

一、概　　述

原发性支气管肺癌（简称肺癌，lung cancer）是严重危害人类健康的疾病，是起源于支气管黏膜或腺体的恶性肿瘤。据国家癌症中心2019年完成的《中国恶性肿瘤流行情况分析报告》统计：2015年我国新发肺癌病例约为78.7万例，死亡病例约63.1万例，居恶性肿瘤首位，其中男性肺癌发病每年新发病例约52.0万。2000—2005年我国肺癌的患者数增加了11.6万，死亡人数增加了10.1万。英国著名肿瘤学家Peto预言：如果中国不及时控制吸烟和空气污染，到2025年中国每年肺癌患者将超过100万，成为世界第一肺癌大国。根据世界卫生组织（WHO）2008年公布资料显示，肺癌的发病人数和年死亡率均居全球癌症首位。在我国肺癌已经成为癌症死亡的首要病因。

（一）病因和发病机制

1. 吸烟　大量研究表明，特别是Doll和Hill医生开展一项持续50年的吸烟与健康情况的调研中显示吸烟是导致肺癌的首要原因。吸烟量与肺癌发病存在剂量-效应关系，烟雾中尼古丁、苯并芘、亚硝胺等均有致癌作用，尤其易致鳞癌和未分化小细胞癌，随着吸烟量增加、吸烟年龄提前、烟龄增加，肺癌发病率显著增加。

2. 职业暴露　长期接触石棉、苯并芘、砷、煤、二氧化硅、柴油和汽油废气等是导致人类肺癌的重要诱因。

3. 环境污染　室内局部空气污染，如烟草烟雾、室内用生活燃料、煤烟、烹调油烟等也被认为是导致肺癌的重要危险因素；室内氡污染也是诱发肺癌的一个不可忽视的因素，建筑材料是室内氡的最主要来源；城市工业、取暖及汽车尾气导致的细微粒空气污染可能也与肺癌发病率增加有关。

4. 其他　如遗传因素、基因突变、饮食、营养和电离辐射等因素。肺癌早期即可出现基因突变与分子改变，肺癌基因表达存在高度变异性，对基因突变的研究是肺癌治疗领域的研究热点。

（二）病理和病理生理

1. 按解剖分类 ①中央型肺癌：发生在段支气管及主支气管的肺癌，约占3/4，多见于鳞癌和小细胞癌；②周围型肺癌：发生在段支气管以下的肺癌，约占1/4，多见于腺癌。

2. 按组织病理学分类 ①非小细胞癌：包括鳞状上皮细胞癌（简称鳞癌）、大细胞癌和其他如腺鳞癌、类癌、腺癌、唾液腺型癌等；②小细胞癌：包括燕麦细胞型、中间细胞型、复合燕麦细胞型等，小细胞癌与吸烟高度相关，约占所有肺癌的20%，容易侵犯血管，常早期发生肺外转移，对化疗敏感。

（三）临床表现

咳嗽可能是肺癌的早期表现，常为刺激性咳嗽，可伴有咯血、胸痛、气促、呼吸困难。当呼吸道症状超过2周，经对症治疗不能缓解，尤其是痰中带血、刺激性干咳，要高度警惕肺癌存在的可能性。合并感染时可出现发热，肺癌侵犯周围组织或转移时，可出现声嘶、颜面部水肿、胸痛及胸水、肝大、腹痛、骨痛、皮下结节等。发生脑转移时可出现头痛、恶心、呕吐、眩晕或视物不清等。

二、治疗原则、药物治疗方案和药物选择

（一）治疗原则

1. 个体化治疗 肺癌的治疗手段有多种，应当根据患者的机体状况、肿瘤的病理类型和临床分期采用相应的个体化综合治疗措施（详见表4-1），以期延长生存时间、维护或改善患者的生活质量。非小细胞肺癌（NSCLC）一般首选手术治疗，辅以化疗和放疗；小细胞肺癌（SCLC）则一般选择化疗加放疗，必要时辅以手术。具体化疗用药及方案详见《肿瘤药物治疗的药学监护》分册，在此不再赘述。

2. 并发症治疗 咳嗽作为肺癌患者的早期症状和常见症状，有研究显示约57%的肺癌患者存在咳嗽症状，其中50%患者需要治疗，23%患者咳嗽严重影响正常生活，故有效的缓解咳嗽症状是支气管肺癌治疗的重要方面。肺癌患者咳嗽的病因如下①与癌症本身有关：如肿瘤直接影响（阻塞、浸润）；②相关共患疾病：如胸腔积液、心包积液、肺不张、食管-支气管瘘、转移性癌性淋巴管炎、上腔静脉综合征、胃食管反流病；③本身存在肺部疾病：如上气道综合征、肺栓塞或恶化共存的慢性阻塞性肺疾病等。

表 4-1　肺癌治疗方案的选择

	Ⅰ期	Ⅱ期	Ⅲa 期	Ⅲb 期	Ⅳ期
NSCLC	手术治疗，腺癌倾向于化疗，其他类型肿瘤对化疗尚有争议	手术治疗，术后化疗，有条件者考虑术后放疗	1. 化疗后争取放疗或手术为主 2. 放射治疗，争取手术和化疗 3. 符合扩大手术指征的和 / 或放疗者，手术 + 放疗 + 化疗	化疗、放疗	选择性化疗和一般内科治疗
SCLC	手术 + 化疗	化疗 + 手术 + 化疗	化疗和放疗为主，对疗效显著者可加用手术和术后化疗	化疗和放疗为主	选择性化疗和一般内科治疗

针对以上病因，应按照如下原则进行治疗：

（1）原发肿瘤引起的咳嗽：治疗关键在于原发灶的治疗，采用放疗、化疗、射频消融术及手术切除肺部肿瘤能够缓解肺癌患者的咳嗽症状。

（2）共患疾病引起的咳嗽：应对共患疾病进行治疗，以缓解咳嗽症状，如 β_2 受体激动剂、抗胆碱药、甲基黄嘌呤类药物用于解除支气管痉挛；抗胆碱药还可用于终末期抑制分泌物产生；口服糖皮质激素用于缓解气道炎症所致咳嗽；抗酸药和质子泵抑制剂、H_2 受体拮抗剂用于合并胃食管反流性咳嗽，对于非酸性物质反流所致咳嗽可用甲氧氯普胺和多潘立酮等促胃动力药。

（3）本身的肺部疾病引起的咳嗽：则按照相应的治疗措施进行治疗，详见本书相关章节。

在这里，我们仅探讨那些经手术治疗、全身抗肿瘤治疗（如化疗或外照射放疗）后，仍然存在咳嗽困扰的肺癌患者以及肺癌治疗相关性咳嗽患者的止咳药治疗方案。

（二）肺癌的止咳平喘药物治疗方案和药物选择

1. 止咳药

（1）止咳糖浆：针对需要药物治疗的肺癌咳嗽患者，对症治疗应从缓和的糖浆剂开始，可以使用成分简单的润喉止咳糖浆。该类药物是通过自身黏性，覆盖在咽部黏膜表面，降低炎症等对黏膜的刺激性缓解咳嗽，如单纯糖浆剂、含甘油糖浆剂、含蜂蜜糖浆剂等，但目前在国内暂时还尚无相关药品制剂上市销售。

（2）中枢性止咳药：对于止咳糖浆治疗反应不佳者，建议使用中枢性止咳药进行治疗，该类药物通过抑制延髓中枢而产生止咳作用，根据其是否具有成瘾性，分为依赖性止咳药和非依赖性止咳药。依赖性止咳药有吗啡、可待因和福尔可定等，非依赖性止咳药有右美沙芬和喷托维林。对肺癌患者的咳嗽治疗可采用福尔可定、双氢可待因或吗啡，可待因由于不良反应大而不建议使用。由于癌症患者通常已经使用了该类药物进行镇痛，故止咳治疗的起始剂量取决于之前使用的药物剂量。

（3）外周性止咳药：当对阿片类药物耐药治疗反应不佳时，可考虑使用外周性止咳药。该类药物可通过抑制咳嗽反射弧中的任何环节发挥止咳作用，常用的有左羟丙哌嗪和苯丙哌林。部分研究证实左羟丙哌嗪可产生与二氢可待因相似的止咳效果，且比右美沙芬起效更快。

（4）局部麻醉药：当阿片类药物或外周性止咳药均无效时，可考虑采用局部麻醉剂，包括利多卡因、布比卡因或苯佐那酯等。该类药物可通过抑制呼吸道黏膜上的牵张感受器而发挥止咳作用，用于其他方法均无效的难治性咳嗽的姑息治疗。

2. 平喘药　肺癌患者常会因为肿瘤向支气管内生长，或转移到肺门淋巴结致使肿大的淋巴结压迫主支气管或隆突，或引起部分气道阻塞时，可有呼吸困难、气短、喘息，偶可表现为喘鸣。在这种情况下应根据患者的病情使用平喘药改善患者的临床表现，包括糖皮质激素（全身/吸入），支气管扩张剂的使用等。因此类药物在其他章节均有介绍和阐述，在本节中就不再进行赘述。

三、药学监护要点

针对抗肿瘤治疗后仍然存在咳嗽困扰的肺癌患者，以及肺癌治疗相关性咳嗽患者，应遵循相关循证管理指南进行综合评估以明确患者咳嗽的原因。首先应该详细、彻底地询问病史，包括咳嗽类型（有/无痰，白天/夜间）、诱发因素、对患者生活质量或心理负担的影响等；其次，了解患者既往药物治疗史，评估是否是由血管紧张素转换酶抑制药、吉非替尼、甲氨蝶呤、博来霉素等药物引起的咳嗽，同时可采用视觉模拟量表或曼彻斯特肺癌咳嗽量表评估患者主观感受；最后，了解咳嗽的开始时间，若患者是自癌症诊断以来新发的咳嗽或症状的加重，可能与癌症有关，其他则可能与原患疾病或其他潜在原因有关。经过综合评估后，应先采取咳嗽抑制训练，咳嗽抑制训练涉及多个方面，包括：患者教育、识别并避免咳嗽触发因素、练习咳嗽抑制技术（如缩唇呼吸、吞咽、喝水）、改善喉/声门部位卫生和水合状况、呼吸练习、提供咨询服务等。在有条件的机构中，我们可以使用咳嗽抑制训练作为其药物治疗的替代或辅助方法。若效果不佳，再顺序循序渐进地进行药物选择。

（一）疗效监护

1. 观察症状和体征　患者治疗期间，应观察患者临床指征的变化。①针对原发疾病：可观察肿瘤范围是否缩小，转移是否被抑制；②针对并发症状：合并胸腔积液或心包积液患者可以先引流积液减轻压迫症状，以及积液引起咳嗽，观察积液是否变少，肺不张是否缓解，转移性癌性淋巴管炎、上腔静脉综合征、胃食管反流病等是否得到控制；③针对咳嗽症状：可观察咳嗽程度、咳嗽频率、咳嗽持续时间是否改变，痰液量、颜色及性状是否改变，痰中是否带血，咯血频率及咯血量是否变化，咳嗽时是否伴有胸痛及胸痛程度的变化，呼吸时是否费力等。

2. 可采用视觉模拟量表评估患者咳嗽及其严重程度和痛苦程度是否改变。

（二）不良反应监护

1. 止咳糖浆　止咳糖浆常含有大量糖，可能会引起肺癌合并糖尿病患者血糖升高，使用时应注意监测血糖。

2. 中枢性止咳药　中枢性止咳药对肺癌患者咳嗽症状有良好疗效。①福尔可定毒性及成瘾性比可待因小，呼吸抑制较吗啡弱，偶尔会引起胃肠道不适，如胃痉挛、恶心、呕吐等消化道症状和便秘、口干等；②双氢可待因不良反应较少，少数人会出现恶心、头痛、眩晕及头晕症状，也可能出现皮疹、瘙痒等，可口服抗过敏药氯雷他定等进行缓解；③盐酸右美沙芬属于非依赖性中枢性止咳药，故仅少数患者发生呼吸抑制、头痛、头晕、失眠和恶心、呕吐等不良反应；④喷托维林偶发便秘外，还可能导致轻度头痛、头晕、口干、恶心和腹胀等不良反应。由于中枢性止咳药多会导致胃肠道反应和便秘，可采用餐后服药等方式减缓该类症状，便秘时可适当多饮水，改变膳食结构，必要时可考虑采用开塞露等药物处理。

3. 外周性止咳药　外周性止咳药不会引起呼吸中枢抑制，止咳作用较为温和，不良反应也相对较少。①左羟丙哌嗪可有恶心、上腹部疼痛、腹泻、呕吐等胃肠道反应，疲乏、眩晕、头痛等中枢系统反应，偶发视觉障碍、皮疹，罕见呼吸困难，高剂量时可见转氨酶短暂性升高；②苯丙哌林可出现一过性口咽发麻，此外尚有乏力、头晕、上腹不适、食欲缺乏、皮疹等不良反应。此类药物的不良反应程度一般较轻微，在停药后症状可逐渐消失。

4. 局部麻醉药　①利多卡因气雾剂偶尔会引发高敏反应和过敏反应，呼吸道高敏感患者可引起支气管痉挛，当剂量过大、吸收太快可导致中毒反应，表现为耳鸣、激动、烦躁等中枢神经兴奋症状，并可迅速发展为抽搐、昏迷、血压下降等，此外若血药浓度过高，可引起心房传导速度减慢、房室传导阻滞、室颤和心搏骤停；②苯佐那酯可偶发嗜睡、恶心、眩晕、胸部紧迫感和麻木感、皮疹等，多痰患者禁用。在患者使用外周性止咳药期间需要注意监护患者睡眠情况，是否发生头痛、皮疹等。此外，由于局部麻醉剂可增加肺癌患者的误吸风险，故该类型药物使用前应进行误吸风险评估。

（三）患者用药依从性监护

肺癌患者止咳药多为口服药，依从性差的原因主要有以下方面：

1. 药物因素　用药次数多为一天多次，且患者可能同时服用多种其他药物，可能会导致混淆各类药物不同的服用时间、剂量和次数等；或服药期间出现的药物不良反应导致患者不愿或不得不停用。

2. 患者自身因素　患者若年纪过大，其认知能力不足，易漏服、错服、多服和重复用药；因焦虑情绪，对医务人员缺乏信任，期望过高和盲目追求新药、贵药等心理因素，也会导致依从性降低。

针对以上原因，药师在治疗过程中应帮助患者使用分次药盒，并设定提醒方式；客观向患者介绍药品可能出现的不良反应及简单的应对措施，当前疾病的服药期限等，检查医嘱执行情况并监护患者的用药依从性，对执行不足的情况及时寻找原因并针对性地进行处理。

四、用药教育

（一）生活方式及健康教育

告知患者吸烟的危害，嘱咐患者立即戒烟；避免接触灰尘、烟雾和化学刺激品浓度较高的环境，保持室内空气新鲜，避免去人员密集公共场所，以免感冒；养成良好的饮食习惯，多进食高质量蛋白食物，营养均衡；指导患者进行呼吸功能锻炼，定期循序渐进地进行活动，锻炼身体，增加机体抵抗力。

（二）用药教育

1. 止咳糖浆　止咳糖浆类药物由于是靠自身黏性止咳，故服用后不宜马上喝水，否则水会稀释药液，减弱止咳作用。

2. 中枢类止咳药　中枢类止咳药长期使用可产生依赖性，故不推荐使用时间过长，建议睡前服用，有助于提高患者夜间睡眠质量。①服用福尔可定后操作机械或驾驶时需谨慎，此外，该药具有吸湿性，遇光易变质，应密封在干燥避光处保存；②双氢可待因服用期间应忌酒，有呼吸抑制及有呼吸道梗阻性疾病，尤其是哮喘发作的患者禁用，有明显的肝肾功能损害的患者慎用，甲状腺功能减退的患者慎用；③盐酸右美沙芬具有催眠作用，用药后的患者应避免从事高空作业和汽车驾驶等类危险的操作，一旦出现呼吸抑制或过敏症状，应立即停药，并及时就医，当痰多难以咳出时应慎用；④青光眼和心功能不全者应慎用喷托维林，痰量多者宜与祛痰药并用。

3. 外周性止咳药　①老年人在服用左羟丙哌嗪时，由于其药动学无明显变化，故无须调整服药剂量及改变服药间隔时间，该药禁用于痰多者或黏膜纤毛清除功能减退者；②若服用苯丙哌林一周后症状无明显好转，请即咨询医师或药师，服用时需整片吞服，切勿嚼碎，以免引起口腔麻木，当药品性状发生改变时禁止使用。此外，本品无祛痰作用，如咯痰症状明显，不宜使用。

4. 局部麻醉药　利多卡因气雾剂毒性较普鲁卡因大，且易于扩散，应严格掌握用药总量，超量可引起惊厥及心跳停搏。用药期间应注意检查血压及监测心电图，并备有抢救设备。本品为压力容器，切勿受热，保存在40℃以下，并避免撞击或自行拆启，以防危险。苯佐那酯属于局麻性止咳药，故口服药物时勿嚼碎，以免引起口腔麻木感。

案例分析

案例：

患者，女，67岁，2个月前出现无明显诱因干咳，自行服用止咳糖浆治疗。一周后咳嗽未见好转，于社区医院就诊，诊断为上呼吸道感染，开具阿奇霉素分散片、酚麻美敏片，服药后咳嗽症状得以控制。但5天后反复再次入社区医院，血常规提示WBC 9.8×10^9/L，N% 80%，其余正常。胸片提示右肺少许炎症，诊断为肺炎。给予阿奇霉素静脉输注，并口服酚麻美敏片，一周后患者咳嗽症状仍未缓解。患者就诊于上级医院，CT提示右肺上叶占位，最大层面5.4cm×4.1cm，伴周围阻塞性炎症，纵隔可见小淋巴结，右侧胸腔积液，局部包裹。PET-CT示：右肺上叶近肺门处肿块影，代谢活性增高，考虑肺癌伴阻塞性炎症。纵隔、左侧颈部、右侧锁骨区淋巴结节影，代谢活性增高，部分考虑转移。颈6椎体、右侧第7肋、右侧髂骨翼、左侧髂骨体、右侧股骨头局限性代谢活性增高，考虑转移。病检提示：右肺上叶混合性浸润性黏液和非黏液性腺癌。基因检测提示：*EGFR*、*ALK*和*ROS*基因均未检测到突变。入院后抽取胸腔积液，行培美曲塞与顺铂联合化疗方案，氢溴酸右美沙芬对症止咳，患者咳嗽症状得以控制。

分析：

1. 患者无明显诱因出现干咳，无其他上呼吸道感染症状，诊断为上呼吸道感染不合理；即使患者为上呼吸道感染，多为病毒导致，开具抗菌药物阿奇霉素分散片进行抗感染治疗是不合理用药。

2. 结合患者血常规和胸片结果，诊断为肺炎，给予阿奇霉素抗感染及酚麻美敏片对症处理。根据临床症状和影像学报告，社区获得性肺炎（CAP）诊断较为合理。肺炎衣原体和肺炎链球菌是我国成人CAP的重要致病菌，理论上对阿奇霉素敏感，但应注意我国成人CAP中的肺炎链球菌和支原体对大环内酯类抗菌药物耐药率高，故建议使用β-内酰胺类抗菌药物等进行治疗。

3. 患者CT提示肺部占位，胸腔积液，病理确诊为肺腺癌，故患者咳嗽可能是由于癌症及胸腔积液导致。针对患者原患疾病进行化疗，再抽取胸部积液进行并发症处理，用右美沙芬止咳药止咳，患者咳嗽症状得以控制。

综上，患者无明显诱因出现干咳，且常规治疗2周未见好转时，需警惕肺恶性肿瘤的可能。肺癌患者咳嗽的症状处理，需从原发疾病（癌症）、并发症处理和对症止咳三方面进行综合治疗，才能取得较好的疗效。

第二节　特发性肺纤维化

一、概　　述

间质性肺疾病（interstitial lung disease，ILD）是以肺泡壁为主要病变，主要累及肺间质、肺泡和/或细支气管，导致肺泡-毛细血管功能单位丧失的弥漫性肺疾病的总称。特发性间质性肺炎（idiopathic interstitial pneumonia，IIP）是目前病因不明的间质性肺炎，属于ILD的一组疾病。2013年发表的有关IIP的国际多学科分类，将IIP分为主要的IIP、罕见的IIP和未分类的IIP-3。主要的IIP有6种类型，包括特发性肺纤维化（idiopathic pulmonary fibrosis，IPF）、非特异性间质性肺炎（iNSIP）、呼吸性细支气管炎伴间质性肺疾病（RB-ILD）、脱屑性间质性肺炎（DIP）、隐源性机化性肺炎（COP）、急性间质性肺炎（AIP）。特发性肺纤维化（IPF）是主要的特发性间质性肺炎中最为重要的一种类型，是原因不明的慢性纤维化性间质性肺炎，主要表现为进行性加重的呼吸困难，伴限制性通气功能障碍和弥散功能减退气体交换障碍，可导致低氧血症，甚至呼吸衰竭，预后差，其肺组织学和胸部高分辨率CT（HRCT）表现为普通型间质性肺炎（UIP）。

（一）流行病学

目前缺乏准确的流行病学资料，国内外的区域性资料均示ILD的发病率近年来呈明显上升的趋势。2018年6月刊登在《新英格兰医学杂志》中由哥伦比亚大学欧文医学中心David撰写的“特发性肺纤维化”的综述中指出：

美国 IPF 患病率为 10~60 例 /10 万。中华医学会呼吸病学分会通过调查国内 10 所大型医院的 IPF 病例，发现 1990—2003 年因 ILD 住院患者总数及同期占呼吸科和全院住院患者比例均明显增加，13 年间增加近 9 倍，其中 IPF 占 25.2%。

（二）病因和发病机制

间质性肺疾病大多数病因不清楚，ILD 过去多按病因分为病因已明和病因未明两大类，前者约占 35%，后者占 65%。近年来 ATS/ERS 将其分为 4 类①已知原因的 ILD：如药物诱发性、职业或环境有害物质诱发性 ILD 或结缔组织疾病相关性 ILD（CTD-ILD）等；②特发性间质性肺炎（IIP）；③肉芽肿性 ILD：如结节病、外源性过敏性肺泡炎、韦格纳肉芽肿病等；④其他少见的 ILD：如肺泡蛋白沉着症、肺嗜酸性粒细胞增多症、特发性肺含铁血黄素沉着症、肺出血肾炎综合征等。

IPF 是一种病因不明，以弥漫性肺泡炎和肺泡结构紊乱的纤维化为特征的间质性肺疾病，病因和发病机制不清楚，病变局限在肺脏，发病年龄多在中年及以上，男性多于女性，是临床最常见的一种特发性间质性肺疾病，发病率呈上升趋势，我国缺少相应流行病学资料。本病起病隐匿，主要表现为干咳、进行性加重的呼吸困难，双下肺可闻及吸气末爆裂音（Velcro 啰音）、杵状指（趾），终末期可出现发绀、低氧血症，甚至呼吸衰竭、肺动脉高压、肺源性心脏病和右心功能不全的征象。肺功能主要表现为限制性通气功能障碍、弥散量降低伴低氧血症或Ⅰ型呼吸衰竭。肺部高分辨率 CT（HRCT）是诊断 IPF 的必要手段，影像学表现双肺弥漫性病变，胸膜下、基底部分布为主的网格影和蜂窝影，伴（或不伴）牵拉性支气管扩张，磨玻璃样改变不明显，其中蜂窝影是诊断确定 UIP 型的重要依据。大多数 IPF 患者需要筛查血清学标志物，特别是抗核抗体类型和滴度、类风湿因子、抗环瓜氨酸肽抗体、自身抗体谱和抗中性粒细胞胞质抗体等，诊断需排除其他已知原因的 ILD（例如家庭或职业环境暴露、结缔组织病和药物毒性）。HRCT 表现为 UIP 型。

二、治疗原则、药物治疗方案和药物选择

（一）治疗原则

特发性肺纤维化是一种原因不明的慢性、进行性纤维化间质性肺疾病，好发于老年人，死亡率高，主要临床表现有不明原因的劳力性呼吸困难、干咳。病程可分为自然病程和急性加重阶段，自然病程是指肺功能恶化慢性进行性加重，患者常因呼吸衰竭或合并症死亡。急性加重阶段是指在无明确诱因时出现的病情急剧恶化、呼吸困难加重和肺功能下降，导致呼吸衰竭甚至

死亡。这两个不同的阶段，治疗策略也不尽相同。在自然病程阶段，患者可以采取非药物治疗，如戒烟、氧疗、肺康复和肺移植等，药物治疗的方式可延缓疾病的发展。而在急性加重阶段，根据2019年《特发性肺纤维化急性加重诊断和治疗中国专家共识》，可以采取对症支持治疗、药物治疗、肺移植、姑息性治疗等手段以挽救患者生命。

（二）特发性肺纤维化药物治疗方案和药物选择

就药物治疗而言，目前尚缺乏令人满意的方案，其临床意义可能有限且存在争议。除IPF疾病本身外，以减轻患者症状、安慰患者为目的的姑息治疗亦不容忽视。姑息性治疗的具体目标包括缓解躯体症状和减轻心理的焦虑和痛苦，给患者和家属精神上的支持，根据不同患者的情况和需要进行个性化的治疗。

（1）止咳药：大多数IPF患者均有顽固性干咳症状，会导致患者生活质量下降。有吸烟史、呼吸困难严重、用力呼气肺活量降低、氧合差，以及病情进展期的IPF患者更容易出现咳嗽。

在IPF患者体内，*N*-乙酰半胱氨酸可转化为谷胱甘肽前体，提高肺脏上皮细胞中谷胱甘肽水平，发挥抗氧化作用，改善IPF患者的咳嗽症状，但对IPF患者的FVC并没有缓解，可单药治疗用于IPF患者止咳。研究发现，沙利度胺、吡非尼酮和可吸入型色甘酸钠制剂均可缓解部分IPF患者咳嗽，机制不清。还有部分研究指出间质性肺疾病相关的慢性难治性咳嗽治疗证据有限，必要时可考虑使用阿片类止咳药。此外，还有一些正在临床研究阶段的新药，如P2X3拮抗剂AF-219/MK-7264（gefapixant）显示可抑制IPF患者的特发性咳嗽。需要注意的是，这些药物均只能缓解某些患者的咳嗽症状，目前还没有药物能对所有患者的咳嗽产生疗效。

（2）糖皮质激素：在IPF的急性加重阶段，患者常因呼吸困难加重和肺功能下降而导致呼吸衰竭甚至死亡，故临床上常使用冲击量甲泼尼龙500~1 000mg/d或高剂量泼尼松≥ 1mg/（kg·d）的糖皮质激素进行治疗，必要时也可以考虑联合应用环磷酰胺和环孢素等免疫抑制剂；在甲泼尼龙大剂量冲击治疗3天后，减为泼尼松或等效剂量糖皮质激素，根据患者病情和治疗反应，在4~8周逐步减至维持剂量。对糖皮质激素治疗显示临床疗效的患者，在数周到数月内缓慢减量，并密切随访，防止复发。有研究显示，IPF患者无论其是否发生急性加重，稳定期避免使用糖皮质激素有利于延长自然病程。此外，机械通气、对症治疗和氧疗也是重要的治疗手段。

（3）其他治疗药物：临床试验结果显示有两种新型抗纤维化制剂吡非尼酮和尼达尼布，可延缓IPF患者肺功能的下降，尤其是尼达尼布可显著降低急性加重发生风险，但对特发性肺纤维化急性加重（AE-IPF）是否有治疗作用，目前尚不清楚，建议如果患者在AE-IPF发病前已经使用抗纤维化治疗，则继续使用；对于AE-IPF发病前未使用过抗纤维化治疗者，建议根据患者的病情及治疗意愿，充分沟通后使用；或者在急性加重病情缓解、影像学吸收好转后开始使用抗纤维化治疗。

1）吡非尼酮：该药是广谱抗纤维化的吡啶酮类化合物，可通过抑制胶原合成、炎性介质分泌和降低脂质过氧化而产生抗纤维化、抗炎和抗氧化作用，是美国FDA批准的第一个用于特发性肺纤维化的药物。该药能在1年内使患者FVC下降速度延缓一半，减缓急性加重和因呼吸事件住院等重度呼吸相关事件的发生率，降低患者短期死亡率和长期（120周）死亡率。该药适用于轻度到中度肺功能障碍的IPF患者，而重度患者是否因此受益尚需研究。

2）尼达尼布：该药可抑制成纤维细胞生长因子受体、血管内皮生长因子受体和血小板衍生生长因子受体，是一个多靶点的酪氨酸激酶抑制剂，其可显著降低IPF患者FVC下降的绝对值，一定程度地缓解疾病进程，降低患者短期死亡率。该药推荐用于轻度到中度肺功能障碍的IPF患者，重度患者是否因此受益尚需研究。

3）抗酸药物：在IPF患者中，常会并发胃食管反流病，可能会导致气道和肺脏炎症的继发，故应用质子泵抑制剂或H_2受体拮抗剂等抗酸药物，可能会降低胃食管反流相关损伤的风险，但该应用的安全性和有效性有待进一步验证。

三、药学监护要点

在患者药物治疗过程中，加强药学监护以及与患者的信息沟通有助于及时掌握患者的药物治疗情况，评估治疗效果以及发现潜在的药物不良反应等，可提高患者用药依从性，尽量保证患者的药物治疗获益，减少或避免药源性损害。

（一）疗效监护

患者疾病进程往往从轻度呼吸受限进展到中度及重度，疾病严重程度需要基于症状体征、高分辨CT以及肺功能测定来评估。

1. 症状体征　渐进性劳力性呼吸困难和咳嗽是最常见症状，部分患者伴发热、乏力等流感样症状，根据不同基础疾病类型，患者常伴关节痛、胃食管反流、雷诺综合征、干燥症状和吞咽困难等不同肺外表现。在治疗过程中，需注意观察患者咳嗽、咳痰及痰量、痰液性状的改变，观察患者呼吸困难程度有无缓解及活动耐量，观察患者有无口唇发绀等症状，观察患者肺部听诊啰音的变化，观察患者发热、乏力等伴发症状及各种肺外表现的改变。

2. 实验室检查　血液检查结果缺乏特异性，常见阳性血清学检查有类风湿因子、抗核抗体、抗 SSA 抗体、抗 SSB 抗体、抗 RNP 抗体、抗 Jo-1 抗体和抗 Scl-70 抗体等。

3. 影像学检查　肺部 X 片双肺弥漫阴影或高分辨 CT 是疾病诊断的重要依据，系列高分辨 CT 扫描有助于评估患者疾病改善或进展，高分辨 CT 观察效果优于 X 片。

4. 肺功能检查　特发性肺纤维化患者在肺功能检查时通常表现为限制性通气功能障碍，用力肺活量（FVC）、肺总量（TLC）、一氧化碳弥散功能（DLCO）、6 分钟步行距离（6MWD）减少，肺泡 - 动脉氧分压差（$P_{A-a}O_2$）增大。在治疗过程中，如果患者一般情况许可，密切监测 FVC、TLC、DLCO 以及静息和活动时的氧饱和度，以评估治疗效果及疾病进展。

（二）药物不良反应监护

特发性肺纤维化目前无特异性治疗药物，糖皮质激素和免疫抑制剂的疗效均不确定，按照《特发性肺纤维化诊断和治疗中国专家共识》（2016）推荐治疗方案以及对症治疗药物可能出现的不良反应进行监护。

1. 止咳药　① *N*- 乙酰半胱氨酸：全身用药时偶然出现过敏反应，如荨麻疹和罕见的支气管痉挛。喷雾药液对鼻咽和胃肠道有刺激，可出现鼻液溢、胃肠道刺激，如口腔炎、恶心和呕吐的情况。如果皮肤或黏膜发生任何新变化，应立即就医并停止用药。②沙利度胺：对胎儿有严重致畸性，孕妇不宜使用。常见的不良反应有口鼻黏膜干燥、倦怠、皮疹、便秘、恶心、腹痛、面部水肿，可能会引起多发性神经炎、过敏反应等。③色甘酸钠：气雾剂偶会导致排尿困难，吸入时可能会产生刺激性咳嗽，对该药品及赋形剂过敏者禁用。④阿片类止咳药：如可待因、阿片等需要注意监护患者意识状况，呼吸频率和强度，以免出现过度中枢抑制，并注意心率异常、排尿困难、便秘等症状。

2. 糖皮质激素　大量使用甲泼尼龙可能会出现一系列的不良反应，因产生盐皮质激素作用，可出现水钠潴留和电解质紊乱；肌肉骨骼系统出现肌无力、骨质疏松、类固醇性肌病、无菌性骨坏死；胃肠道可能穿孔或出血、胰腺炎、食管炎、肠穿孔；皮肤出现伤口愈合不良、瘀点和瘀斑、皮肤菲薄；神经系统出现颅内压升高、精神错乱、癫痫发作；内分泌系统出现月经失调、糖耐量降低、引发潜在糖尿病；此外，还可出现青光眼、白内障、良性颅内压升高综合征、儿童生长受到抑制等不良反应。用药过程中注意监护患者是否出现水肿、黑便、血糖升高、血压升高等症状。

3. 其他药物

（1）吡非尼酮：①皮疹、光敏反应等，服药期间应避免日光暴晒；②恶心、腹泻、腹部不适、消化不良、畏食等胃肠道不良反应，与食物同服可改善胃肠道耐受性；③肝功能异常，在开始治疗之前应检测肝功能指标（GPT、GOT、胆红素），在治疗的前6个月每个月监测，此后每3个月监测；④其他可能的不良反应包括便秘、瘙痒、皮肤干燥、色素沉着过度、头痛以及无力等。

（2）尼达尼布：①腹泻、恶心、呕吐等，可采用补液及止泻药物来治疗腹泻，部分患者可通过降低剂量来改善胃肠道耐受性。如果较低剂量仍不能耐受，需考虑暂停药物。②肝功能异常，在启用尼达尼布之前，应评估肝功能指标（GPT、GOT、胆红素）；对于那些中度或重度肝功能受损（Child Pugh 分级为 B 级或 C 级）的患者不应给予尼达尼布治疗。开始治疗后，前3个月需要每个月复查肝功能，其后每3个月复查1次，以及根据临床需要复查。

（3）抗酸药物

1）质子泵抑制剂：常见的不良反应有头痛、头昏等中枢和外周神经系统反应，腹泻、便秘、腹痛、恶心呕吐和胀气等消化系统反应；此外还有一些罕见的男性乳房女性化、口干、口炎和胃肠念珠菌感染、皮肤过敏等症状。注意以下几点：①如果用药期间出现腹泻、恶心、呕吐等症状，需考虑暂停用药或换用其他抑酸药；②不建议大剂量长期应用该类药品；③因能显著升高胃内pH，可能影响碱性药物或其他在胃肠道吸收药物的吸收，使用时应避免与其他药物同时使用；④肝功能受损者慎用，根据需要酌情减量并定期监护肝功能；⑤排除胃癌才能使用本品，以免延误诊断和治疗。

2）H_2受体拮抗剂：西咪替丁、雷尼替丁等主要不良反应相似，且涉及多个系统，有的不良反应可能为特异质反应，因此需要加强用药监护。常见的不良反应有：恶心、皮疹、便秘、乏力、头痛、头晕等，对肾功能、性腺功能和中枢神经的不良反应较轻，一般能够忍受；少数患者使用本类药物后引起轻度肝功能损伤，停药后症状即消失，肝功能也恢复正常。定期监测肝、肾功能是防止药源性损伤的有效措施。

（三）药物相互作用监护

1. 止咳药

（1）*N*-乙酰半胱氨酸：*N*-乙酰半胱氨酸与支气管扩张剂或其他药物混合时，应立即使用，不能存放。目前的研究数据显示，*N*-乙酰半胱氨酸与布地奈德、色甘酸、异丙托溴铵在雾化吸入时混合配伍具有稳定性与相容性；而与沙丁胺醇、异丙肾上腺素、盐酸氨溴索、α-糜蛋白酶在雾化吸入时混合配伍没有足够的证据评价其相容性。因此，除非将来获得进一步的证据，否则应避免以上配伍。当局部使用乙酰半胱氨酸和某些抗菌药物（如妥布霉素）时，由于存在不相容现象，乙酰半胱氨酸应与抗菌药物分开使用。乙酰半胱氨酸与硝酸甘油合用会导致明显的低血压并增强颞动脉扩张，如果必须两种药物合用时，可能会引起严重低血压，应监护患者是否有低血压现象，并警惕出现头痛的可能性。

（2）色甘酸钠：使用色甘酸钠期间如果合并使用螨变应原制剂（如粉尘螨滴剂），可以增加对螨变应原的耐受水平，色甘酸钠停止使用后，应注意过敏性副作用的发生，必要时调整螨变应原剂量。

2. 糖皮质激素　特发性肺纤维化患者常用的糖皮质激素主要是急性发作期大剂量甲泼尼龙和序贯维持期使用醋酸泼尼松。甲泼尼龙是肝药酶 CYP450 的底物，主要通过 CYP3A4 代谢，在合并使用肝药酶抑制剂（如伊曲康唑）或诱导剂（如利福平）时可能会对血药浓度造成影响而影响疗效；而服用醋酸泼尼松期间合并使用非甾体解热镇痛药可增加消化道溃疡的发生，还可能增强对乙酰氨基酚的肝脏毒性；与三环类抗抑郁药合用可引起精神症状的加重；与强心苷类合用，可增加洋地黄毒性及心律失常的发生等。

3. 其他药物

（1）吡非尼酮：吡非尼酮可被多种 CYP450 酶（CYP1A2、CYP2C9、CYP2C19、CYP2D6、CYP2E1）所代谢，故与其他药物合用时，较易受其他药物所引发的 CYP450 酶活性抑制或诱导的影响。①环丙沙星、胺碘酮、普罗帕酮等可增加吡非尼酮的血药浓度和不良反应；②奥美拉唑、利福平等则可降低吡非尼酮的血药浓度与疗效；③吡非尼酮与 CYP1A2 强抑制剂氟伏沙明合用时，可导致清除率显著降低，联合使用氟伏沙明 10 日，可使吡非尼酮 $AUC_{0\sim\infty}$ 增加约 6 倍，因此，吡非尼酮不应与 CYP1A2 中效或强效抑制剂联合使用。

（2）尼达尼布：尼达尼布是 P- 糖蛋白（P-gp）的底物，在一项药物相互作用的专项研究中，联合给与 P-gp 强效抑制剂，若按药时曲线下面积（AUC）计，可使尼达尼布暴露量增加至 1.61 倍，按峰浓度（C_{max}）计，可使其暴露量增加至 1.83 倍。因此应密切监测患者对尼达尼布的耐受性，必要时降低剂量或停止尼达尼布的治疗。而 P- 糖蛋白的强效诱导剂（如利福平、卡马西平、苯妥英和圣约翰草）可降低尼达尼布的暴露量，应考虑选择无 P-gp 诱导作用或诱导作用极小的替代性合并用药。

（3）抗酸药物

1）质子泵抑制剂：PPI 是细胞色素 CYP450 酶的底物或抑制剂，与能和 CYP450 酶产生相互作用的药物合用时应加强监护。同时质子泵抑制剂降低胃内酸度，与吸收依赖胃内 pH 的药物（如铁盐、地高辛、厄洛替尼、达沙替尼、吗替麦考酚酯、伊曲康唑）合用，可降低此类药物的吸收，必要时需检测此类药物的浓度。

2）H_2 受体拮抗剂：碱性抗酸药可降低 H_2 受体拮抗剂口服生物利用度，应在给予碱性抗酸药后至少 1 小时后再服用 H_2 受体拮抗剂。西咪替丁对多种 CYP450 酶有抑制作用，包括 CYP1A2、CYP2C19、CYP2D6、CYP3A4 和 CYP3A5，影响多种药物代谢，可导致合用药物血药浓度升高，产生不良反应。西咪替丁与氨基糖苷类药物具有相似的肌肉神经阻断作用，两者合用可导致呼吸抑制或停止。

四、用 药 教 育

（一）生活方式及健康教育

1. 戒烟　吸烟是特发性肺纤维化最主要的危险因素，药师应告知患者吸烟危害性，鼓励患者戒烟。

2. 保持室内空气新鲜　避免长期接触潮湿环境、霉菌或者家禽类。

3. 接种流感疫苗、肺炎球菌疫苗等　避免流感和肺炎引起的感染损伤肺部、加重病情，保持饮食营养均衡。

4. 正确氧疗　低氧血症的 IPF 患者应接受长程氧疗，减轻劳力性呼吸困难和改善患者运动耐量。

5. 肺康复　通过呼吸生理治疗、精神治疗和教育、肌肉训练和营养支持等方式的干预手段，可显著提升患者的运动能力和生活质量，推荐用于绝大多数的 IPF 患者。

（二）用药教育

1. 止咳药　*N*-乙酰半胱氨酸水溶液中含有硫化氢，故有特殊臭味，可能会导致恶心、呕吐和流涕等，该药为无色或略带淡蓝紫色的澄明液体，微有硫磺味，若性状发生改变，则禁止使用。沙利度胺对胎儿有严重的致畸性，孕妇和哺乳期妇女禁用，该药可导致倦怠和嗜睡，从事驾驶和机器操作等危险工作者禁用。色甘酸钠气雾剂使用时不宜中途突然停药，吸入时可能会产生刺激性咳嗽。使用阿片类中枢性止咳药应严格按医嘱用药，不可超量和长期用药，避免引起药物依赖性。

2. 糖皮质激素　糖皮质激素是 IPF 急性加重阶段的常用药物，正确认识糖皮质激素在特发性肺纤维化治疗中的作用与不良反应，不滥用糖皮质激素，但也不抗拒糖皮质激素的正常使用。坚持遵医嘱规律用药，不擅自调整用药剂量与时间。每次就诊前，主动告诉医师自己目前正在服用的药物。使用含糖皮质激素的吸入制剂后，患者应用水漱口及咽喉部，以减少口咽部念珠菌感染风险。

3. 其他药物

(1)吡非尼酮：该药可能导致严重的光敏反应，长期暴露在光线下，可能会导致皮肤癌，应嘱咐患者使用防晒霜，尽量避免暴露接触紫外线，如出现皮疹，瘙痒，应及时就医。同时，应尽量避免与四环素抗生素类药物合用，以免增加光敏反应的发生率；因本品会引发头晕、嗜睡等情况，故服用本品后不宜驾车或从事危险的机械操作；需定期检查肝功能，因该品可能会引起 GPT、GOT 等的升高和黄疸。此外，由于胶囊配方中含有乳糖，故建议糖尿病患者服用前咨询医师或药师。

(2)尼达尼布：该药导致腹泻、恶心和呕吐等胃肠道不良反应的发生率较高，患者应密切关注自己排泄情况，必要时给予补液和止泻药物，若仍不耐受，则需要停用药物；本品可能会导致出血，最常见为鼻出血，患者服药后应密切关注，一旦出现，立即告知医师。尚无本品对于驾驶和操作机器能力影响的研究，建议患者在使用本品治疗期间应谨慎驾驶或操作机器。

(3)抗酸药物：质子泵抑制剂服药的最佳时间为餐前半小时，不宜长期大剂量使用，在使用 6~8 周后建议复诊，医师评估是否需要连续使用。H_2 受体拮抗剂夜间控制胃酸效果更为显著，建议睡前服药，可加强夜间对胃液 pH 的控制。抗酸药物会使胃 pH 发生改变，因而会影响一些弱酸性或弱碱性药物的吸收，此外，质子泵抑制剂经肝药酶 CPY450 代谢，可能会影响经该酶代谢药物的代谢和作用，若同时服用其他药物时，请咨询医师或药师。

案例分析

案例：

患者，女，65 岁，体重 55kg。3 年前无明显诱因出现咳嗽、气短，直立活动后加重，仰卧休息后减轻，无发热、乏力等不适，就诊于外院，心电图、心脏超声以及冠脉造影均正常，胸部 CT 提示“肺间质纤维化”，给予乙酰半胱氨酸泡腾片、罗红霉素治疗无效，咳嗽、气短症状逐渐加重。2 年前开始使用口服泼尼松片 40mg/d 治疗，气短、胸闷症状无明显改善。1 年前患者无明显诱因出现咳嗽咳痰、气促胸闷加重。胸部 CT 提示：双肺间质纤维化，双肺慢性炎症，血气分析提示低氧血症，予以头孢他啶抗感染、静脉输注甲泼尼龙抗炎平喘等处理后患者咳嗽咳痰好转，但气促胸闷几乎无改善。临床诊断考虑：特发性肺间质纤维化，给予吡非尼酮(600mg，p.o.，t.i.d.)持续治疗，期间复查胸部 CT 未见明显进展。1 个月前患者因左侧胸背部“带状疱疹”使用阿昔洛韦片(0.2g，p.o.，每日 5 次)，连续用药 10 天后，患者左侧胸背部带状疱疹基本愈合，但出现面部肿胀、右侧口唇周围多发水疱，部分剥脱，伴瘙痒不适，故入院治疗。医师查看患者后不排除药物性皮疹，请临床药师会诊协助诊疗。临床药师查看患者并详细了解病史后建议停用阿昔洛韦片，吡非尼酮用量调整至200mg，p.o.，t.i.d.，必要时进行皮肤活检，临床医师接受建议，经上述治疗方案调整后一周，患者面部肿胀、口唇周围水疱明显好转，予以出院，门诊随访。

分析：

1. 药物治疗　吡非尼酮是近年来上市的治疗特发性肺间质纤维化的有效药物之一，该药物的作用机制尚不完全明确，有研究显示其可减少多种刺激引起的炎症细胞聚集，减少成纤维细胞受细胞生长因子（如转化生长因子-β和血小板生长因子）刺激后引起的细胞增殖、纤维化相关蛋白和细胞因子的产生、细胞外基质的合成和积聚。光敏反应引发的皮肤毒性是吡非尼酮最具特点的不良反应，可表现为水疱和/或明显的剥脱，长期暴露于光线下有发生皮肤癌的风险，还可出现皮疹、瘙痒、红斑、湿疹、扁平苔藓、皮肤潮红、皮肤干燥、晒斑等。本例患者长期使用吡非尼酮，有存在发生皮肤损害的高危因素，但需要与患者本身的带状疱疹感染皮损情况进行鉴别，患者经阿昔洛韦片治疗后，原发左侧胸背部皮损已有明显好转，且新发口唇部皮损位于右侧，故考虑药物因素引起皮损的可能性大。此外，患者使用阿昔洛韦治疗10天后出现的新发皮损，需要考虑与药物相互作用诱发的药物不良反应相关，吡非尼酮在体内主要经过肝药酶CYP1A2代谢，而阿昔洛韦是肝药酶CYP1A2的抑制剂，可抑制吡非尼酮在体内的代谢，引起药物体内蓄积，药物浓度升高，不良反应发生率增高。综合考虑患者的疾病治疗情况，故临床药师建议可停用阿昔洛韦片，暂时降低吡非尼酮的用药剂量。

2. 药物监护　患者特发性肺间质纤维化，使用吡非尼酮需要长期治疗，一般需要使用到可耐受的最大剂量，在出现药物不良反应后可暂时停药或降低用药剂量，待药物不良反应好转后（约2周左右）恢复原剂量，尽量控制在400mg，p.o.，t.i.d.或以上。用药期间需注意监测肝功能、观察皮损恢复情况，必要时行皮肤活检除外皮肤癌。

3. 用药教育　用药期间尽量避免日光或紫外灯照射，外出应穿着防晒服、擦防晒霜、打遮阳伞等，由于空腹用药可使血药浓度明显升高，增加不良反应的发生，故建议餐后30分钟服药，并避免食用葡萄柚。

（张　瑞　熊世娟　万自芬）

参 考 文 献

[1] 中华医学会，中华医学会肿瘤学分会，中华医学会杂志社. 中华医学会肺癌临床诊疗指南（2018 版）. 中华肿瘤杂志，2018，40（12）：935-964.

[2] 中华医学会呼吸病学分会间质性肺疾病学组. 特发性肺纤维化诊断和治疗中国专家共识. 中华结核和呼吸杂志，2016，39（6）：427-432.

[3] 葛亚如，史琦，阎玥，等. 成人非囊性纤维化支气管扩张的病因及诊断. 中日友好医院学报，2018，32（5）：307-310.